U0219653

谷物大脑

[美] 戴维·珀尔马特（David Perlmutter）
克里斯廷·洛伯格（Kristin Loberg） 著
温旻 译 易楚 刘钊 审校

Grain
Brain

The Surprising Truth
about Wheat, Carbs, and Sugar
- Your Brain's Silent Killers -

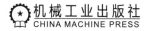

机械工业出版社
CHINA MACHINE PRESS

图书在版编目（CIP）数据

谷物大脑 /（美）珀尔马特（Perlmutter, D.），（美）洛伯格（Loberg, K.）著；温旻译 . —北京：机械工业出版社，2015.4（2025.3 重印）
书名原文：Grain Brain: The Surprising Truth about Wheat, Carbs, and Sugar—Your Brain's Silent Killers

ISBN 978-7-111-49941-1

I. 谷… II. ①珀… ②洛… ③温… III. 谷物 – 影响 – 大脑 IV. R322.81

中国版本图书馆 CIP 数据核字（2015）第 071531 号

北京市版权局著作权合同登记 图字：01-2015-1419 号。

谷物大脑

出版发行：机械工业出版社（北京市西城区百万庄大街 22 号 邮政编码：100037）
责任编辑：方 琳　　　　　　　　　　　　　责任校对：董纪丽
印　　刷：三河市国英印务有限公司　　　　版　　次：2025 年 3 月第 1 版第 39 次印刷
开　　本：170mm×242mm　1/16　　　　　印　　张：16.5
书　　号：ISBN 978-7-111-49941-1　　　　定　　价：69.00 元

客服电话：（010）88361066　88379833　68326294

你的大脑

重达 3 磅[⊖]，血管总计长达 10 万英里[⊜]。

拥有的神经连接数量比银河中的星星还多。

是人体中脂肪最多的器官。

可能此刻正在遭受危害，而你却对此一无所知⋯⋯

⊖ 1 磅约等于 0.454 千克。

⊜ 1 英里约等于 1.609 千米。

前　言

谨防谷物

是故圣人不治已病治未病，不治已乱治未乱，此之谓也。夫病已成而后药之，乱已成而后治之，譬犹渴而穿井，斗而铸兵，不亦晚乎？

——《黄帝内经》

如果你问你的祖父或者曾祖父，他那个时代的人们有何种死因，那么你可能会听到"年龄到了"这种说法。或者你会听到某人染上了可恶的细菌，患肺结核、霍乱或者痢疾而过早离世的故事。你不会听到患上糖尿病、癌症、心脏病和痴呆症这样的事情。事实上，从20世纪中叶起，"年龄到了"这种说法就不再出现在死亡证明上；取而代之的是，我们将直接死因归因于某种单一的疾病。如今，这种单一的疾病可能是一种持续的慢性退化疾病，并涉及经年累月累积的若干症状和多种并发症。这就是为什么八九十岁的老年人通常不是死于某种特定的小病，而是死于多种并发症，就像是一栋年久失修的老房子，材料风化、生锈，管道和电器陈旧，墙壁开始有不明显的细小裂纹。在房子的自然老化中，你在必要之处修修补补。但是除非你拆掉重建，否则老房子永远不会变新。每次修补都会为你争取更多的时间，但是最终整栋房子必须要完全重建或者到处需要大修。而且，正如人生之中的所有事物一样，人体也会衰老。先是使人体衰弱的某种疾病缠上身，接着以令人极度痛苦的速度缓慢发展，直到人体最终停止运转。

脑部功能失调尤其如此，其中就包括脑部功能失调症中最令人惧怕的一个——阿尔茨海默症。阿尔茨海默症是现代医疗中的怪兽，时常见诸报端。如果说有一种健康隐患能让其他老年疾病都黯然失色，那么就是阿尔茨海默症或者其他类型的痴呆症。这些疾病让人无法思考，失去推理的能力，并丧失记忆力。研究显示出人们对这类疾病的忧虑有多严重。2011 年，由哈里斯互动调查公司（Harris Interactive）为大都会人寿基金会（MetLife Foundation）进行的一项民意调查显示，31% 的人对痴呆症的恐惧更胜于对死亡和癌症的恐惧。[1]而且，这种恐惧不仅仅存在于老年人之中。

人们对于包括阿尔茨海默症在内的一系列大脑退化疾病存在**错误的认知：它是在基因之中注定的；随着年龄增长，这是不可避免的结果；如果你已经 80 岁高龄或年纪更大，那么这是理所当然的事情。**

没这么早。

我在此告诉你，你大脑的命运并非由基因决定，也并非不可避免。而且，如果你患有其他类型的脑部功能失调，比如慢性头痛、抑郁、癫痫，或极端喜怒无常，那么罪魁祸首可能并没有编码在你的 DNA 之中。

罪魁祸首在你所吃的食物之中。

是的，你没有看错：脑功能障碍源于你日常所吃的食物。我会向你证明这一点。我重申一次，因为我知道这听起来有多么荒诞：现代的谷物正在无声无息地摧毁你的大脑。在这里我用"现代"这个词的意思，不仅仅是指已经被反肥胖的人士妖魔化的精制白面粉、面食和大米，还包括许多人认为是健康食物的全麦、全谷物、杂粮、七谷麦片、口粮、石磨粮食，诸如此类。基本上，我要说的是，我们最钟爱的食物是一个损害我们最宝贵的器官——大脑的恐怖集团。更甚的是，我会表明水果和其他碳水化合物如何成了可能具有深远影响的健康威胁。它们不仅给大脑带来危害，而且会由内到外地加速你身体的老化进程。这不是科幻小说，这是记录在案的事实。

我写这本书的目的是提供全面的信息，而且是基于进化理论、现代科学和生理学角度的信息。本书摒弃外行人的教条，并且远离企业的既得利益。这本书提出了一种理解脑部疾病根本原因的新方式，并且提供了一条光明的、充满希望的讯息：你做出的生活选择，可以在很大程度上预防脑部疾病。如果你现在还没想明白，我就明确地说出来了：这并非又是一本讲减肥的书，也不是一本通用型的预防性身体保健指南，这本书是颠覆性的。

在与慢性疾病，尤其是可以通过调节生活方式和习惯来避免的疾病的各种斗争中，我们每天都会听到一点儿新的信息。虽然人们把钱花在了如何保持苗条的信息上，却仍在逐年长胖。如果你不知道这一点，你一定是住在深山老林里。你肯定也很难找到一个不知道 2 型糖尿病患病率正在上升的人，或者一个对"心脏病是排名第一的杀手，而癌症紧随其后"这一事实一无所知的人。

多吃蔬菜，刷牙，偶尔锻炼一下流流汗，休息充足，不要吸烟，多多开怀大笑——这些原则是健康常识，而且我们都知道应该将其纳入日常生活，遵照执行。但在涉及保持大脑健康和大脑功能正常运行的时候，我们却往往认为自己无能为力。不知何故，我们就是注定会在盛年出现脑部功能失调，并随着年纪增长而变得年老糊涂；要不然就是我们要凭借优良的基因或者医疗突破才能摆脱这一命运的安排。当然了，我们或许会保持得不错，退休之后仍然思维活跃，仍能完成填字游戏，读书看报，还能去参观博物馆。而且，在脑部功能障碍与特定的生活方式选择之间，也没有像一天吸两包香烟与患肺癌或者吃许多炸薯条与肥胖之间有这样明显、直接的相关性。正如我所说的，我们有一种将脑部疾病与其他归因于不良习惯的疾病区分对待的习惯。我要把生活方式与出现一系列脑部相关问题之间的相关性展示出来，改变这一错误的思维。有一些脑部问题在你还蹒跚学步时就会爆发出来，而另一些则在你垂暮之年才会被确诊。我认为在过去的一个世纪之中我们的饮食转变了，从高脂肪、低碳水化合物饮食转变为如今基本上由谷物和其他破坏性的碳水化合物构成的低脂肪、高碳水化合物饮食，这是以下这些与大脑相关的现代疾病的根源，包括慢性头痛、失眠、焦虑、抑郁、癫痫、运动障碍、精神分裂症、注意缺陷多动障碍（ADHD），以及那些很可能预示着严重的认知衰退与具有典型症状的、无法治疗和治愈的、不可逆转的脑部疾病的老年健忘问题。我会向各位揭示谷物此刻在不知不觉中对脑部的直接和深远影响。

大脑对我们所吃的食物颇为敏感，近来这一点在最有声望的医学文献中静悄悄地反复出现。这一信息急待广为人知。因为一个销售被普遍认为是"有营养的"食品的行业在欺骗大众，而且这一情况越演越烈。这也导致像我这样的医生和科学家质疑那些大众认为"健康"的食物。碳水化合物和经过加工的以多不饱和脂肪酸为主要成分的植物油（比如，转基因芥子油、玉米油、棉籽油、花生油、红花籽油和葵花籽油）是心血管疾病、肥胖和痴呆症的罪魁祸首？富含高饱和脂肪酸和胆固醇的饮食实际上对心脏和大脑的健康有利？我们可以真的摆脱与生俱来的基因而改变我们的DNA？已经有不少人认识到，人口中有一小部分人的消化系统对麸质（存在于小麦、大麦和黑麦之中）过敏，但其实每个人的大脑都会对这一成分产生负面反应，这可能吗？

随着我的病人病情恶化，证据确凿的研究结果浮出了水面。这些问题让我十分不安。作为一名执业的神经科医生，面对寻求退行性脑部问题症结所在的病人，以及有丧失脑部功能病人的家庭，我必须弄清楚这一切。或许，这是因为我不仅仅是一名经过专业认证的神经科医生，我还是美国营养学院（American College of Nutrition）的成员，美国国内唯一一名兼有这两种资格证书的医生。我也是美国整合医疗学会（American Board of Integrative and Holistic Medicine）的发起人和成员。这使我能够从一个独一无二的角度审视饮食和大脑功能之间的相关性。包括在这一新学科确立之前受过数年教育的医生在内，大多数人都没有很好地理解这一点。现在我们留意到了，是时候像我这样的人——从实验室的显微镜后和临床检查室走出来了，并且直言不讳，敲响警钟。说到底，这方面的统计数据十分惊人。

首先，糖尿病和脑血管病是美国国内治疗费用最昂贵和最致命的疾病，而它们在很大程度上可以预防，并且两者之间有密切的相关性：**糖尿病人患阿尔茨海默症的风险会增大一倍**。事实上，如果这本书表明了一件事情，那么就是许多与脑部相关的疾病具有共性。糖尿病和痴呆症似乎毫无关联，麸质过敏和抑郁也是如此，但是我会向各位展示潜在的脑功能障碍与极少被大众归咎于大脑的那些疾病之间的紧密联系。我还会指出千差万别的脑部功能失调之间的惊人关联，比如帕金森病和一种暴力行为倾向的根本原因都是几种脑部疾病。

普遍认为加工过的食品和精制的碳水化合物是肥胖和所谓的食物过敏的原因，然而，没有人解释过谷物和其他成分与大脑健康和 DNA 之间的关系。简单明了地说，我们的基因不仅仅决定了我们如何消化食物，更重要的是还决定了我们对吃下的食物产生什么样的反应。现代社会中，在大脑健康水平终极下滑方面规模最大并且影响最深远的事件，就是将小麦引入人类的饮食。的确，我们新石器时代的祖先也会吃极少量的这种谷物，但如今我们称之为小麦的东西与我们的祖先偶尔吃的野生单粒小麦之间几无相似之处。随着现代杂交和基因改良技术的发展，美国人平均每年消耗掉的 133 磅小麦，相比狩猎采集时代的人类偶然发现的小麦，在基因、结构或者化学组成上几乎没有相同之处。问题就在于此，我们用自身基因尚未做好准备的食物成分给自己的生理机能带来了越来越多的挑战。

在此郑重声明，这不是一本关于乳糜泻（即一种罕见的自身免疫性紊乱，这种疾病与麸质有关，不过只是对一小部分人有影响）的书。如果你认为这本书不适用于你的原因是：你还没有被确诊有任何疾病及紊乱的问题，或者据你所知，你对麸质不过敏，那么我恳求你，继续读下去。这本书适用于所有的人。我将麸质称为"悄无声息的病菌"，它能够在不知不觉中产生持久的损害。

我们现在明白了，除了热量、脂肪、蛋白质和微量元素之外，食物还是一个强大的遗传表达调节器，这意味着它可以改变我们的 DNA，可以让我们的 DNA 变得更好或者更糟。事实上，食物不仅仅是热量、蛋白质和脂肪的来源，还调节许多基因的表达。我们从这个角度了解食用小麦带来的破坏性后果的道路才刚刚开始。

我们大多数人认为，当疾病出现时我们可以去找医生看病，并期待医生用最新和最好的药快速治好我们。这种便捷的想法促使医生采用以疾病为中心的处理方法，使医生扮演了药物提供者的角色。可悲的是，这种做法有两点不妥之处：第一，这种处理方法的侧重点是疾病，而非健康；第二，治疗本身往往会带来危险的后果。例如，颇负盛名的《内科学纪要》（*Archives of Internal Medicine*）近期的一份报告显示，服用他汀类药物以降低胆固醇的绝经后妇女与不服用此类药物的相比，患上糖尿病的风险会增加近 71%。[2] 如果把患上糖尿病会使患老年痴呆症的风险提高一倍也考虑在内，那么这个报告就更为重要了。

如今，我们看到公众在生活方式对健康和疾病风险的影响上的意识越来越强了。我们经常听到"有利于心脏"的饮食法或者增加膳食纤维以降低患结肠癌风险的建议。但是为什么关于如何保持大脑健康和延缓脑部疾病的宝贵信息少之又少呢？是因为大脑与思想这个缥缈的概念关联在一起而使它错误地与我们产生了距离，变得不受我们控制吗？或者也许是因为制药公司的投资妨碍了人们认识对大脑健康有深远影响的生活方式？郑重警告，我对我们的制药业没什么好话可说。人们受药物滥用之害，比从药物中受益更多，这样的事情我知道得太多了。本书后面的内容中会出现此类故事。

这本书是关于改变生活方式的，你今天就可以做出一些改变，使你的大脑保持健康、敏锐并充满活力，与此同时，可大幅降低你将来罹患退行性脑部疾病的风险。我致力于研究脑部疾病已经有35年多。每天早上，在我开始一天的工作之前，我都会去看望我的父亲。他已经95岁了，现在住在穿过我的办公室停车场即到的一家养老院里。久负盛名的雷希诊所（Lahey Clinic）培养了他，他曾是一位优秀的神经外科医生。他或许记不清我的名字了，不过，他几乎每次都会记得告诉我要给他的病人查房。他已经退休25年多了。

我将向各位揭示的信息，不仅仅令人大吃一惊，而且无可争辩地确凿无疑。你会立刻改变你的饮食方式，而且会用全新的眼光看自己。就在此时，你可能会问：**这种损害已经木已成舟，不可逆转了吗？**正如人们在青少年时期受到的严重晒伤会影响数十年。在吃了这么多年的蛋糕后，你大脑的命运是不是已经注定了？请勿惊慌失措。我希望这本书能让各位读者具备甄别的能力，使你们能够遥控未来大脑的健康。一切都取决于从今以后你如何做。

利用数十年的临床和实验室研究（我所作的研究也包括在内），以及我从业30多年以来看到过的惊人效果，我将告诉你我所知道的知识，以及如何利用这些知识。我还会提供一份综合行动方案以改变你的健康观念，并且帮助你延年益寿。我可以保证此方不仅对大脑健康有益处，它还可以在以下若干方面有所帮助：

◎ 记忆力问题和轻度认知功能损害，这些常常是老年痴呆症的前兆
◎ 集中精神和注意力方面的问题
◎ 注意缺陷多动障碍
◎ 抑郁症
◎ 焦虑以及创伤后应激障碍
◎ 情绪障碍
◎ 癫痫
◎ 失眠
◎ 慢性头痛和偏头痛
◎ 包括关节炎在内的炎症和疾病
◎ 妥瑞氏症（Tourette's syndrome）
◎ 包括腹部不适、麸质过敏性疾病和过敏性肠道综合征在内的肠道问题
◎ 糖尿病
◎ 体重超重和肥胖
◎ 其他更多

即使你没有患上述疾病，这本书也会有助于你保持健康和大脑的敏锐度。这本书对于老年人和年轻人都适用，计划怀孕的妇女和孕妇也包括在内。就在我写前言期间，另一项研究的结果显示对麸质过敏的妇女生下的婴儿在以后的生活中患精神分裂症和其他精神病的风险较高。[3]这是一个令人心寒的重大发现，所有准妈妈都应该知道。

我见过因为改变饮食而引起健康状况发生翻天覆地变化的实例。比如，23 岁的年轻男子在饮食方面稍作改变后，他局部震颤的症状消失了。还有癫痫病人在用更多的脂肪和蛋白质代替谷物后，癫痫停止了。这样的案例数不胜数。还有一位患过一连串疾病的 30 多岁的妇女，她在改变饮食后，健康情况发生了惊人的转变。在她来找我看病之前，她不仅经历过严重的偏头痛、抑郁和令人心碎的不孕不育症，而且还患过一种叫作肌张力障碍的极为罕见的疾病。肌张力障碍让她的肌肉扭曲到异常的位置，使她几乎无法自理。多亏了简单的饮食调整，她让身体和大脑恢复了健康，并且怀孕了。这些故事不言自明，而且是成千上万的病友的典型例子，这些病友都患有不必要的消耗生命的疾病。我听过很多病人说他们"什么都试过了"。他们做过各种神经检查，拍过各种片子，希望从中找到治病的疗法。不需用药，无须手术，甚至不用谈到疗法，只要简单的处方，他们大多数人会无药自愈，恢复健康。这些处方就在本书之中。

　　简要说明一下本书的结构：我将本书的内容分为三部分，以综合问卷调查开始，旨在启发各位日常习惯是如何对大脑的功能和长期健康造成影响的。

　　第一部分：全谷的真相，带你认识大脑的真正朋友和敌人。这些敌人使你易患功能失调症和疾病。把经典的美国食物金字塔上下颠倒，当大脑遇到常见的食物成分，像是小麦、果糖（水果中含的天然糖）以及某些油脂的时候，我会解释发生了什么。虽然极低的碳水化合物和高脂肪是理想方案（这里指的是每天不超过 60 克碳水化合物，也就是一份水果的量），但我会推荐你把每天的面包换成黄油和鸡蛋，这听起来可能也会让人觉得荒唐。你很快就会吃更多的饱和脂肪酸和胆固醇，并且重新思考应该购入哪些食品。被确诊患有高胆固醇血症并且按照处方服用他汀类药物的人将会猛然醒悟，我将解释你体内已经出现了什么情况，并且告诉你无须吃药，如何简单地用美味治疗这种疾病。我将在科学的基础上，以令人信服的详细内容，重新阐释炎症这一主题。为了控制炎症这种脑部疾病之王的可能致命的生化反应（更不用提从头到脚的所有退行性疾病），你需要改变饮食习惯。我会向各位展示，对食物的选择是怎样通过改变基因表达来控制炎症的。吃抗氧化剂毫无意义，相反，我们需要把能够打开人体自身强大的抗氧化和解毒通道的成分吃进体内。第一部分包括如何改变先天基因和控制 DNA"总开关"的最新研究成果。这一研究十分吸引人，它会鼓舞大多数讨厌运动的快餐爱好者。在第一部分的结尾，本书会更深入地探究危害最大的心理和行为障碍，比如注意缺陷多动障碍和抑郁症，还有头痛。我会阐释其中许多情况能够无药自愈。

第二部分：谷物大脑康复计划，我会在这一部分中讲述有利于大脑健康的习惯背后暗含的科学道理。这其中涉及 3 个主要方面：营养和营养补充品、锻炼以及睡眠。在你执行第三部分"与谷物大脑说再见"的一个月计划时，在这一部分学到的内容将会对你有所帮助。第三部分中包括饮食方案、食谱配方以及每周目标。

那么究竟什么是"谷物大脑"呢？我想你已经知道了。回想一条以前的新闻就容易明白了。如果你曾经留意过 20 世纪 80 年代中期的广告，你可能会想起一则大规模反毒品运动的公益广告。这则广告上是一个鸡蛋在煎锅里，配图的标语是：**这就是吸毒后的大脑**。这幅极具冲击力的图片表达出了毒品对大脑的影响就像鸡蛋在煎锅里嗞嗞地被加热一般。

这很好地总结了我对于谷物对大脑的影响的论断。请让我证明给你看，然后由你决定是否要严肃对待这件事，并迎接一个没有病痛的光明未来。如果对此毫不在意，那么就会遭受惨重的损失。如果遵照去做，那么就会受益良多。

▣ 自我评估：找出你的危险因素

我们总是将脑部疾病看作某种随时可能来袭的东西，而且除了遗传素质之外别无其他解释。脑部疾病与心脏病的发展不尽相同。心脏病是由于某些基因和生活方式的因素结合在一起，经过一段时间逐渐发展而成的。脑部疾病则好像是随机降临的疾病似的。我们之中有些人幸免，而另一些人则"饱受其苦"。然而，这种想法是错误的。脑部功能失调其实和心力衰竭并无二致。它们都是由我们的行为和习惯逐渐发展而来的。从积极的一面来看，这意味着我们能够有意识地预防神经系统功能失调，甚至像延缓心脏病一样预防认知功能衰退：吃对食物，锻炼身体。科学向我们揭示，事实上许多大脑相关的疾病，从抑郁症到痴呆症，都与我们的营养摄取和生活方式紧密相关。然而，我们100个人之中只有1个人能够终其一生不受大脑损害，更不用提头痛一类的了。

在我探讨脑部功能失调往往是营养不良的反映这一大胆观点，以及其他咄咄逼人的断言之前，让我们先做一份简单的调查问卷。这份调查问卷会让你明白，哪些习惯此刻正在无声无息地损害着你的健康。下面的调查问卷的目的是衡量你在神经系统疾病和严重的脑部功能衰退方面的风险因素。现在的这些风险因素能够让你将来患上疾病，比如，偏头痛、癫痫、情绪和运动失调、性功能障碍以及注意缺陷多动障碍。每个问题都以最受推崇的、最新的科学研究为基础。请尽量诚实地回答这些问题。不要考虑这些问题与脑部疾病之间的隐含关联，请根据真实的情况回答"是"或者"否"。在接下来的章节中，你会渐渐开始明白我提出这些问题的原因，以及你自己的危险程度。请注意，如果你觉得自己的回答在"是"和"否"之间，而想要回答"有时"，那么请选择"是"作为回答。

1. 我吃面包（任何一种）。　　　　　　　　是 / 否

2. 我喝果汁（任何一种）。　　　　　　　　是 / 否

3. 我一天吃超过一份水果。　　　　　　　　是 / 否

4. 如果有龙舌兰糖浆，我就不选择糖。　　　是 / 否

5. 日常步行时我会气喘吁吁。　　　　　　　是 / 否

6. 我的胆固醇检测指标低于 150。　　　　　是 / 否

7. 我是糖尿病患者。　　　　　　　　　　　是 / 否

8. 我的体重超重。　　　　　　　　　　　　是 / 否

9. 我吃米饭或比萨。　　　　　　　　　　　是 / 否

10. 我喝牛奶。　　　　　　　　　　　　　　是 / 否

11. 我锻炼身体不规律。　　　　　　　　　　是 / 否

12. 我有精神系统疾病家族史。　　　　　　　是 / 否

13. 我不额外补充维生素 D。　　　　　　　　是 / 否

14. 我吃的是低脂饮食。　　　　　　　　　　是 / 否

15. 我服用他汀类药物。　　　　　　　　　　是 / 否

16. 我避免吃高胆固醇的食物。　　　　　　　是 / 否

17. 我喝苏打饮料（无糖型或者普通型）。　　是 / 否

18. 我不喝红酒。　　　　　　　　　　　　　是 / 否

19. 我喝啤酒。　　　　　　　　　　　　　　是 / 否

20. 我吃谷类食品。　　　　　　　　　　　　是 / 否

　　得分：这个测试的完美得分是一个大大的"0"。如果你有一个问题的回答是肯定的，你的大脑和整个神经系统患疾病和失调的风险就比得 0 的人更高。你回答的"是"越多，风险相应地就越高。如果你的得分大于 10，那么你已进入严重神经系统疾病的危险区域。这类疾病可以预防，然而确诊后未必能够治愈。

测验，测验，1-2-3

"我的风险有多大？"我每天都被无数次问这个问题。好消息是我们现在有了个人健康预测的手段，可以确定人们患上某种疾病的风险——从老年痴呆症到肥胖（有许多病历记录证明，肥胖现在已经成为脑部疾病的一个危险因素），并且可以跟踪这种疾病，记录其发展情况。下面列出的是可选用的检查项目。这些项目价格合理而且是大多数保险范围之内的项目。你会在后面的章节中学到更多有关这些检查的知识，还有改善你的结果（你的"命数"）的方法。然而，我在这里列出来这些检查项目的原因是，这些检查有助于你对自己脑部疾病的危险因素形成真实的认识。我知道许多人想要立刻知道自己可以找医生做哪些检查。不要犹豫，请尽管在下次看病的时候带上这份列表，并要求做以下这些检查⊖：

◎ 空腹血糖：一种用以检查前期糖尿病和诊断糖尿病的常用检测指标，这项检查测定的是至少 8 小时未进任何食物后的血糖（葡萄糖）数值。在 70 ~ 100 毫克 / 分升之间是正常值；超过这个范围则表示有胰岛素抵抗和糖尿病的迹象，而且脑部疾病风险较高。

◎ 糖化血红蛋白：与血糖不同，这项检查显示的是 90 天的"平均"血糖，是总体血糖控制得更好的指标。它能够显示血糖（某种叫作"糖化血红蛋白"的东西）造成的脑蛋白损伤。它是脑部萎缩的最佳预测指标。

◎ 果糖胺：与糖化血红蛋白检查类似，果糖胺检查也是用来衡量平均血糖水平的，不过是短时期的——过去的 2 ~ 3 星期。

◎ 空腹胰岛素：在发展成糖尿病之前很长一段时间一个人的血糖会

⊖ 除最后两项关于麸质过敏的检查仅在实验室中进行之外，其他检查在中国医院临床检查项目中均较常见。——编者注

开始攀升，空腹胰岛素水平会上升说明胰腺在加班工作以处理膳食中过剩的碳水化合物。这是发展成糖尿病之前的一个非常有效的早期预警系统，而且与预防脑部疾病也有极大的相关性。

◎ 同型半胱氨酸：身体产生这种氨基酸的水平较高与许多疾病相关，包括动脉粥样硬化（动脉狭窄和硬化）、心脏病、中风和痴呆症；服用特定的 B 族维生素往往很容易使之降低。

◎ 维生素 D：现在维生素 D 被认为是一种至关重要的脑激素（它不是一种维生素）。

◎ CRP（血清 C- 反应蛋白）：这是炎症的一个标志。

◎ Cyrex array 3：这是现有的最全面的麸质过敏标准。

◎ Cyrex array 4（可选）：测试对 24 种"交叉反应"食物的敏感性，对麸质过敏的人可能也会对它们有反应。

即使你今天不打算做这些检查，对它们和它们的作用有一个总体理解也对你有益。这会有助于你接受本书中的理论。我会在书中提到这些检查及其意义。

目　录

如果说一碗美味的意大利面或者一盘香甜的法式烤面包让大脑痛苦不堪，似乎令人难以置信，那么请做好准备了。你或许已经知道加工过的糖和碳水化合物对身体不太好，尤其是过量的时候。那么，像全谷和天然的糖类这样所谓的健康的碳水化合物又如何呢？欢迎了解全谷的真相。在这一部分中，我将探究碳水化合物轰炸大脑时会发生什么。许多碳水化合物中含有炎性成分，像是能够刺激神经系统的麸质。日常的不适感，比如头痛、无法解释的焦虑都是损害的开始，进而会恶化为抑郁症和痴呆症。

　　我们也会探查常见的代谢疾病，像是胰岛素抵抗和糖尿病在神经机能障碍中的角色，还有我们可能应该把流行的肥胖和阿尔茨海默症归因于我们对碳水化合物至死不渝的爱，以及对脂肪和胆固醇的严重鄙视。

　　在这一部分的尾声，你将会对膳食中的脂肪有全新的认识，并明白大多数碳水化合物的让人忧虑之处。你还会学习如何才能刺激新的脑细胞生长，掌握遗传命运的控制权，还有保护你的智力。

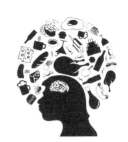

第一部分　全谷的真相

第 1 章

脑部疾病的根源

你所不知道的炎症知识

> 身体的主要功能就是带着大脑到处去。
>
> ——托马斯 A. 爱迪生

想象自己被送回了旧石器时代，几十万年前的早期人类住在洞穴里，在大草原上游荡。假想不存在语言的障碍，你能够自如地和早期的人类交流。你有机会告诉他们未来是什么样。盘腿围坐在暖融融的篝火前，你开始描述高科技世界的奇迹，汽车、火车、飞机、高楼大厦、计算机、电视机、智能手机还有作为信息高速公路的因特网，甚至人类已经能够往返月球。接着，谈话转到了生活方式和 21 世纪的真实生活是什么样上。你开始讲述现代医学以其了不起的无数种药物来治疗疾病和对抗细菌，对生存严重威胁的情况少之又少，没什么人需要担心被野兽伏击、饥荒和瘟疫。你解释说在杂货商店和超市购物是怎么一回事，这对他们来说是一个完全陌生的概念。未来世界中食物丰富，你提到了芝士汉堡、炸薯条、苏打饮料、比萨饼、百吉饼、面包、肉桂卷、松饼、华夫饼、烤饼、意大利面、蛋糕、薯片、饼干、麦片、冰激凌和糖果。一年四季都有水果可以吃，并且只要按下一个按钮或者短途驱车就可以吃到任何一种食物。水和果汁装在瓶子里以方便运输。虽然你试着避免提到品牌名称，但是很难做到，因为它们已经成为了生活的一部分——星巴克、神奇面包、非凡农庄、品食乐、幸运符、彩虹糖、达美乐、赛百味、麦当劳、佳得乐、哈根达斯、Cheerios、优诺、Cheez-It、可口可乐、好时以及百威，这样的例子不胜枚举。

他们惊叹不已，几乎无法想象这样的未来。你描述的大多数事物都高深莫测，他们甚至无法想象快餐店或者面包店是什么样子。你根本无法解释清楚"垃圾食品"这个词是什么意思。在你还没谈到人类在千禧年获得的里程碑式的成就（比如，农牧和食品制造）之前，他们问到了现代人面临的问题。流行的肥胖症，这个最近在媒体上广受瞩目的疾病是第一个出现在你的脑海中的疾病。对他们又黑又瘦的身体来说这是一件不易理解的事情。你所说的大行其道的慢性病——心脏病、糖尿病、抑郁症、自身免疫失调、癌症和痴呆症也是同样难以理解。这些对他们来说前所未闻，他们提了很多问题——什么是"自身免疫失调"？"糖尿病"是由什么引起的？什么是"痴呆症"呢？在这一点上，你说的话他们听不懂。事实上，在你告诉他们未来人类死于哪些疾病，尽力讲明白每种疾病的时候，你看到的是充满疑惑的脸。你给他们勾画了一幅美丽又奇异的美景，然后又毁了这幅画，因为你说的死因似乎比死于感染或者被猛兽吃掉更可怕。身患慢性病，渐渐痛苦地死去，这听起来糟透了。你试着想要说服他们，让他们相信持续的慢性疾病可算作是生命延长的交换，不过史前祖先们并不买账。过了一会儿，连你也不相信自己的说法了，这幅美景似乎哪里不对劲。

作为一个物种，我们与农业兴起之前的人类在基因上和生理上相同。我们是优化设计后的产品——在大自然中经历了数千代从而形成的。我们可能不再称自己为狩猎人和采集者了，但是我们的身体从生物学的角度讲还遵循着以前的模式。事实上，我们的基因是一样的。

假设在回到现在的时光旅行途中，你开始思考与祖先共处的经历。从技术层面讲，人类的进步令人赞叹称奇，然而无数现代人所遭受的不必要的病痛，也让人不禁深思。你甚至会为此感到震惊——如今全世界因为不会传染、可预防的疾病而死去的人比所有其他疾病的总和还多，这令人难以置信。确实，我们比我们的祖先活得更长，但是这并不能弥补我们本应活得更好的事实——享受无病痛的生活，尤其是在患病的风险上升的后半生。我们比先辈的寿命长，这是事实。这一成果大部分得归功于婴儿死亡率的降低和儿童健康的改善。换言之，我们在意外事故和儿童时期疾病中的存活率提高了。然而遗憾的是，在预防和治疗老年病方面并没有进步。我们现在当然能够更有效地治疗许多种疾病，但是这仍无法抵消数百万的人们遭受可避免又没必要的疾病之苦的事实。当我们为美国现在的平均寿命预期值而鼓掌喝彩的时候，我们不应该忘记生活质量的问题。

几十年前，当我还在医学院的时候，我所受的教育围绕的是疾病诊断和如何治疗疾病，或者在某些情况下，用一种药物或者其他疗法治疗每一种疾病。我学会了如何弄明白症状并且制定出符合症状的治疗方法。今时不同往日，因为不仅仅我们遇到容易治疗和治愈的疾病的可能性小了，而且我们已经明白了许多现代慢性疾病的共性是：炎症。与传染性疾病和其他能找到罪魁祸首（诸如细菌、病毒、微生物）的疾病不同，现代的医生们面对的大量健康问题都没有明确的答案。我无法开出一张能够治愈癌症的处方，也不能止住无法解释的病痛，对糖尿病和阿尔茨海默症更是回天无术。我能够减少或者掩盖症状，控制身体的反应，但是根治疾病与仅仅是控制病情之间有天壤之别。我有一个孩子也在读医学院，我目睹到了医疗教育的转变。医生不再是仅仅学习如何诊断和治疗，他们也获得了思考的工具，以帮助他们对付当前这些起源于炎症横行的流行病。

在进入炎症和大脑的关联之前，让我们来思考一下我认为无疑是我们这个时代中最重大的发现之一：脑部疾病的根源在许多情况中主要是饮食。

虽然脑部功能失调的起因和发展原因不止一个，但是在很大程度上许多神经系统的痛苦往往是由于错误地消耗了太多的碳水化合物和太少的健康油脂。要理解这一事实，最佳方式是思考一下最令人恐惧的神经系统疾病之首——阿尔茨海默症，并且要在单纯由饮食引起的一种糖尿病的背景下审视阿尔茨海默症。我们都知道不良的饮食会导致肥胖和糖尿病，但是大脑也会深受其害吗？

阿尔茨海默症：3 型糖尿病

闪回到狩猎人和采集者的时刻，他们的大脑和你的大脑并没有太大的不同，两者都进化出寻找富含脂肪和糖的食物的偏好，毕竟，这是一种生存的机制。问题是作为现代人，你要狩猎的时间很短，因为你生活在一个物质丰富的时代，而且更容易找到加工过的脂肪和糖。穴居人则可能要花费很长时间寻找，而且只能碰巧在动物身上得到脂肪，从当季的植物和浆果中获得天然的糖分。因此，你们大脑的偏好相似，但是营养来源却并不相同。图 1-1 描绘了我们和祖先们在饮食上的主要区别：

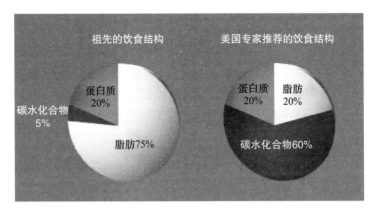

图 1-1

那么确切地讲，饮食习惯的这一差异与衰老的程度，以及是否遭受神经系统失调和疾病之苦之间，有何关联呢？

　　有千丝万缕的联系。

　　将阿尔茨海默症描述为第三种类型的糖尿病的研究于 2005 年开始出现，[1] 但是不良的饮食和阿尔茨海默症之间的相关性，直到最近的新研究显示出这是如何发生的才被揭示出来。[2,3] 这些研究令人信服，也骇人听闻，同时也赋予了我们主动权。想想看我们只需改变所吃的食物就能够预防阿尔茨海默症，这真是令人难以置信。这不仅限于预防阿尔茨海默症上，对其他所有脑部功能失调的疾病也具有意义，很快你就会在接下来的章节中读到。不过，首先来简要介绍一下糖尿病和大脑功能失调的共同之处。

　　从进化的角度看，我们的身体设计了一种把食物燃料转化成供细胞使用的能量的聪明方法。因为几乎我们整个物种的生存所依赖的葡萄糖——身体大多数细胞的主要能量来源，一直稀缺。这驱使我们发展出储存葡萄糖和把其他物质转化为葡萄糖的能力。在必要的时候，人体可以通过一种叫作葡萄糖异生作用的过程，将脂肪或者蛋白质转化为葡萄糖，但是这比把淀粉和糖转化为葡萄糖所需的能量更多，因为后者是一个更直接的反应。

　　我们的细胞吸收和利用葡萄糖的过程是一个精心设计过的过程。细胞并不是把流经血液中的葡萄糖吸收进来这么简单。这种至关重要的糖分子要经过胰腺产生的胰岛素的允许才能进入细胞。正如你所知的一样，胰岛素是细胞新陈代谢中最重要的生物物质之一，它的工作是把葡萄糖从血液运送到肌肉、脂肪和肝细胞中，使其能在那里被用作燃料。健康的正常细胞对胰岛素的敏感程度高。但是由于持续摄入葡萄糖（很多是由于过量消耗了添加精制糖的高度加工过的食品，这会使胰岛素水平超出健康范围），导致细胞一直暴露在高水平的胰岛素中。这时细胞减少表面受体的数量以应对高水平的胰岛素。换言之，我们的细胞使自身对胰岛素的敏感性降低，发展成了一种叫作胰岛素抵抗的疾病。这种疾病会使细胞忽略胰岛素，不能从血液中摄取葡萄糖。从而糖要进入细胞就变得需要更高水平的胰岛素，然后胰腺做出相应反应，分泌更多的胰岛素。这造成了一个循环的问题，最终发展成为了 2 型糖尿病。糖尿病患者的血糖较高是因为他们的身体无法将糖运送到细胞中安全地储存为能量。高血糖会引起许多问题——太多了无法逐一提到。像是一块玻璃的碎片，有害的糖造成许多损害，导致失明、感染、神经损害、心脏病，还有阿尔茨海默症。通过这一连串的事件，炎症开始在体内肆虐了。

更糟糕的是，我还要指出胰岛素可以看作是当血糖控制不好时产生的多种后果的共犯。令人遗憾的是，胰岛素不仅仅护送葡萄糖进入我们的细胞，它还是一种合成代谢的激素。这意味着它刺激生长，促进脂肪的形成和储存，并且是一种促进炎症的激素。当胰岛素水平高的时候，会对其他激素产生逆向影响，使激素由于胰岛素的支配作用而增加或者减少。这反过来让身体在不健康的混乱状态里越陷越深，削弱了身体恢复正常新陈代谢的能力。[4]

一个人是否会患上糖尿病确实与遗传有关，而且遗传可以决定一旦细胞不再耐受高血糖时，身体患上糖尿病的难易程度。准确地说，1 型糖尿病是一种单独的疾病，被认为是一种自身免疫失调——只占总数的 5%。1 型糖尿病患者不分泌胰岛素，或者只分泌很少的胰岛素，因为他们的免疫系统攻击、破坏了产生胰岛素的胰腺细胞。因此 1 型糖尿病患者需要每天注射这一重要的激素以保持血糖平衡。2 型糖尿病则与之不同。2 型糖尿病通常在身体长期被过量的葡萄糖损害后，在成年后被诊断出来，而 1 型糖尿病在童年时期或者青少年时期就被确诊。另外，在饮食调整和生活方式改变后，2 型糖尿病可以逆转，而 1 型糖尿病则无法治愈。尽管说基因对患上 1 型糖尿病的影响很大，但是环境也发挥了作用。人们早就知道，1 型糖尿病是遗传和环境影响的共同结果，但是过去的几十年中发病率上升已使一些研究人员得出了结论：环境因素对 1 型糖尿病的发展影响提高了，而且也许比遗传倾向性的作用更重要。

可悲的事实

超过 186 000 名年龄不足 20 岁的年轻人患有糖尿病（1 型糖尿病或 2 型糖尿病）。[5] 就在 10 年前，2 型糖尿病还被认为是"只有成年人才患的糖尿病"，但是随着这么多年轻人被确诊为 2 型糖尿病，这种说法只好作罢了。新的科学研究表明，这一疾病在儿童身上比在成人身上发展得更迅速。治疗年轻一代也更具挑战性。

尤其是因为它与阿尔茨海默症相关。关于阿尔茨海默症，我们开始明白胰岛素抵抗会触发患病的大脑中可憎的斑块的形成。这些斑块由一种奇异的蛋白质积累形成，从根本上劫持大脑，取代正常脑细胞。研究人员开始关注 3 型糖尿病的原因是我们发现胰岛素水平低与脑部疾病相关这一事实。更应注意的是，极为肥胖的人患脑功能损伤疾病的风险高很多，糖尿病患者得阿尔茨海默症的可能性至少会高两倍。

这并不意味着是糖尿病引起了阿尔茨海默症，只是两者有着相同的根源。糖尿病和阿尔茨海默症都是源自某些食物，这些食物迫使身体发展出导致功能障碍的生物途径，继而演变为疾病。确实，糖尿病患者和痴呆症患者可能看起来不同，行为也不一样，然而他们之间的共同之处比我们之前认为的要多很多。

在过去的 10 年中，我们看到了 2 型糖尿病随着肥胖症发病数量平行上升。然而，现在我们开始看到在痴呆症的发病数量上也存在一种模式，阿尔茨海默症与 2 型糖尿病的发病率同步上升。我不认为这是一个武断的观察结果。承担猛增的医疗费用和老龄化人口的重担，这是我们都不得不面对的现实。新的估计表明，到2050年阿尔茨海默症可能将会影响1亿人口，这对于我们的医疗体系来说是一个巨大的数字，会让流行的肥胖症相形见绌。[6] 在美国，糖尿病大行其道，90% ～ 95%的糖尿病患者为2型糖尿病患者，2型糖尿病在过去的40年中增长了两倍。难怪美国政府急切地期待研究人员改善预后，避免这场灾难。在接下来的40年中，预计在全球将有1.15亿新的阿尔茨海默症病例，花费将超过1兆亿美元（按照现在的美元计算）。[7,8] 根据疾病控制与预防中心（Centers for Disease Control and Prevention）的信息，2010年1880万美国人被诊断患有糖尿病，另外还有700万糖尿病患者未被发现。1995 ～ 2010年间，糖尿病在42个州中跃升了至少50%，在18个州中跃升了100%还多。[9]

备受煎熬、无声无息的大脑

　　我在看病的时候，阿尔茨海默症患者的家人最常问的一个问题是"**怎么会这样呢？我的母亲（或者父亲、兄弟、姐妹）哪里做错了？**"在这种令人心碎的时刻，我的回答十分谨慎。我看着我自己的父亲一天一天慢慢地衰弱，这不断地提醒我一个家庭的复杂情绪。沮丧中融合了无助，悲痛中混合了懊悔。但是如果我必须告诉患者家属（也包括我自己）我们现在知道的绝对事实，我会说他们所深爱的家人可能有一项或者多项以下情况：

◎ 虽然没有患糖尿病，但是长期处于高血糖的状态中。

◎ 一生中吃了太多的碳水化合物。

◎ 选择了尽量减少胆固醇摄入的低脂肪饮食。

◎ 有未被诊断出的麸质过敏（在小麦、黑麦和大麦中都发现了这种蛋白质）。

9

当我告诉人们麸质过敏是对人类健康最大、最隐蔽的威胁时，我听到的反应非常相似："你不是认真的吧？不是每个人都对麸质过敏。当然，如果你有乳糜泻就不一样了，不过那可是极少数人……"而且，当我提醒人们最新的科学研究表明，麸质是很多种疾病的罪魁祸首，不仅限于痴呆症，还有癫痫、头痛、抑郁症、精神分裂症、注意缺陷多动障碍，甚至性欲下降的时候，常见的回应是："我不明白你的意思。"他们这样说是因为他们只知道麸质和肠道健康有关，而不是与神经系统的健康相关。

我们将会在下一章从个人的角度深入了解麸质。乳糜泻是一种自体免疫失调，极少数人患有此病。麸质不只对真正的乳糜泻是个问题，高达40%的人无法正常地消化麸质，余下的60%的人可能受其所害但对此一无所知。我们应该问自己：**从大脑的角度看，要是我们都对麸质过敏呢？**遗憾的是，麸质不仅仅在小麦制品中存在，而且存在于最不容易引起怀疑的产品中——从冰激凌到护手霜。越来越多的研究证实了麸质过敏与神经系统失调之间的相关性。即使对于麸质过敏测验为阴性、可以正常消化麸质的人来说，也是如此。我在问诊中每天都会看到这样的情况。我的许多病人找过许多医生寻求帮助，在"什么都试过"之后来找我看病。无论是头痛、偏头痛、妥瑞氏症、癫痫、失眠、焦虑、注意缺陷多动障碍、抑郁症，或者仅仅是某些没有明确叫法的奇怪的神经方面的病症，我所做的第一件事情就是开一份完全清除了麸质的饮食处方，其结果不断地让我感到震惊。

早先研究人员就发现了所有包括脑部功能失调在内的退行性疾病的根源都是炎症。然而，他们迄今还没有将炎症的始作俑者——激发了这一致命反应的首要错误做法记录在案。他们发现麸质和高碳水化合物的饮食对此有责，是到达大脑的最主要的炎症通道刺激物。然而，对于这一发现最令人不安的是我们往往不知道何时大脑受到了不利的影响。消化不良和食物过敏非常易于被发现，因为排气、腹胀、疼痛、便秘和腹泻之类的相关症状出现得很迅速。

然而，大脑是一个令人难以捉摸的器官，它虽遭受分子水平上的攻击，而你却不会有丝毫感觉。除非你正在治疗症状明显的头痛或者神经系统的疾病，否则你很难知道大脑中正在发生什么，直到一切都太晚了。就脑部疾病而言，一旦诊断出痴呆症之类的疾病，病情就很难逆转了。

好消息是，就算你生来就有患上神经系统疾病的倾向，我会告诉你如何掌控基因的命运。这需要你明白几个许多人仍坚信的迷思。最主要的两个是：1）低脂肪高碳水化合物的饮食对身体有利；2）胆固醇对健康不利。

这个故事并不止于从饮食中完全清除麸质，麸质只是谜团中的一个组成部分。在接下来的章节中，你很快就会明白为什么胆固醇在维持大脑健康和脑部功能中起到重要的作用。许多研究一再表明，高胆固醇降低脑部疾病的风险，而且延年益寿。出于同样的原因，高脂肪的饮食（健康的种类，此处并非指反式脂肪）已被证实对健康和脑部高效运作十分重要。

我想你可能会怀疑这些说法，因为这些说法与你的所学所知大相径庭。一个简单的例子可以说明问题：著名的弗雷明汉心脏研究（Framingham Heart Study），是美国奖金最高并最受尊敬的研究，这项研究今天仍在继续，并且在我们对疾病（包括最近的痴呆症）的某些风险因素的理解上贡献了大量研究成果。这项研究始于 1948 年，从马萨诸塞州弗雷明汉镇招募了 5209 名年龄在 30 ~ 62 岁之间的男性和女性，这些人都没有心脏病发作、中风的病史，甚至也没有心血管疾病的症状。[10] 从那时起，这项研究增加了最初研究人群的若干代子女，这使科学家们能够仔细监测这些人群，并按照年龄、性别、心理问题、生理特征和遗传模式等许多因素来收集精神系统疾病的线索。在 21 世纪初，波士顿大学的研究人员开始着手研究总胆固醇与认知能力之间的关系，他们观察了最初研究人群中的 789 名男性和 1105 名女性。所有研究对象在研究开始时都没有痴呆症和中风病史。这项研究跟踪了研究对象 16 ~ 18 年的时间。每 4 ~ 6 年进行一次认知测试，以评估研究对象在记忆力、学习能力、概念的形成、专注力、注意力、抽象推理能力和组织能力等方面的水平——研究人员所评估的这些能力全部是阿尔茨海默症患者受损伤的能力。

根据 2005 年发表的研究报告，"在总胆固醇与语言流畅度、注意力 / 专注力、抽象推理能力，以及多个认知领域的综合测试分数之间存在显著的线性正相关性。"[11] 此外，"总胆固醇水平'理想'（小于 200）的参与者的测试结果不及总胆固醇水平高（200 ~ 239）的参与者。"这项研究的结论是："在对抽象推理能力、注意力 / 专注力、语言流畅度以及执行功能要求较高的认知测试中，自然发生的较低的总胆固醇水平与测试得分欠佳之间存在关联。"明了地说就是，胆固醇水平**最高**的参与者在认知测试中的得分，比那些胆固醇水平较低的参与者的得分高。显而易见，在涉及胆固醇与大脑时存在一个保护因素。我们将在第 3 章中探究详情。

全世界各个实验室的研究结果纷至沓来，传统观点不攻自破。就在我写这本书的时候，位于堪培拉的澳大利亚国立大学的研究人员刚刚在《神经病学》(Neurology)（美国神经病学学会的医学期刊）上发表了一项研究结果。该研究结果显示血糖水平处在"正常范围"偏大值的人，大脑萎缩的风险大得多。[12] 这与 3 型糖尿病的情况有直接牵连。很长时间以前我们已经知道脑部功能失调和痴呆症都与大脑萎缩有关联，但是现在才知道血糖在"正常"范围内也可能造成大脑萎缩的结果。吃下会使血糖激增的食物对人有巨大的影响。我的病人经常对我说，他们没事，因为他们的血糖正常。然而，什么算是正常呢？

实验室检查化验的结果可能表明一个人按照现有标准是"正常"的，但是新的科学研究结果在敦促我们重新考虑正常指标的标准。你的血糖可能"正常"，但是如果你能够窥探自己的胰腺，你可能会为胰腺在竭尽所能地分泌足量的胰岛素来保你暂安无事而大为吃惊。有鉴于此，请做一次空腹胰岛素检查。这项检查要在早上空腹的时候做，这一点至关重要。此时血液中胰岛素水平较高意味着一个红旗——这是新陈代谢紊乱的标志。你可能已处在糖尿病的边缘，并且已经剥夺了大脑未来的正常功能。

澳大利亚的那项研究涉及 60 ~ 64 岁的 249 人。他们的血糖处在所谓的正常范围之内，在研究开始时对他们进行了脑部扫描，并在平均 4 年之后再次进行了脑部扫描。那些处于正常范围内血糖水平较高的人表现出涉及记忆和认知技能区域的大脑体积损失的可能性更高。研究人员甚至设法排除了其他影响，比如年龄、高血压、吸烟以及饮酒。尽管如此，他们发现血糖水平在正常范围偏大值的人占大脑萎缩人数的 6% ~ 10%。该研究认为血糖水平可能对大脑健康，甚至是没有患糖尿病的人有影响。[13]

血糖失衡和胰岛素失衡很流行。在下个 10 年，两个美国人之中就有一个将会患"糖尿肥胖症"——这个词如今用来形容从轻度胰岛素抵抗、前期糖尿病到糖尿病的一系列代谢失衡。最难以令人相信的事实是 90% 的糖尿肥胖症患者将不会被诊断出来。他们会继续原来的生活，等认识到自己病情的时候为时已晚。我的任务是打断这种不幸的命运。我们想要做的不仅仅是召集兵马，还要在灾难降临之前把处在危险边缘的人们劝诱到安全的地点。这需要改变一些日常习惯。

如果低碳水化合物饮食的想法让你害怕（想到再也不能吃你所钟爱的所有美味就已经让你紧张不安了），那么请先不要放弃。我保证会把难度降到最低。我可能会把面包篮子拿走，不过我会用其他你以前误以为对健康不利的食物来代替它，比如黄油、肉类、奶酪、蛋类，以及大量对健康十分有好处的蔬菜。其中最棒的是不久之后你将会把依赖碳水化合物的新陈代谢转化到依赖脂肪和蛋白质上。那时你会发现许多理想中的目标更容易实现，比如，轻松的永久性瘦下来，整日更有活力，睡眠更好，效率和创新能力提高，记忆力更好，头脑更敏锐，以及性生活更如意。当然了，这些都是保护好你的大脑之外的益处。

发炎的大脑

让我们回到炎症这个词上。我在这一章中已经数次提到它，却没有给出一个完整的解释。每个人对通常意义上的"炎症"都有自己的定义。无论是在虫咬之后迅速出现的红肿，还是关节炎引起的慢性酸痛，我们大多数人都心知肚明。当身体内出现某种刺激时，我们身体的自然反应是产生肿胀和疼痛，这是发炎过程的标志。但是炎症并非总是负面的机体反应，它也可以作为一个指示器，表明人体正在努力保护自身免于受到机体认为可能有害的东西的伤害。无论是要中和昆虫叮咬的毒素，还是要让扭伤了的脚踝减少运动，以便愈合，炎症对我们的生存至关重要。

然而，当炎症失控的时候，问题出现了。正如适量饮酒对健康有益，饮酒过量则可能导致健康风险。对炎症来说也是如此。炎症意味着一种多方式的现场处理方式。它不应该持续很长时间，更不应该永远持续下去。但是数以百万计的人们正在遭此痛苦。如果身体持续地受刺激物攻击，那么炎症反应就会一直存在。而且，炎症会通过血液扩散到身体的每一个部分之中。我们能够借由血液化验探测到这种扩散的炎症。

当炎症反应出差错的时候，会产生各种各样的化学物质，直接毒害我们的细胞。这导致细胞功能减弱，继而细胞被破坏。在西方文化中脱缰的炎症肆虐横行，领先的科学研究显示炎症是与冠心病、癌症、糖尿病、阿尔茨海默症以及其他你能够想得到的慢性疾病有关的发病和死亡的根本原因。

　　不难理解，放任肆虐的炎症怎么会成为像是关节炎这样的疾病的原因。毕竟，用来治疗这种疾病的药物，比如布洛芬和阿司匹林，都是作为"抗炎药"来营销的。在治疗哮喘中，抗组胺药用来对抗刺激物引发的过敏反应导致的炎症反应。如今，越来越多的人开始了解冠心病——心脏病发作的主要原因，其实可能与炎症的关系更大，而非高胆固醇。这解释了为什么阿司匹林，除了其抗凝血性能之外，还有助于降低心脏病和中风的风险。

　　但是，炎症与脑部疾病之间的联系，虽然在科学文献中有详尽的描述，却似乎难以领会——大多数非专业的普通人对此一无所知。或许，人们无法想象"大脑炎症"参与了从帕金森病（Parkinson disease）到多发性硬化症、癫痫、自闭症、阿尔茨海默症以及抑郁症的这所有疾病的原因之一是，与身体的其他部分不同，大脑没有疼痛感受器（pain receptors），因此我们无法感觉到大脑中的炎症。

　　乍看之下，似乎不应该在改善大脑的健康和功能的讨论中把注意力放在减少炎症上。但是，在我们对关系到关节炎和哮喘这样的疾病领域的炎症逐渐熟悉的时候，过去的 10 年中产生了大量的研究结果，清楚地表明许多种神经退化疾病与炎症之间的因果关系。事实上，追溯到 20 世纪90 年代的研究就表明了服用像是布洛芬和萘普生这样的甾体抗炎药物两年或者两年以上的人，患阿尔茨海默症和帕金森病的可能降低了 40% 以上。[14,15] 与此同时，其他的研究也清楚地显示出，在患有这些或者其他退行性脑部功能失调的人的大脑中，作为炎症中细胞介质的细胞因子水平急剧升高。[16] 如今，新的成像技术终于让我们看到在阿尔茨海默症患者脑中，细胞积极参与了炎症细胞因子的产生。

　　因此，我们现在被迫重新审视炎症。远远不止是仅仅引起你的膝部疼痛和关节酸痛，炎症恰恰支撑了大脑退化的这个过程。归根结底，对损害负有责任的是，大脑中炎症的关键后续影响是激活增加自由基产生的化学通道。慢性炎症的核心是氧化应激，一种生物机体中"生锈"。这种生锈可以是外在的，引发皱纹和早衰，也可以是在机体内部的，使你的血管变得僵硬，损害细胞膜，侵害肠壁，从根本上摧毁你的组织和器官。氧化作用是生命之中正常的一部分，在大自然中它无处不在。它存在于新陈代谢的自然过程之中，只不过是身体把食物的卡路里（能量）和空气中的氧转化为身体所使用的能量的手段。氧化是我们的生存的一部分，但是当它失控或者氧化过量而又没有抗氧化来平衡它时，它就可能变得有害了。氧化这个词显然表明了其中有氧参与，但不是我们所呼吸的氧气。在这里罪魁祸首的氧就是"O"，因为它没有与另一个氧分子组成一对（O_2）。

　　让我带你进一步了解氧化过程。如果你迄今为止都没有听说过自由基，那么你一定是生活在别的星球。它们是丢失了一个电子的分子。在正常情况下，电子成对旋转，但是由于压力、污染、化学物质、含有毒素的饮食的影响，阳光紫外线和一般身体活动（甚至呼吸）都可以让其丢失一个电子。当这种情况发生后，这个分子会失去稳定，开始四处弹跳，尝试从其他分子上获得电子。这场骚动就是氧化过程。这是攻击细胞和启动炎症的一系列连锁事件，由此而产生出更多的自由基。由于氧化的组织和细胞无法正常工作，这整个破坏性过程给你带来大量的健康隐患。这时身体的状态是：身体不断地尝试治愈自身并修复损坏的DNA，但是缺少合适的工具，无法完工。那也就难怪氧化程度高的人会有一长串的症状：疲劳、脑雾、易被感染、肌肉无力、关节疼痛、消化功能紊乱、痤疮、焦虑、头痛、抑郁、烦躁、过敏……诸如此类。

　　你大概能猜到，任何减少氧化的事情都可以减少炎症，任何减少炎症的事情都可以减少氧化。这也是为什么抗氧化剂是如此重要的部分原因。这些无私的营养成分（包括维生素C、维生素A和维生素E）捐出电子给自由基，打断这一连串的反应，有助于防止自由基的伤害。很久之前，我们吃的食物富含抗氧化成分，比如植物、浆果和坚果。而现代的食品工业将许多优化健康和能量代谢的营养从我们的饮食中处理掉了。

在本书后面的章节中，我将会告诉各位如何打开身体中一个特定的通道。这个通道不仅仅直接减少自然的自由基，而且能够减少炎症产生的过量自由基从而保护大脑。使用像是姜黄这样的天然物质来减少炎症，这样的干预方法可以追溯到两千年前，在医疗文献中早有记载。但是直至近10 年，我们才开始明白这一错综复杂又效果卓绝的生物化学反应。

这一生物途径的另一个结果是激活编码产生酶以及其他打断和消除我们接触的各种毒素的特定基因。有人可能会好奇为什么人类 DNA 中含有产生解毒化学物质的编码，这是因为我们倾向于相信我们第一次真正接触毒素是在工业时代。然而，人类（事实上所有的生物）自从在这个星球上出现开始就接触各种各样的毒素。除了铅、砷、铝等外部环境中自然存在的毒素，还有各种吃下的植物和动物中作为一种保护形式的强大毒素，和我们的身体在正常新陈代谢过程中产生的毒素。我们现在比以前任何时候都更需要这些已经为我们服务了很久的解毒的基因。我们刚刚开始明白能够在当地的商店里购买到的天然的物质，比如姜黄和欧米伽 -3DHA 可以增强基因表达，而成为强大的解毒剂。

不仅仅是食物能够通过生活方式而改变我们的基因表达，继而帮助我们控制炎症。你将学到最新研究显示出，锻炼方式和睡眠方式也发挥了作用，它们是强大的 DNA 调节器。此外，你还会学到如何产生新的脑细胞；我会向你展示神经发生——新脑细胞的产生是怎样受控于你，以及能够受你控制的原因。

残酷的讽刺：他汀类药物

除了通过饮食和锻炼来促进控制炎症的自然方法之外，是否有药物可以达到类似的效果呢？目前尚未有这样的药物。讽刺的是，降低胆固醇的他汀类药物，是医生最常开的药（例如，立普妥、可定、辛伐他汀）。这些药物现在被用于减少总体炎症程度。但是新的研究也揭示出**他汀类药物可能降低大脑的功能并增加心脏病的风险**。其原因很简单：大脑需要胆固醇才能运转良好，这一点我之前提到过，不过我会再次重复以免你忘了。

胆固醇是一种至关重要的大脑营养元素，对神经元功能极为关键，它是构成细胞膜的基本材料。它是一种解毒剂和维生素 D 之类重要的大脑支持元素，以及类固醇激素（例如，睾丸激素和雌激素这样的性激素）的前体。最重要的是，胆固醇被看作是神经元的一种重要燃料。神经元本身无法产生重要的胆固醇，相反它们依赖血液中特定的载体蛋白输送胆固醇。有趣的是，这种载体蛋白——低密度脂蛋白，被扣上了"坏的胆固醇"的恶名。实际上，无论好还是坏，低密度脂蛋白并不是一种胆固醇分子，它是一种密度低的脂蛋白（从它的名称中就可以看出来），而且绝对没有什么害处。低密度脂蛋白在大脑中的基本作用也是捕获赋予生命的胆固醇并将其运送到神经元。在神经元中低密度脂蛋白执行极为重要的功能。

现在我们在科学文献中有了证据证明当胆固醇水平低的时候，大脑无法良好运转；胆固醇低的人患痴呆症和其他神经系统疾病的风险要高很多。我们需要改变对胆固醇和低密度脂蛋白的态度；它们是我们的朋友，而不是敌人。

不过，胆固醇与冠心病之间有关联吗？我将在第 3 章中解开这个令人迷惑的难题。现在，我想在你的大脑中植入一个想法，那就是胆固醇是有益的。你很快就会明白我们错怪了胆固醇和低密度脂蛋白，特别是低密度脂蛋白，与冠心病相关联的是**氧化型**低密度脂蛋白。低密度脂蛋白是如何受到损害的，以至于无法再将胆固醇运送给脑呢？最常见的方式之一是通过葡萄糖来进行物理改性。糖分子附着在低密度脂蛋白上，改变分子的形状，减少其功用并增加自由基的产生。

如果我说得太快，你没有理解，那么请不要着急。我会在后面的章节中带着你了解所有这些生物过程。作为平衡本书的序曲，我在本章泛泛地涉及了许多问题，在后面的章节中我将会带领你继续深入。我希望你思考的主要问题是：遵从低脂肪高碳水化合物外加水果的饮食方式是否加速了大脑的衰老呢？我们真的能够仅仅通过改变生活方式就掌控大脑的命运，而无论我们遗传了怎样的 DNA 吗？考虑到一个事实：我们能够无需药物，用自然的方式防止、治疗并且或许可以治愈注意缺陷多动障碍、抑郁症、焦虑、失眠、自闭症、妥瑞氏症、头痛以及阿尔茨海默症等一系列与大脑相关的疾病——我们是否给制药大亨们投入了太多？对于这 3 个问题的回答都是响亮的"是"。我甚至会更进一步，提出我们也能够防止心脏病和糖尿病。目前对于这些病症的"治疗"方法大多治标不治本。这样的方法无效而且不持久。如果我们打算推进人类寿命的极限，寿命超过 100 岁，可以有一些精彩的事情告诉我们史前的祖先，那么我们不得不改变我们整个工作方式。

本章的目标是阐释炎症的过程，并激发你对大脑和身体的新思维方式与看待方式。我们认为太阳每天自东边出来从西边落下是天经地义的事情。第二天，太阳也是如此。但是，如果我告诉你太阳根本就没有动过呢？其实是我们围着太阳旋转和移动！我相信你知道这件事，我这样比喻要表明的是，我们都倾向于抓着无效的想法不放。演讲之后，人们经常过来对我说谢谢我突破常规的想法。恕我直言，那可不是重点。某人的想法被看作是"突破常规"对这个世界来说并无益处。我的使命是使常规更宽广，使这些理念能够进入我们的文化和生活方式之中。只有那时我们才能够在这些现代疾病上获得真正有意义的进展。

从大脑健康到整体健康

不可回避的事实是我们已经进化出了需要脂肪来维持生存和健康的方式。现在我们吃的大量的碳水化合物在我们的身体和大脑中点燃了无声的熊熊大火。我说的不只是我们都知道医生不赞同的那些制造出来的精制食品（它们所占的分量很小）。我十分喜欢威廉姆·戴维斯博士（Dr. William Davis）在他有重大意义的著作《小麦肚子》（*Wheat Belly*）[17] 中的话，"无论它是一条多种有机谷物高纤维面包还是一块'Twinkie'牌的夹心面包，你吃的究竟是什么呢？我们都知道'Twinkie'牌的夹心面包只不过是加工出来的一种享受，但是传统的建议告诉我们前者是健康的更佳选择，是纤维素和维生素 B 的来源，而且富含'复合'碳水化合物。"

"啊，不过这个故事不止于此。让我们深入看看这个故事。让我们窥探这种谷物的成分，试着理解为什么——无论形状、颜色、纤维含量以及是否是有机的——它可能对人类做出奇异的事情。"

这将是我们接下来要涉及的内容。但是，与威廉姆·戴维斯博士对现代谷物和突出的小腹的精彩讲解不同，我们将要更进一步，细探它怎么会在我们从未想到的地方——大脑中造成危害。

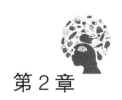

第 2 章

让食物松软有黏性的蛋白

麸质在脑部炎症中的作用

"只要告诉我你吃什么，我就能说出你的身份。"

——安瑟米·布理勒特 – 萨瓦林（1755—1826）

　　大多数人都有过阵阵头痛和呼吸严重不通畅的痛苦。在许多情况下，当症状出现时我们可以确定可能的原因，比如，在电脑前工作了一整天而导致头痛，或者鼻塞、吞咽的时候感到疼痛、不适。为了减轻症状，我们通常会服用非处方药直至身体恢复正常和健康。但是，如果症状依然如故，而且病因难以确定呢？如果像我的许多病人一样，你也发现自己处在与疼痛的无休无止的长年战争之中呢？

　　在弗兰的记忆中，她一直以来都在与随着脉搏一跳一跳的头痛做斗争。我在一月份的一天给她做了检查，那天很温暖。弗兰 63 岁了，作为一名每天偏头痛的病人，她尽量让自己心情愉悦。当然了，她已经试过了所有常用的头痛药。她正在服用舒马曲坦（Imitrex），一种需要一星期服用数次的强效偏头痛药物。在审查她的病历时，我注意到她在 20 多岁的时候曾经因为"严重的肠道不适"做过"肠道探查性手术"。作为评估的一部分，我给她做了麸质过敏测试。不出我的所料，我发现她的过敏程度很严重，有 8 个指标是强阳性的。我给她开了无麸质饮食的处方。

4 个月后，我收到了弗兰的来信，她在信中写道："自从我将麸质从膳食中去掉后，我日常偏头痛的大多数症状已经缓和……我感到身体的两个最大的改变是，晚上不再觉得头部发热进而引起偏头痛，再一个就是体力大大增强了。与你给我看病之前的生活相比，如今我的日常生活丰富了许多。"她接着总结道："再次表示感谢，谢谢你找到了让我痛苦了若干年的偏头痛的可能根源。"要是逝去的那些年能够回来，让她重新过一遍就好了，不过至少现在我能给她一个没有痛苦的未来。

另一位女士的症状全然不同，但是她也是病痛缠身数十年。她的名字叫劳伦，刚刚 30 岁。第一次见面的时候，她就直截了当地告诉我说她"有些心理问题"。她详述了自己过去的 12 年的病史，她形容自己的健康可谓是每况愈下。她告诉我，她的母亲和祖母在她很小的时候就去世了。从那时起，她的生活压力就非常大。在她念大学的时候，她数次因"躁狂症"而住院。在这段时间内，她有过极其健谈和对自己过分浮夸的经历。在那之后，她饮食过量，体重增加，继而变得严重抑郁并有自杀的念头。她刚开始服用一种用来治疗躁郁症的含锂的药物。她有心理疾病家族史：她的姐姐患精神分裂症，她的父亲是躁郁症患者。除了劳伦在心理方面的问题之外，她在其他方面的病史毫无特别之处。她没有肠胃问题，对食物不过敏，也没有任何其他与麸质过敏有关的标准主诉。

我还是让她去做了麸质过敏测试，发现 6 个重要指标处于高位。事实上，其中数个指标比正常范围高两倍多。劳伦开始无麸质饮食两个月后，她写了一封信给我，在信中她反馈的情况与许多病人在开始无麸质饮食后的显著效果并无二致。她写道："自从不再吃麸质后，我的生活发生了180 度的转变。我想到的第一个改变，而且也是最重要的一个改变就是我的情绪。当我的饮食中有麸质的时候，我被抑郁困扰。我得一直与'头顶上的乌云'抗衡。现在，我不再吃麸质了，我不感到抑郁了。有一次我误食了一些含麸质的食物，第二天抑郁又回来了。我注意到的其他变化包括更有活力和能集中精力的时间更长了。我的思维敏锐，以前从未能像现在这样做决定，并且得出合理、自信的结论。很多强迫性行为也随之消失了。"

我再举一个由麸质引起一系列特有症状的此类例子。库尔特和他的母亲来找我就诊。他是一名 23 岁的年轻人，是不自主运动患者。他的母亲说他们来看病前 6 个月的时候，他开始出现"似乎是在颤抖"的情况。最初，他的抖动很不明显，但是后来日渐严重了起来。他去看过两位神经科医生。两位神经科医生的诊断大相径庭：一种诊断是"原发性震颤"，另一种诊断是"肌张力障碍"。医生让他服用一种调节血压的药物——心得安（propranolol）。这种药物用于治疗某些种类的震颤失调。另一种推荐方案是给他的手臂和颈部的各个肌肉注射肉毒杆菌毒素（Botox），肉毒毒素可以在一段时间内使痉挛的肌肉麻痹。他和他的母亲决定不服用药物也不进行注射。

在他的病史中有两点很有意思。第一点，在他读到四年级的时候被诊断为患有学习障碍，他的母亲说"他无法应对过度的刺激"。第二点，数年中，他饱受腹疼和稀便之苦，以致于去找消化科医生看病。消化科医生给他做了小肠活体切片，以检查他是否患有乳糜泻。可是结果显示并非如此。

当我给库尔特做检查的时候，他运动机能亢进的问题显而易见。他无法控制手臂和颈部的颤动，而且看上去很痛苦。我审查了他的实验室检查结果，大部分均无收获。他做过亨廷顿氏舞蹈症（Huntington's disease）和威尔逊氏肝细胞雀斑性退化病（Wilson's disease）的检查。亨廷顿氏舞蹈症是一种遗传性疾病，据知会在年轻人身上引起相同的运动异常。威尔逊氏肝细胞雀斑性退化病是一种铜代谢紊乱，也与运动异常有关联。所有这些检查的结果都是否定的。然而，在做麸质过敏的血液检查中显示，某些抗体的水平有些过高，暗示出关键所在。我向库尔特和他的母亲解释说，确定麸质过敏并非引起库尔特运动异常的原因，这一点极为重要。我向他们介绍了无麸质饮食方面的信息。

几星期后我接到了库尔特的母亲打来的电话。毫无意外，他的母亲说他的震颤减少了。鉴于这一进展，他决定继续无麸质饮食，在大约过了 6 个月之后，运动异常的症状完全消失了。在这名年轻人身上发生的变化令人惊叹，尤其是当你想到人生的转变竟然是简简单单的膳食改变带来的巨大影响时。

我们刚刚开始看到医学文献记录中有库尔特这样的运动异常与麸质过敏之间的联系，还有我这样的医生确定了运动异常并用无麸质饮食完全缓和了运动异常，而患者无其他确定病因的几个病历。不过遗憾的是，大多数主流医生没有留意这种运动异常的饮食解释，也没有注意最新的报道。

这些例子并非极个别的例外，它们反映出了我所见证过的许多患者的相同之处。他们来找我看病时主诉的病情各不相同，但是都有一个相同的线索：麸质过敏。我认为麸质是一种现代的毒药，研究在吸引着我这样的医生观察并重新审视有关脑部功能失调和疾病的整体情况。好消息是现在知道了这一共性，这意味着我们能够在某些情况下用一个简单的处方治疗范围广泛的一系列疾病：从饮食中清除麸质。

走进任何一家健康食品店和一家普通的杂货商店，你肯定会为那里出售的"无麸质"产品而感到吃惊。在过去的几年中，无麸质产品的销售量暴增；据最新统计，这个行业在 2011 年斩获了 63 亿美元而且在继续增长。

从早餐麦片到沙拉酱，这样的副产品如今已做好了准备，以便从不断加入无麸质饮食的大军身上攫取利润。为什么大肆宣传呢？

毫无疑问，媒体的关注起到了作用。在一篇 2011 年的雅虎体育网站（Yahoo! Sports）文章中写道："诺瓦克·德约科维奇的无麸质新饮食是他赢得胜利背后的原因吗？"继而又写道，"也许是简单的过敏测试带来了网球史上最具压倒性的比赛。"

但是除了这一位运动员突现神技之外，科学界对麸质过敏有什么看法呢？如果一个人"麸质过敏"，那么会怎么样呢？它与乳糜泻有何不同呢？麸质有什么害处？它不是一直都是人们生活的一部分吗？还有，我所说的"现代谷物"到底是什么意思？下面让我们一起来看一看吧。

麸质中的胶

麸质的英文是 gluten，这个词在拉丁语里是胶（glue）的意思。它是一种复合的蛋白质，作为黏合物质把谷物磨成的粉黏在一起，这其中包括饼干、烘焙食品以及比萨面团。当你把蓬松的松饼、松软的面包卷送入口中，把比萨面团拉伸好送入烤炉的时候，你应该感谢麸质。事实上，如今的大多数柔软、有嚼劲的面包产品所具有的黏性都多亏了麸质。麸质在发酵过程中起关键作用，在小麦粉和酵母混合后使面包"发"起来。要得到一个主要由麸质构成的球，只需要把小麦面粉和水混合，在手中揉捏成一个面团，然后用水冲洗掉淀粉和纤维成分。最后留在你手中的是一团黏性蛋白混合物。

大多数美国人消耗的麸质是小麦中的麸质，不过许多种谷物中都存在麸质，包括黑麦、大麦、斯佩耳特小麦（spelt）、硬质小麦（kamut）以及碎干什锦谷片（bulgar）。麸质是这个星球上最常见的食品添加剂之一，不仅用在加工食品中，也用在个人护理用品中。作为一种可靠的稳定剂，麸质有助于奶酪延展和人造奶油保持顺滑的质地，而且可以防止酱料和酱汁结块。丰盈护发素和浓密睫毛膏也多亏了麸质。人们对麸质过敏就像对其他蛋白质过敏一样。不过，我们还是先仔细探究一下问题的细节吧。

麸质不是一种单一的分子；它其实由两大类蛋白质组成——麦谷蛋白（glutenin）和麦胶蛋白（gliadin）。一个人可能对其中任何一类的蛋白质过敏。麦胶蛋白由 12 种不同的较小的单位构成，**其中任何一种**都可能引起过敏反应导致炎症。

当我与病人谈到麸质过敏的时候，他们说的第一件事情是，"嗯，我没有乳糜泻，我检查过了！"我尽最大努力解释乳糜泻与麸质过敏之间有巨大的差别。我的目标是传达一个概念——乳糜泻，别名口炎性腹泻（sprue），是麸质过敏的一种极端表现。乳糜泻是对谷物产生过敏反应时引起的损害，特别是对小肠的损害。它是人对麸质产生的最严重的反应。虽然，许多专家估计每 200 人中有 1 人患有乳糜泻，但是保守的数字或许接近 1/30，因为许多人没有被确诊出来患有此病。有 1/4 的人由于遗传因素而易患此病。北欧人的后裔特别容易受到影响。此外，人们会携带轻度不耐受麸质的基因，从而在很大程度上提高了麸质过敏的可能。乳糜泻不仅仅对肠道不利。而且一旦这种疾病的基因被触发，麸质过敏将是终生问题，能够影响皮肤和黏膜，还会引起嘴上长水疱。[3]

除了引发像是乳糜泻这样的自身免疫性疾病的极端反应之外，理解麸质过敏的关键还有，即便小肠幸免，它也会影响身体之中的**每一个器官**。因此，即使一个人没有患严格意义上的乳糜泻，如果这个人对麸质过敏，那么他的身体的其他部分，包括大脑在内，都会处在巨大的风险之中。

这有助于理解食物过敏整体上通常就是一种免疫系统的反应。如果身体缺乏恰当的酶来消化食物的成分，那么也会发生食物过敏。就麸质而言，其"黏"性干扰营养分解和吸收。正如你想象的那样，消化不良的食物在你的肠道中留下糊状的残渣。这会拉响警报，让免疫系统立即采取行动，最终导致对小肠内膜发动攻击。那些出现症状的人抱怨腹痛、恶心、腹泻、便秘、肠道不适。然而有些人，没有经历明显的肠胃不适，但是他们身体的其他部分仍然可能遭受无声的攻击，比如神经系统。请记住，当身体对食物出现负面反应时，会送出炎症信使分子把食物颗粒标记为敌人，以此来试图控制损害。这反过来又让免疫系统继续送出炎症化学物质，还有杀伤细胞（killer cells），以争取彻底清除敌人。这个过程往往伤害我们的身体组织，导致肠道受损，形成一种叫作"肠漏症"（leaky gut）的疾病。一旦你患上了肠漏症，那么将来你会非常易于对更多的食物过敏。而且，炎症的攻击也会使你有患上免疫系统疾病的风险。[4]

如你已知的那样，炎症是许多种脑部功能失调的根本原因，在免疫系统对人体内的一种物质产生反应的时候被引发。当免疫系统的抗体接触到它所过敏的蛋白质或者抗原的时候，炎症级联反应被引发，大量释放出一种叫作细胞因子的有害的化学物质。特别是，麸质过敏由对抗构成麸质的麦胶蛋白而升高的抗体水平引发。当抗体与这一蛋白质结合的时候（产生一种抗麦胶蛋白抗体），身体免疫系统的一类特殊的免疫细胞中特定的基因被激活。一旦这些基因被激活，炎症因子（inflammatory cytokine）聚集起来，并且攻击大脑。细胞因子对大脑的敌对性很强，会损害其中的组织并且使大脑易于功能失调和患上疾病，尤其是在这种攻击持续不断的情况下更是如此。抗麦胶蛋白抗体的另一个问题是，它们能够直接与大脑中特定的蛋白质结合。这种特定的蛋白质是在大脑中发现的，看起来像是在含麸质的食物中发现的麦胶蛋白。然而，抗麦胶蛋白抗体无法分辨两者的区别。这一点在数十年前就有人阐述过，而且这会继而导致形成更多的炎症细胞因子。[5]

有鉴于此，也就难怪在阿尔茨海默症、帕金森病、多发性硬化症甚至自闭症患者身上观察到高水平的细胞因子了。[6]〔研究甚至表明被误诊为肌萎缩性侧索硬化症（amyotrophic lateral sclerosis），又称为葛雷克氏症（Lou Gehrig's disease）的人只是对麸质过敏，从饮食中清除麸质即可消除症状。[7]〕英格兰谢菲尔德（Sheffield）皇家海莱姆医院（Royal Hallamshire Hospital）的马里奥斯·哈德杰瓦斯林（Marios Hadjivassiliou）教授是麸质过敏与大脑领域中最受尊敬的研究者。他在 1996 年发表于《柳叶刀》（*The Lancet*）上的文章中写道，"我们的数据显示，原因不明的神经系统疾病患者普遍有麸质过敏，这可能有病因学上的意义。"[8]

　　在我这样每天与"原因不明"的脑部功能失调疑难杂症打交道的人看来，考虑到据估计 99% 的免疫系统对麸质有负面反应的人对此一无所知，哈德杰瓦斯林医生的话令人警醒。哈德杰瓦斯林医生在文章中接着写道，"麸质过敏可能是主要的，有的时候是排他性的，一种神经系统疾病。"换言之，**麸质过敏的人可能没有任何肠胃问题却有大脑功能的问题**。出于这个原因，他给有无法解释的神经系统失调疾病的所有病人都做麸质过敏检查。哈德杰瓦斯林医生和他的同事在 2002 年《神经病学、神经外科学与精神病学杂志》（*Journal of Neurology, Neurosurgery, and Psychiatry*）上一篇题为《麸质过敏作为一种神经系统疾病》（Gluten Sensitivity as a Neurological Illness）的文章中写道，"人们花了 2000 年的时间来明白一种在进化过程晚期（大概 1 万年前）进入人类饮食的常见的膳食蛋白质能够使人类生病，不仅仅是在肠道中而且还有皮肤和神经系统中。麸质过敏在神经系统上千变万化的表现可能与肠道无关，因此神经学家必须熟悉这一疾病的常见神经系统表现和诊断方法。"[9]除此之外，这篇文章总结了结论中的发现，即重申了早先论文中提到的观点："麸质过敏最好定义为一种遗传上易感人群的增强的免疫反应。这一定义没有提到与肠道有关。以前麸质过敏主要被看作一种小肠疾病，这是一个历史性的误解。"

几个世纪以来的乳糜泻简史

虽然医学文献对麸质过敏与神经系统疾病的相关性的关注少得可怜，但是我们可以在人类积累的知识中追溯到数千年前当麸质还不是词汇中的一部分的时候。原来证据早就存在了。只是在很久之前我们无法将其记录下来而已。事实上，我们能够最终确认乳糜泻（再次强调一下，乳糜泻是人对麸质的最强烈反应）与神经系统疾病之间的相关性对我们都有影响，包括那些没有乳糜泻的人。对乳糜泻患者的研究使我们能够清楚地看到悄无声息地隐藏了如此之久的麸质的真正危险。

乳糜泻看起来像是一种"新的疾病"，但是首次对这种疾病的描写是在公元 1 世纪。杰出的古希腊卡帕多西亚的医生阿雷特乌斯（Aretaeus）在一本医学教科书中写到了这种疾病，这本书中还写了许多种病症——比如癫痫、头痛、眩晕和瘫痪这样的神经系统异常。阿雷特乌斯也是第一个用"celiac"这个词的人，这个词在希腊语中是腹腔的意思。他是这样描述这种疾病的："……胃是消化器官，辛苦地进行消化工作，当腹泻缠上病人……如果除此之外，病人的常规系统由于身体虚脱而衰弱，就此形成了这种慢性腹腔疾病"。[10]

在 17 世纪，"sprue"（口炎性腹泻）这个词被引入了英语中。它源自荷兰语中的"sprouw"一词，意思是慢性腹泻——乳糜泻的典型症状之一。英国的儿科医生塞缪尔 J. 吉（Samuel J. Gee）是首先认识到饮食在控制乳糜泻患者病情中的重要性的人之一。作为现代医学中的首次，他于 1887 年在伦敦的一家医院所作的一次演讲中描述了这种疾病，"如果患者能被治愈，那么一定是用调整饮食的方式治愈的。"

然而，当时没有人可以确切地指出哪种成分是罪魁祸首，因此为了寻找治愈方法而提出的改变饮食的建议很不靠谱。例如，塞缪尔 J. 吉医生建议禁止吃水果和蔬菜，这倒不会引起什么问题，但是允许吃切成薄片的烤面包。他对治愈的一名儿童感触颇深："每天吃一夸脱[⊖]最好的荷兰贻贝"，但是这名儿童的病情在产贻贝的季节结束后再度恶化了（或许这名儿童又开始吃烤面包了）。在美国，首次针对这种疾病的讨论发表于 1908 年。那一年，克里斯蒂安·赫脱（Christian Herter）医生写了一本关于儿童乳糜泻的书。克里斯蒂安·赫脱医生将这种疾病称为"肠道幼稚病"（intestinal infantilism）。如同之前已有的记录那样，他写到这些儿童发育不良，并且加上了他们对脂肪的耐受比对碳水化合物的耐受好的记录。然后，1924年，一名美国儿科医生西德尼 V. 哈斯（Sidney V. Haas），在报告中写到了香蕉食疗法的积极作用。（显然，香蕉并不是病情改善的原因，而是香蕉食疗法碰巧排除了麸质。）

　　虽然难以想象这样的饮食经历时间的考验，但是在乳糜泻真正的病因被确认之前，这样的饮食一直在流行着。这样又过了几十年，直到 19 世纪 40 年代，荷兰儿科医生威廉·卡雷尔·迪克（Willem Karel Dicke）将这种疾病与小麦粉关联了起来。那时候，碳水化合物整体上受到怀疑已有一段时间，但是直到做了特别针对小麦的因果观察之后，我们才看到这之间的直接相关性。那么它是如何被发现的呢？在 1944 年荷兰饥荒期间，面包和麦粉稀缺，威廉·卡雷尔·迪克医生注意到儿童患乳糜泻的死亡率急剧下降——从 35% 多降到了几乎为 0。威廉·卡雷尔·迪克医生还在报告中写到，有小麦可吃之后，死亡率又提高到了之前的水平。最终在 1952年，包括威廉·卡雷尔·迪克医生在内的英格兰伯明翰的一队医生，在检查手术患者的肠黏膜样本的时候将小麦蛋白与乳糜泻关联了起来。20 世纪六七十年代，小肠活体切片的引入确认了肠子是一个靶器官。（公平起见，

　　⊖　一夸脱约等于 1.136 升。——译者注

我应该说明一下，历史专家曾就威廉·卡雷尔·迪克医生在荷兰奇闻轶事般的观察是否完全正确发生过争论，有人认为对迪克医生来说，要在人们在又有小麦可吃之后，记录下这种病情的恶化，即使有可能也是极为困难的事情。但是这些争论的人并没有驳斥确认小麦是罪魁祸首的重要性——他们只是强调小麦并非**唯一的罪魁祸首**的事实。）

　　那么我们什么时候开始注意到乳糜泻与神经系统的问题之间的关联性的呢？这个时间要再次追溯得比大多数人认为的早很久。一个多世纪以前，第一篇轶闻式的报告开始出现，后来贯穿20世纪各种医生的记录——乳糜泻患者也存在神经系统异常。然而，早先当神经系统疾病被发现与乳糜泻有关联的时候，神经系统疾病往往只是被视为肠道问题引起的营养缺乏的表现。换言之，医生们并不认为某种成分能不可避免地对神经系统造成严重破坏；他们认为乳糜泻本身影响肠道吸收营养和维生素，导致营养缺乏继而引发神经损伤甚至认知障碍之类的神经系统疾病。他们无法理解这其中炎症的作用，当时的医疗知识资料库中还没有这一内容。1937年，《内科学纪要》发表了梅奥诊所（Mayo Clinic）首篇评论乳糜泻患者与神经系统有关的文章，不过即使那时的研究也没能准确地描述这其中真正的级联反应。他们将对大脑的影响归因于主要是由于肠道未能正常地消化和吸收营养物质而导致的"电解质耗竭"。[11]

　　要想理解并彻底解释对麸质过敏与大脑之间的联系，我们需要更先进的技术，更不用提还需要我们对炎症途径的作用的理解了。但是我们的观点转变确实引起了一片哗然，而且是在不算太久之前。2006年，梅奥诊所再次在《神经病学年鉴》（*Archives of Neurology*）上发表了一份报告，内容是乳糜泻和认知障碍，不过这一次的结论极具颠覆性："从发生时间和相对高的发生频率上看，乳糜泻与共济失调和周边神经病变之间存在普遍的相关性。因此在渐进的认知障碍和乳糜泻之间可能存在联系。"[12] 共济失调是无法控制随意肌肉运动以及无法保持平衡，最常由大脑功能失调引起；周边神经病变是一种表达神经损伤的高级说法。它包含的失调范围颇为广泛，其中有大脑和脊髓外的神经损伤，也就是周边神经损伤，从而导致麻木、无力或者疼痛。

在这一特定的研究中，研究者们研究了 13 名乳糜泻症状发作或者失调恶化在两年之中表现出渐进认知功能下降的患者。这些患者由于脑部障碍而寻求医疗帮助的常见原因是失忆、混乱模糊以及性格改变。医生通过小肠活体切片来确认所有的乳糜泻病例；任何其认知功能下降有可能被归结为其他原因的人都被排除在研究外。在研究中有一点变得清晰了，从而立即推翻了之前的想法，那就是认知功能下降不应归因于营养缺乏。此外，他们注意到患者相对年轻，不应患上痴呆症（认知障碍迹象出现的中位数年龄是 64 岁，范围为 45 ~ 79 岁）。据媒体报道，根据梅奥诊所的肠胃病学家和研究调查员约瑟夫·默里（Joseph Murray）医生的研究，"之前有大量关于乳糜泻与周边神经病变之类的神经系统问题的文献……或者身体平衡的问题，但是这种程度的脑部问题——我们在此发现的认知程度下降——之前还没有被认识到。我没有预料到会有如此多的乳糜泻患者认知功能下降。"

约瑟夫·默里理所当然地继续写道，这些患者的疾病不大可能反映了一种"偶然的联系"。鉴于在乳糜泻症状开始或者恶化与认知功能下降在两年之中的关联，这是随机事件的可能性非常小。或许在这一研究中最惊人的发现是，几名采用了无麸质饮食的患者在认知功能下降方面得到了"显著的改善"。当他们彻底从饮食中清除麸质之后，3 名患者的智能水平得到了改善或者进入了稳定状态，这使研究人员强调他们发现了认知障碍的可逆性。这是一个巨大的发现。为什么呢？没有几种痴呆症是好治疗的，因此如果我们能够在痴呆症出现之前终止或者（在某些情况下）逆转问题的发展，那么当人出现认知功能下降时，确认其是否有乳糜泻，应该成为例行检查。此外，这种发现进一步反驳了乳糜泻与认知功能下降之间的联系是偶然的。当被问到这种联系背后的科学原因时，约瑟夫·默里提到了炎症因子——这些导致脑部问题的炎症化学信使的潜在影响。

我还想要指出这一研究中的另外一点。当研究人员给这些患者做脑部扫描的时候，他们发现大脑白质的明显变化很容易与多发性硬化症，甚至小中风相混淆。这是我一直让诊断为多发性硬化症的患者做麸质过敏检查的原因；在许多情况下，我发现患者的脑部变化其实与多发性硬化症完全无关，而可能是由于麸质过敏。对他们来说很幸运的是，无麸质饮食可以逆转他们的病情。

整体情况

在本章的开头，我讨论了一名原本被诊断患有"肌张力障碍"的运动异常的年轻人。他无法控制他的肌肉协调，导致全身剧烈痉挛，无法正常生活。虽然神经系统疾病或者药物的副作用往往是这种情况的原因，但是我相信许多肌张力障碍和其他运动异常只是由于麸质过敏。在我的病人的情况中，我们一旦将麸质从他的饮食中剔除，他的震颤和痉挛抽搐戛然而止。其他的运动异常，比如我之前提到的共济失调、肌阵挛以及某些形式的癫痫也经常被误诊——它们被认为是神经系统问题而非简单的麸质过敏。我有几名癫痫病人，他们做过风险很高的手术并且依赖每天服药来控制癫痫发作，而经过简单的饮食改变，他们的癫痫再也没有发作过。

哈德杰瓦斯林医生也给头痛患者做过类似的检查，并记录了麸质过敏引起的显著异常。即使是未经专业培训的外行人也能够轻易地看出巨大的影响。请看一个例子，如图 2-1 和图 2-2 所示。

10 多年来，哈德杰瓦斯林医生一再表明无麸质饮食能够彻底改变麸质过敏患者的头痛。在 2010 年《柳叶刀：神经病学》（*The Lancet Neurology*）上的一篇评论中，他吹响了我们要改变对麸质过敏的看法的号角。[13]

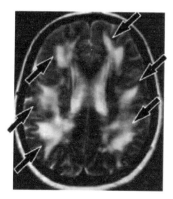 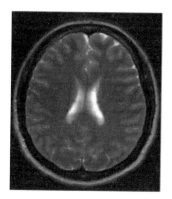

图 2-1　麸质过敏的大脑　　　　　　　图 2-2　正常的大脑

大脑磁共振成像图像显示左图中与麸质过敏和头痛相关联的白质的严重改变（箭头指向的部分）与正常的大脑的比较（右图）

对于他和他的同事来说，没有什么比把有关似乎不可见的谷物过敏与脑功能障碍之间的联系散播出去更至关重要的了。我对此十分赞同。哈德杰瓦斯林医生对有明显认知缺陷迹象的患者的情况进行了记录，他记录下的麸质过敏，还有患者的康复，都无可否认。

我们已经讨论过，在这些我们获得的关于乳糜泻的新信息中最重要的是，它不只累及消化道。我甚至会说麸质过敏总是会影响大脑。神经生物学家阿里斯托·沃伊德尼（Aristo Vojdani）博士，是在谷物过敏方面发表过大量文章的一名同仁，他声称西方人口中麸质过敏的发病率可能高达 30%。[14] 而且，由于大多数乳糜泻病例在临床上未被发现，现在认识到了这一疾病的普遍程度比 20 年之前估计的高 20 倍。

让我们一起看一下新西兰的儿童肠胃疾病和过敏专科医院（The Children's Gastroenterology and Allergy Clinic）的罗德尼·福特（Rodney Ford）医生在 2009 年的一篇题为"麸质综合征：一种神经系统疾病"的文章。[15] 麸质的根本问题是它"干扰身体的神经网络……麸质与病人的神经系统伤害有关联，无论是否出现了乳糜泻的迹象。"他补充道，"迹象表明神经系统是麸质损害的首要部分，"而后他大胆地得出结论，"由于麸质的作用而导致的神经网络伤害十分广泛。据估计 10 个人之中至少有 1 人受麸质的影响，这对健康的影响巨大。了解麸质综合征对世界人民的健康十分重要。"

　　虽然你可能并不像乳糜泻患者那样对麸质过敏，但是我出于一个良好的理由已经给了你充实的数据：它显示出从神经系统的角度看，我们可能都对麸质过敏。我们只是还不知道而已，因为没有激起无声的神经系统和大脑深处问题的外部迹象或者线索。请记住，每一种失调和疾病从核心本质而言都是炎症。当我们让引发炎症反应的东西进入身体的时候，我们就使自己陷入了错综复杂的健康危机之中，从像头痛和脑雾这样的慢性日常不适到抑郁症和阿尔茨海默症之类的严重疾病。我们甚至可以将麸质过敏与一些最神秘的大脑疾病关联起来，比如让医生们困惑了数千年的精神分裂症、癫痫、抑郁症、躁郁症，以及近年来的自闭症和注意缺陷多动障碍。

　　我将会在本书后面的章节中讲到这些内容。现在，我希望你大致了解问题的范围，充分理解麸质不仅对正常的大脑有影响，对易感的异常大脑也有影响。也请记住，我们每一个在基因型（DNA）和表型（基因在其所处的环境中如何表达自身）上都是独一无二的。不加约束的炎症在我身上可能导致肥胖症和心脏病，同样的条件在你身上可能转变成自身免疫失调。

　　再一次，因为乳糜泻反映了一种极端的情况，所以看看乳糜泻文献资料会有一些帮助；它使我们能够确定失调过程的模式，无论患有乳糜泻这一模式是否影响所有吃麸质的人。例如，多项研究表明乳糜泻患者产生的自由基有显著增加，在他们身上显示出了自由基对他们的脂肪、蛋白质甚至 DNA 的损害。[16] 更严重的是，由于免疫系统对麸质的反应，他们还失去了在体内产生抗氧化物质的能力。尤其是，他们的谷胱甘肽（Glutathione）水平降低了，这是一种大脑中的重要的抗氧化物质，还有血液中的维生素 E、视黄醇（retinol）和维生素 C——这些都是抑制身体的自由基的关键因素。这就好像麸质的存在使免疫系统无法正常运转，以致无法全力支持身体自然防御系统。我的问题是，如果麸质过敏能够危害免疫系统，那么它还给别的什么打开了大门呢？

研究还显示免疫系统对麸质的反应导致信号分子被激活，这会引发炎症，更重要的是诱导出了环氧化酶 -2（COX-2 enzyme），这种酶可以使炎症化学物质的产生增加。[17] 如果你熟悉西乐葆（Celebrex）、布洛芬或者阿司匹林这样的药物，你就已经与环氧化酶 -2 相熟了。它负责体内的炎症和疼痛。这些药物可以有效地阻止环氧化酶 -2 的作用，从而减轻炎症。在乳糜泻患者中还观察到了另一种叫作肿瘤坏死因子 α（TNF alpha）的炎症分子。这种细胞因子升高是阿尔茨海默症和其他所有神经退化性疾病的标志之一。**要旨：麸质过敏——无论是否有乳糜泻——会增加炎症细胞因子的产生，这些炎症细胞因子是神经退化性疾病的核心因素。**此外，没有哪个器官比大脑对炎症的危害作用更易感。它是人体上最活跃的器官，却缺少防弹保护屏障。虽然，血脑屏障作为守门人不让某些分子通过血液进入大脑，但是并非是一个万无一失的系统。许多物质偷偷穿过这道关口，引起不良作用。（在本书的后面，我将会谈到关于这些炎症分子的更具体的细节，以及如何利用食物的力量与之抗衡。）

是确立"麸质过敏"含义新标准的时候了。麸质所带来的问题比任何人想象的都更严重，而且麸质对社会的影响比我们估计的也更深远。

现代食品中的麸质供过于求

如果麸质的危害这么大，那么我们怎么会吃麸质还生存到现在呢？

简单的回答是，我们与最早想出来如何种植和研磨小麦的祖先吃的不是同一种麸质。我们今天所吃的谷物与 1 万年之前进入我们的食谱的谷物相去甚远。自从 17 世纪格里格·孟德尔（Gregor Mendel）在其著名的研究中描述不同的植物杂交以获得新品种以来，我们越来越擅于在谷物里通过混合、匹配不同的种类来创造见所未见的后代。我们的基因组成和生理机能自祖先的时代起没有多大的改变，然而在过去的 50 年中我们的食物链迅速地彻底改变了。现代食物生产，包括基因生物工程，使我们能够种植出麸质含量比几十年前高 **40 倍**的谷物。[18] 无论这是有意提高产量，或是为了迎合人的味觉，还是这两种原因兼有，我们无从知晓。但是有一点我们很清楚：现代含麸质的谷物比以前任何时候的谷物都更容易使人上瘾。

如果你曾在吃下一块百吉饼、烤饼、甜甜圈或牛角面包后感到一股愉悦，那么这并非是你想象出来的，人人皆是如此。自从上世纪 70 年代后期，我们就已经知道，在胃中分解的麸质会变成一种多肽混合物，这种混合物能穿过脑部的血脑屏障。一旦它们获得准入，就会与大脑的吗啡受体结合产生一种愉悦的感觉。这与鸦片类药物结合的受体相同。两者结合会产生虽然上瘾但是令人愉悦的作用。最初发现这一活动的科学家克里斯蒂娜·祖伊德罗（Christine Zioudrou）医生和她在美国国家健康研究所（National Institutes of Health）的同事，将这种损害大脑的多肽命名为外啡肽（exorphines），是外源性吗啡类化合物（exogenous morphine-like compounds）的简称，以区分身体自然产生的止痛剂内啡肽（endorphins）。[19] 外啡肽最有意思的一点是，纳洛酮（naloxone）和纳曲酮（naltrexone）之类的阻止鸦片作用的药物同样适用于它。能逆转像是海洛因、吗啡和羟考酮这种鸦片类药物作用的药物，同样适用于外啡肽。这也等于进一步确认了外啡肽对大脑的影响。威廉姆·戴维斯博士在他的著作《小麦肚子》中是这样描述这种现象的，"吃下小麦的大脑是这样的：消化产生的类似吗啡的化合物与大脑的吗啡受体结合。它引发一种奖励，一种轻度的精神快感。当这种作用被阻止或者没有产生外啡肽的食物的时候，有些人会有明显不愉悦的脱瘾的感觉。"[20]

鉴于我刚才的解释，食品制造商试着要让他们的产品中麸质的含量尽可能高还会令人奇怪吗？发现这么多的人对如今麸质含量极高的食品上瘾——不仅是给炎症添柴助焰，还助长了肥胖症的流行，还会吃惊吗？我想不会了。我们大多数人已经知道并且接受这样一个事实——糖和酒精具有让人感觉好，并且引诱我们去得到更多的特性。那么含有麸质的食物又如何呢？你的全麦面包和即食燕麦片呢？麸质能够改变我们的生物化学机制，深入到大脑的快乐和成瘾中心——这条信息非同一般，而且很吓人。如果食物真的像科学证明的那样能够改变大脑，那么这意味着我们需要重新思考如何给食物分类。

我看到人们吃下富含麸质的碳水化合物，就像是看到他们给自己倒了一杯汽油当饮料。麸质是我们这一代的烟草。不仅麸质过敏比我们料想的更为普遍——在一定程度上潜在地危害我们所有人而无人察觉——而且麸质藏身在你最不会怀疑的地方。它在调味品、佐料和鸡尾酒中，甚至隐身于化妆品、护手霜和冰激凌中。它藏在汤、甜味剂和大豆制品中，躲在我们的营养品和品牌药品里。"无麸质"这个词像"有机食品"和"纯天然食品"标签的趋势一样，在变得模糊、淡化。对于我来说，为什么无麸质饮食对身体有积极作用已不再是个谜题。

在过去的260万年的大部分时间里，我们的祖先的饮食由野味、时令蔬菜以及偶尔的浆果构成。正如我们在前面的章节中看到的，如今大多数人的饮食主要是谷物和碳水化合物，其中许多含有麸质。然而，我要指出的是，即使把麸质这个因素放在一旁，高比例的谷物和碳水化合物饮食危害巨大的主要原因之一是，它们提高血糖的方式与其他食物不同，比如肉类、鱼类、家禽以及蔬菜。

请回想一下之前讲过的内容，高血糖的食物会导致胰腺释放出大量胰岛素，以便把糖运送到细胞中。血糖越高，胰腺分泌的胰岛素必须也越多，以便处理这些糖。随着胰岛素增高，细胞变得对胰岛素信号越来越不敏感。基本上，细胞听不到胰岛素发出的讯息。胰腺会怎么做呢？就像是人一样，如果别人听不到你的声音，你会提高声音。胰腺也是这样做的，它分泌更多的胰岛素，制造出一种危及生命的前馈过程。较高水平的胰岛素导致细胞对胰岛素信号的反应更弱，胰腺为了降低血糖加班工作，进一步提高胰岛素的分泌量，仍是为了保持正常的血糖。虽然血糖正常，但是胰岛素水平一直在升高。

由于细胞抵抗胰岛素信号，我们使用胰岛素抵抗这个词来描述这种情况。随着这种情况的发展，胰腺最终将胰岛素分泌量提到最高，不过仍是不够。这时，细胞失去了对胰岛素信号产生反应的能力，终于血糖开始升高，导致了 2 型糖尿病。这个系统从根本上崩溃了，现在需要外援（例如，糖尿病药物）来维持身体的血糖平衡。请记住，有慢性高血糖的人未必一定是糖尿病患者。

当我给医学界的人士做讲座的时候，我最喜欢的事情之一是展示一副有 4 种常见食物的照片：1）一片全麦面包，2）一块士力架，3）一茶匙纯白糖，以及 4）一根香蕉。然后，我让听众猜猜哪种食物对血糖水平的提升最大，或者说升糖指数（GI）最高。升糖指数是反映在吃下一种特定类型的食物后衡量血糖水平提升有多快的数值尺度法。升糖指数的范围是 0 ~ 100，数值越高说明食物引起血糖升高的速度越快。其参考点是纯的葡萄糖，其升糖指数为 100。

十次中有九次，人们会选错。答案并非是糖（升糖指数为 68），不是士力架（升糖指数为 55），也不是香蕉（升糖指数为 54）。答案是全麦面包，其升糖指数为惊人的 71，与白面包不相上下（认为全麦面包比白面包好的想法到此为止了）。小麦提升血糖的效果比食糖更明显，这一点我们30多年之前就已经知道了。然而，不知何故我们仍认为这不可能。这似乎与直觉不符。但是，这是事实。几乎没有食物能像小麦这样让血糖突然提升这么高。

需要重点注意的是，麸质过敏不仅是现在被加工食品包围的人们过度接触麸质的后果，还是过量的糖和促炎性食物带来的结果。我们还可以举例证实环境毒素的影响。环境毒素能够改变我们的基因表达，以及是否开始释放出免疫信号。麸质、糖、促炎性食物以及环境毒素，这些因素结合起来在体内掀起轩然大波，特别是对于大脑。

无论是否有麸质，任何一种食物激起生物风暴，都会对我们的健康产生危害。我们必须就大脑健康提出另一个至关重要的问题：**碳水化合物，即使是"好的碳水化合物"也在夺取我们的生命吗？**毕竟，碳水化合物常常是这些有害成分的主要来源。有关血糖平衡、麸质过敏和炎症的讨论都应该围绕着碳水化合物对身体和大脑的影响展开。在下一章中，我们将讨论再推进一步，看看碳水化合物如何从整体上提高神经系统失调的风险因素。这通常是以我们的大脑的真正爱人——脂肪为代价。当消耗大量碳水化合物的时候，我们会减少脂肪的摄入。而脂肪恰恰是维持大脑健康的重要成分。

麸质过敏的迹象

确定你是否对麸质过敏的最好方式是进行检查。遗憾的是，传统的血液检查和小肠活体切片不如能够确认麸质抗体的较先进的检查和基因检测准确。下面列出的是与麸质过敏有关联的症状和疾病。即使你没有下列症状和疾病，我也请你一定去做一次技术最先进的检测：

消化系统紊乱（胀气、腹胀、腹泻、便秘、绞痛等）	嗜糖
	骨痛 / 骨质缺乏 / 骨质疏松症
肠易激综合征	心脏病
食物吸收不良	焦虑
恶心 / 呕吐	抑郁症
生长迟缓	注意缺陷多动障碍
荨麻疹 / 皮疹	不孕不育
脑雾	流产
神经系统障碍（痴呆症、阿尔茨海默症、精神分裂症等）	偏头痛
	自闭症
惊厥 / 癫痫	酗酒
共济失调、失去平衡	癌症
经常生病	帕金森氏病
胸痛	肌萎缩性侧索硬化症
乳糖不耐受	
自身免疫性疾病〔糖尿病、桥本甲状腺炎（Hashimoto thyroiditis）、类风湿性关节炎，仅举几例〕	

麸质警察 [21]

以下的谷物和淀粉中含有麸质：

小麦	大麦
小麦胚芽	小麦片
黑麦	库斯库斯⊖

⊖　英文名 Couscous，一种外观类似小米的硬质粗麦。——译者注

淀粉	粗粒小麦粉
全麦面粉	斯佩耳特小麦
卡姆小麦	小黑麦
无酵饼	

下面是不含麸质的谷物和淀粉：

苋菜籽	藜麦
竹芋	大米
荞麦	高粱
玉米	大豆
小米	木薯
土豆	画眉草

下列食物往往含有麸质：

麦芽 / 麦芽调味品	仿蟹肉、腊肉等
汤	素蛋粉
浓缩肉汤	塔博勒色拉
冷盘	香肠
炸薯条（通常会在冷冻前撒上面粉）	植脂末
	炸蔬菜 / 天妇罗
加工过的奶酪（例如，Velveeta牌的奶酪）	卤
	腌泡汁
蛋黄酱	罐装烤豆
番茄酱	加工过的谷物麦片
麦芽醋	预配好的巧克力牛奶
酱油和照烧酱	掺入面包的食品
沙拉酱	水果馅料和布丁

热狗	蓝纹奶酪
冰激凌	伏特加酒
根汁汽水	冰镇果酒饮料
能量棒	肉丸、肉饼
什锦杂果	圣餐饼
糖浆	素汉堡
面筋	烤坚果
麦草	啤酒
即时热饮料	燕麦（除非有无麸质认证）
调味咖啡和茶	燕麦麸皮（除非有无麸质认证）

以下是麸质的其他各种来源：

洗发水	药品
化妆品	非不干胶的邮票和信封
唇膏、润唇膏	维生素和营养品（请查看标签）
培乐多彩泥	

以下成分常常是麸质的代号：

燕麦（Avena sativa）	植物鞘氨醇提取物（phytosphing-osine extract）
环糊精（Cyclodextrin）	
糊精（Dextrin）	裸麦（黑麦）（Secale cereale）
发酵的谷物提取物（fermented grain extract）	小麦（Triticum aestivum）
	小麦胚芽（Triticum vulgare）
栽培二棱大麦（Hordeum distichon）	生育酚/维生素 E（tocopherol/vitamin E）
大麦（Hordeum vulgare）	酵母提取物（yeast extract）
水解液（hydrolysate）	天然调味料（natural flavoring）
水解麦芽提取物（hydrolyzed malt extract）	糙米糖浆（Brown Rice Syrup）
	食品用改性淀粉（modified food starch）
水解植物蛋白（hydrolyzed vegetable protein）	水解植物蛋白（vegetable protein, HVP）
	水解大豆蛋白（soy protein）
麦芽糊精（maltodextrin）	焦糖色（caramel color）

第 3 章

爱吃甜食的人和厌恶脂肪的人请注意

关于大脑的真正敌人和爱人的惊人真相

> 没有哪种饮食方法能够把你体内的脂肪全部减掉，因为大脑里全是脂肪。
> 没有了大脑，你可能看起来还不错，不过你能做的就只有参加公职竞选了。
>
> ——萧伯纳（George Bernard Shaw）

在一些我做过的最显著的案例研究中，人们通过从饮食中完全剔除麸质，并重拾对脂肪的热爱来取代碳水化合物，从而转变了他们的生活和健康状况。我观察到这一简单的饮食改变消除了抑郁症，缓解了慢性疲劳，逆转了 2 型糖尿病，赶走了强迫行为，以及治愈了从脑雾到躁郁症的许多神经系统疾病。

但是除了麸质之外，整体上碳水化合物对大脑健康的影响远不止于此。麸质并不是唯一的坏人。为了把身体的生物化学机制转变为燃烧脂肪（包括"最顽固的"脂肪），驯服炎症，以及防止疾病和脑部功能障碍，你需要考虑等式中的另一个重要部分：碳水化合物 vs 脂肪。在这一章中，我将带你探查为什么低碳水化合物和高脂肪的饮食才是人体从根本上渴望和需要的。我还会解释为什么摄入过量的碳水化合物，即便是不含麸质的碳水化合物，也与吃富含麸质的食物一样有害。

讽刺的是，自从我们把营养"科学化"以来，我们的健康状况反而下降了。对于饮食的决策，已经从文化和传承的习惯转变为根据短视的营养理论计算出来的饮食选择，却很少首先考虑一下人类是如何进化成为现代人的。而且，我们也不能忘记其中商业利益的因素。你认为高碳水化合物的早餐麦片真的考虑到你的健康了吗？

　　食品行业中最赚钱的类别之一就是麦片。它是为数不多的能够把低价的原料（例如，加工过的谷物）转变成昂贵商品的行业。例如，坐落在明尼亚波利斯（Minneapolis）的通用磨坊公司（General Mills）的研发部门，被称为谷物研究所（Institute of Cereal Technology）。这个研究所是数百名科学家的驻地。他们的唯一目标就是研发出能定高价，并且保质期长、味道上佳的麦片新产品。[1]

请回顾一下过去短短几十年的经历。你见证过无数种理念，都是关于你应该摄入什么才能加速新陈代谢的，结果后来明白了反过来可能才是正确的。以鸡蛋为例。鸡蛋先是被认为有益于健康；然后又被认为对健康不利，理由是鸡蛋含有饱和脂肪酸；接下来你为以下这条信息感到十分困惑，"要确定鸡蛋对健康的积极作用尚需更多佐证。"我知道这不公平。这种干扰不绝于耳，难怪人们总是感到困惑和沮丧。

本章应该会给你带来惊喜。我将把你从一生都在尝试避免吃脂肪和胆固醇中拯救出来，并且向你证明这些美味的成分能支持大脑的首要功能。人类进化出对脂肪的偏好是有充分原因的：脂肪是我们大脑的秘密爱人。但是在近几十年中，脂肪被当作一种不健康的营养源而妖魔化了。我们很遗憾地成了厌恶脂肪、热爱碳水化合物的一群人（当我们吃进大量碳水化合物的时候，会自动减少对健康脂肪的摄取）。广告、减肥中心、杂货店以及流行的书籍都在标榜这样一种理念：我们应该在人类可能的范围内尽量采用低脂肪或者近乎无脂肪、低胆固醇的饮食方式。确实，有几种脂肪与健康问题相关联，没人能否认健康威胁与商业改性脂肪和油脂有直接关系。有充分的科学证据支持反式脂肪酸有毒性，而且与慢性疾病有明显的关联。然而，有个信息被遗漏了，它很简单：我们的身体在摄入"好的脂肪"和胆固醇时健康茁壮，而我们在吃进大量的碳水化合物，即使是无麸质的碳水化合物、全谷和高纤维素的时候，身体却运转不良。

　　有趣的是，人类饮食对碳水化合物的需求其实为零；我们能够在碳水化合物量最低的条件下生存。肝脏能够合成我们所需的碳水化合物。但是我们无法长期不摄入脂肪。遗憾的是，我们大多数人将吃下脂肪与长出脂肪等同了。在现实中，肥胖症及其代谢结果几乎与饮食中摄入的脂肪毫无关系，而与我们对碳水化合物的上瘾有密切的关系。对于胆固醇而言也一样：吃下高胆固醇的食物对我们实际的胆固醇水平没有影响，所谓的高胆固醇与患心脏病的风险较高相关是绝对的谬论。

肥胖的基因与流行的科学

　　在本书所讲的所有内容之中，我希望你认真理解的是以下这一点：尊重你的基因组。脂肪——而非碳水化合物——是人类新陈代谢首选的燃料，而且在人类进化中一直如此。在过去的 200 万年里，我们一直吃的是高脂肪饮食。只是在 1 万年之前农业出现的时候，我们的食物供应中才出现了丰富的碳水化合物。我们仍有狩猎人 - 采集者基因组，在食物丰富的时期，它使我们变胖，这是一种节俭的方式。1962 年，遗传学家詹姆斯·尼尔（James Neel）首次描述了节俭基因假说，以有助于解释为什么 2 型糖尿病有如此强大的基因基础，而且自然选择又偏爱这种负面的影响。根据这一理论，使某个人易患糖尿病的基因——"节俭基因"，从历史上看是有利的。它们有助于在有食物的时候快速增肥，因为食物长期缺乏是无法避免的事情。但是现代社会改变了我们获取食物的方式，虽然节俭基因仍活跃，但是我们不再需要它们了，因为节俭基因是为在现代社会中永远不会出现的饥荒做准备的。人们相信，节俭基因也是与糖尿病有紧密联系的肥胖症盛行的原因。

基因组改变才能使我们适应这种巨大的饮食改变，从而让节俭基因忽略"储存脂肪"的指令。遗憾的是，需要 4 万至 7 万年的时间才能使基因组产生显著的改变。我们中有些人愿意相信我们受到促进脂肪的增长和储存的基因的折磨，因此很难减肥和保持体重，真相是我们都携带着"肥胖基因"。它是我们人类身体的一部分，而且在人类存在的大部分时间里，这一基因使我们能赖以生存。

我们的祖先与碳水化合物没有意义重大的接触，或许除了夏末时节果实成熟的时候。有趣的是，这种碳水化合物有增加脂肪合成和储存的倾向，所以我们才能度过食物和能量匮乏的冬季。然而，现在我们一年 365 天向身体发出增加脂肪合成和储存的信号。通过科学，我们正在逐渐了解由此带来的后果。

我在第 1 章中提到过弗雷明汉心脏研究。这项研究的参与者接受了认知功能下降的测试，总胆固醇水平与认知表现之间的线性关系得到了确认，而这只是冰山一角。在 2012 年的秋季，《阿尔茨海默症杂志》(*Journal of Alzheimer's Disease*) 发表了一篇梅奥诊所的研究，揭示了摄入大量碳水化合物的老年人患轻度认知障碍（MCI）的风险高于一般摄入量的老年人将近 4 倍，一般认为轻度认知障碍是阿尔茨海默症的前兆。轻度认知障碍的症状包括在记忆、语言、思维以及判断方面出现问题。这项研究发现那些饮食中健康脂肪处于最高水平的人患认知障碍的可能性减少了 42%；从像是鸡肉、猪肉和鱼这样的健康来源中摄入蛋白质最多的人们患认知障碍的风险则降低了 21%。[2]

　　早些时候的研究检测了饮食与痴呆症风险的模式，揭示了类似的发现。一项最早将阿尔茨海默症患者大脑与健康大脑中脂肪含量的不同真正地进行对比的研究发表于 1998 年。[3] 在这个解剖研究中，荷兰的研究人员发现，相对于控制组，阿尔茨海默症患者脑脊液中脂肪显著减少，胆固醇和游离脂肪酸也明显减少，无论阿尔茨海默症患者是否具有被称为"apoE-4"的有缺陷的基因（这种基因会使人容易患上阿尔茨海默症）。

　　在 2007 年，《神经病学》（*Neurology*）杂志发表了一项研究，检查了 8000 多名大脑功能完全正常的 65 岁及以上的参与者，并且跟踪研究了 4 年，在 4 年的时间中 280 人患上了某种痴呆症（其中大多数被确诊为阿尔茨海默症）。[4] 这些研究人员的目标是确认参与者的饮食习惯，特别是在家用餐时对鱼类的消耗水平。鱼类含有很多欧米伽 -3 脂肪酸。对于从不吃鱼的人，患痴呆症的风险在 4 年研究跟踪期中增加了 37%。对于那些每天吃鱼的人，其风险降低了 44%。经常吃黄油的人患痴呆症或者阿尔茨海默症的风险没有明显变化。但是经常吃富含欧米伽 -3 脂肪酸的油脂，比如橄榄油、亚麻籽油以及核桃油的人患上痴呆症的可能性比那些不经常吃这些油脂的人低了 60%。研究人员还发现经常吃富含欧米伽 -6 脂肪酸的食用油（在美国人的饮食中很典型），而非富含欧米伽 -3 脂肪酸的食用油的人患上痴呆症的风险是不吃富含欧米伽 -6 脂肪酸的食用油的人的两倍。（关于这种油脂的详细信息见以下栏目。）

　　有趣的是，这份报告显示其实食用富含欧米伽 -3 脂肪酸的油脂可以抵消富含欧米伽 -6 脂肪酸的油脂的不利影响，并告诫人们在没有欧米伽 -3 脂肪酸保护的情况下慎食欧米伽 -6 脂肪酸。这个结果十分令人震惊，而且这一信息很有价值。

让人眼花缭乱的各种欧米伽脂肪酸：哪些对健康有利呢

近来，我们听到了很多关于欧米伽 -3 脂肪酸和欧米伽 -6 脂肪酸的信息。总体而言，欧米伽 -6 脂肪酸落在了"有害的脂肪"的类别内；欧米伽 -6 脂肪酸会以某种方式促发炎症，食用这种脂肪较多与脑部功能失调有关，这一点有证据可循。遗憾的是，美国人的饮食中欧米伽 -6 脂肪酸的比例极高，在许多种类的植物油中都含有欧米伽 -6 脂肪酸，包括红花籽油、玉米油、转基因芥子油、葵花籽油以及大豆油，它们代表了美国人饮食中首要的油脂来源。根据人类学研究，我们的狩猎人 – 采集者祖先所摄入的欧米伽 -6 脂肪酸和欧米伽 -3 脂肪酸的比例大约是 1：1。[5] 如今，我们摄入的欧米伽 -6 脂肪酸比进化常规高 10 ～ 25 倍，健康又益脑的欧米伽 -3 脂肪酸的摄入量极大地降低了（有些专家认为我们对欧米伽 -3 脂肪酸的摄入是人类大脑增长 3 倍的原因。）表 3-1 中列出了各种植物油和食物中欧米伽 -6 脂肪酸和欧米伽 -3 脂肪酸的含量。

表　3-1

油	欧米伽 -6 脂肪酸含量（%）	欧米伽 -3 脂肪酸含量（%）
红花籽油	75	0
葵花籽油	65	0
玉米油	54	0
棉籽油	50	0
芝麻油	42	0
花生油	32	0
大豆油	51	7
转基因芥子油	20	9
核桃油	52	10
亚麻籽油	14	57
鱼	0	100

海鲜是欧米伽 -3 脂肪酸的上佳来源，甚至像是黄牛肉、羊肉、鹿肉以及水牛肉这样的肉类中都含有这种绝妙的油脂。但是请注意：如果动物的饲料是谷物（通常为玉米和大豆），那么它们的食物中欧米伽 -3 脂肪酸会不足，它们的肉也会缺乏这些重要的营养。因此，提倡吃草饲牛肉和野生的鱼。

除了痴呆症之外，其他精神系统的问题与低脂肪摄入和胆固醇水平也有关联。最近美国国家健康研究所发表了一份报道，研究人员将老年人的记忆力功能与胆固醇水平进行了比较。他们发现没有患痴呆症的人如果胆固醇水平较高，那么其记忆力功能更好。这份报告的结论简明扼要地写道："高胆固醇与较好的记忆力功能有相关性。"在随后的讨论中，研究人员表示："人的寿命有可能超过 85 岁，特别是胆固醇高的那些人可能更为健壮。"[6]

帕金森氏病与较低水平的胆固醇也有密切的相关性。2006 年，荷兰的研究人员在《美国流行病学期刊》（*American Journal of Epidemiology*）上发表了一篇文章。这篇文章表明了"血清总胆固醇水平较高与帕金森氏病风险显著降低之间有联系。"[7]事实上，发表在 2008 年《行动失调》（*Movement Disorders*）杂志上的一篇更近的研究文章显示，据估计低密度脂蛋白（也就是所谓的"坏的胆固醇"）最低的人患帕金森氏病的可能性会增加 350%！[8]

请回忆一下，我在第 1 章中提到过低密度脂蛋白是一种载体蛋白，不一定有害。低密度脂蛋白在大脑中的基本作用是捕获赋予人生命的胆固醇，然后将其运送到执行极为重要功能的神经元中。正如我们现在所知道的，当胆固醇水平低的时候，大脑运行不良，其结果是患神经系统疾病的风险显著提高。但是，请注意以下警告：一旦低密度脂蛋白分子受到自由基的损害，那么它给大脑运送胆固醇的能力将大打折扣。氧化会损害低密度脂蛋白的功能，除此之外糖也能够与低密度脂蛋白结合并加速其氧化，从而使其功能失常。在这种情况下，低密度脂蛋白无法再进入负责滋养神经元的星形胶质细胞中。在过去的 10 年中，新的研究显示，氧化型低密度脂蛋白是动脉粥样硬化发展的关键因素。因此，我们应该尽一切努力降低低密度脂蛋白氧化的风险，而不一定是降低低密度脂蛋白本身。毫无疑问，导致低密度脂蛋白氧化的主要因素是葡萄糖水平较高；低密度脂蛋白在糖分子存在的环境中被氧化的可能性高很多，因为糖分子会与之结合从而改变低密度脂蛋白的形状。糖化的蛋白质，是蛋白质与糖分子之间反应的产物。与非糖化的蛋白质相比，糖化的蛋白质与形成的自由基增加 50 倍有关联。低密度脂蛋白并非敌人。碳水化合物在饮食中较多会产生氧化型低密度脂蛋白，并增加动脉粥样硬化的风险，这时问题就出现了。此外，当低密度脂蛋白变成糖基化的分子，它就无法将胆固醇运送到脑细胞中，继而大脑功能发生障碍。

　　不知何故，我们被误导了，认为饮食中的脂肪会使体内的胆固醇升高，这反过来又提高了我们患心脏病和中风的风险。虽然研究人员 19 年前证明了并非如此，但是这一想法仍在流行。1994 年，《美国医学会杂志》（*The Journal of the American Medical Association*）发布了一项测试，其内容是将胆固醇高的老年人（高于 240 毫克 / 分升）与胆固醇水平正常（低于 200 毫克 / 分升）的老年人进行对比。[9] 在 4 年中，耶鲁大学的研究人员测量了近 1000 名参与者的胆固醇和高密度脂蛋白水平；他们还跟踪了心脏病和不稳定型心绞痛（unstable angina）患者的住院情况，还有心脏病和任何其他原因导致的死亡率。结果发现这两组人之间并无差异。总胆固醇低的人与总胆固醇高的人患心脏病和死亡的可能性一样高。对多个大规模研究的综述照常无法发现胆固醇水平与心脏病之间的相关性。[10] 这样的研究越来越多，这激励了参与弗雷明汉心脏研究的乔治·曼（George Mann）医生继续记录道：

　　　　"饮食心脏假说表示脂肪或者胆固醇摄入量高会引发心脏病，这一说法已经一再地被证实是错误的。然而，出于荣誉、利益和偏见的复杂原因，这一假说仍在被科学家、融资企业、食品公司甚至政府机构利用。公众被 20 世纪最大的健康骗局欺骗了。"[11]

如果我们降低胆固醇水平，那么我们可能会活得更长、更健康。没有什么比这个错误观念更离谱的了。在极负盛名的医学杂志《柳叶刀》近期的一篇报告中，荷兰的研究人员研究了 724 名平均年龄 89 岁的老年人，并跟踪了他们 10 年的时间。[12] 研究人员的发现非同凡响。在研究期间，642 名参与者死亡。总胆固醇水平每增加 39%，相应的死亡风险降低 15%。在这项研究中，胆固醇水平高的组与胆固醇水平低的组在冠心病的死亡风险上毫无差别，当你考虑到服用降低胆固醇的强效药物的老年人的数量时，这一点真是不可思议。此外还发现老年人的其他常见死因与较低的胆固醇水平明显相关。这份研究的作者写道，"在参与者中，总胆固醇水平最高的组中，癌症和感染造成的死亡明显比其他组更低，这在很大程度上解释了这一组别的总死亡率较低的原因。"事实上，在比较胆固醇水平最低和最高的组别时，你会发现胆固醇水平最高的组的死亡风险在研究期间令人难以置信地降低了 48%。高胆固醇水平能够延长寿命。

或许在胆固醇对整个神经系统的积极影响方面所做过的最非同寻常的一项研究是一篇 2008 年发表在《神经病学》杂志上的文章。这项研究描述了高胆固醇是肌萎缩侧索硬化症的一个保护因素。[13] 对于肌萎缩侧索硬化症，我们没有有效的医疗手段。在我的行医生涯中，我每天面对这种毁灭性的疾病。这种疾病从发作起 2～5 年内导致死亡。美国食品和药物管理局（FDA）批准了一种药物——力如太（Rilutek）。这种药物最多可以延长患者的生命 3 个月左右。但是它十分昂贵而且对肝脏有毒害，因此大多数患者拒绝使用这种药物。然而，法国的研究者发现，与正常控制组对比，胆固醇高很多的人比胆固醇水平较低的人平均多活了 1 年时间。正如研究报告的作者所述，"高血脂（胆固醇水平高）是肌萎缩侧索硬化症患者生存的重要预测因素。这一发现突出了营养干预在疾病发展中的重要性，并在使用降脂药物治疗病人时给我们敲响了警钟。"

就像电视购物节目中常说的，"不过请等一下，还有没告诉你的呢！"脂肪这个话题不可能仅限于大脑健康上。在科学文献中有关脂肪和心脏健康的资料很多，但是不在你认为的语境中。2010 年，《美国营养期刊》（*American Journal of Nutrition*）发表了一篇惊人的研究，揭露了关于脂肪（特别是饱和脂肪酸）以及心脏病的都市传说。[14] 该研究是对做过的21 份医学报告的回顾。这些医学研究涉及 34 万个对象，研究跟踪时间为 5 ~ 23 年。这篇文章总结道，"饱和脂肪酸摄入与冠心病、中风或者心血管疾病之间并无相关性。"事实上，在对摄入饱和脂肪酸最高和最低的两个群体的对比中，摄入饱和脂肪酸最高的群体患心脏病的风险反倒低19%。作者还写道，"我们的研究表明在论文发表中存在偏倚，有显著相关性的研究更容易被发表。"作者暗示如果研究得出的结论更为学术界所熟悉（例如，脂肪导致心脏病），还有更受制药行业巨头的青睐，那么就更容易被刊发。我们的健康有赖于饱和脂肪酸，这才是真相。迈克尔·葛（Michael Gurr）博士是《脂类生物化学：导论》（*Lipid Biochemistry: An Introduction*）的作者。他在书中写道，"无论是什么导致了冠心病，饱和脂肪酸摄入量高都不会是主要原因。"[15]

在《美国营养期刊》的一篇后续报告中，营养领域全世界顶级的研究人员所组成的专家小组明确地表示，"目前，饱和脂肪酸摄取与这些结果（肥胖、心血管疾病，还有癌症和骨质疏松症的发病率）之间没有明显的相关性。"研究人员继续写道，研究方向应该转向"由肥胖症和体能活动不足（physical inactivity）所反映出的胰岛素抵抗与碳水化合物的质量和数量之间的生物作用。"[16]

在介绍更多有关脂肪益处的研究之前，特别是富含胆固醇的食物的益处之前，让我们考虑一下我们是怎么拒绝供养大脑健康和保持我们精力旺盛、活力持久的食物的。这要简要地了解一下饮食中的脂肪和心脏健康之间的关系，不过这也直接与大脑健康相关。

历史点滴

如果你和大多数美国人一样，你在生活中吃下的人造黄油比黄油还多，当你倒掉一盘子红肉、鸡蛋和奶酪，转向标着"低脂""无脂"或"无胆固醇"的商品时，感觉自己很了不起，我不会因此责怪你。我们都是同一个社会中的成员。这是一个依赖"专家"告诉我们什么是好、什么是坏的社会。在过去的几代人中，我们对人类健康的理解发生了历史性的转变，关于什么会让我们生病或容易生病，也有了关键性的发现。事实上，20世纪的到来标志着美国人的生活由技术和药物而引发的巨大转变的开始。在短短几十年的时间中，我们使抗生素、疫苗和公共卫生服务随处可得。极大地降低平均寿命的常见儿童疾病消失了，或者至少处在可控范围内了。更多人进入城市，抛下了原本依靠土地的生活方式。我们所受的教育程度更高，知道的更多，甚至也更复杂，但是也更容易在许多事情上被没有完全明晰和证实的信息愚弄和欺骗。例如，你可能不记得了，医生曾经赞成吸烟。然而，在饮食的世界中同样的事情在更不易察觉的范围中仍然存在，而且令人难过的是，其中许多事情延续到了现在。

1900年，典型的城市居民每天大约消耗2900卡路里热量，其中40%来自等量的饱和与不饱和脂肪酸。（农村的居民在农场里生活和工作，或许消耗的卡路里更多。）他们的饮食由黄油、鸡蛋、肉类、谷物以及时令水果和蔬菜组成。只有极少的美国人体重超重，常见的三大死因是肺炎、肺结核以及腹泻和肠炎。

仍是在 20 世纪到来之际，美国农业部开始跟踪食物的趋势，记录美国人对于不同类型脂肪消耗量的转变。人们开始用植物油代替黄油，这一转变促使食品生产商利用氢化过程制造出类似于黄油的硬化油。到了1950 年，我们从每年消耗 18 磅[⊖]黄油和将近 3 磅植物油，变成了 10 磅多黄油和 10 磅多植物油，而且人造黄油在我们的饮食中迅速占领了一席之地：在 19 世纪和 20 世纪之交的时候，人造黄油的人均年消耗量只有 2 磅，在 20 世纪中期的时候增长到了 8 磅左右。

虽然 19 世纪中期就已有油脂假说（Lipid Hypotheis），但是直到 20 世纪中期科学家才开始尝试将油脂丰富的饮食与动脉脂肪堆积互相关联起来，因为那时冠状动脉病导致的死亡数量开始攀升了。根据这一假说，饱和动物脂肪会使血液中的胆固醇水平上升，并导致胆固醇和其他脂肪在动脉中形成斑块。为了鼓吹这一假说，明尼苏达大学的健康研究员安瑟尔·凯斯（Ancel Keys）表示在饮食中脂肪的卡路里数与 7 个国家心脏病死亡人数之间显示出了近乎直线的相关性。（他忽略了不符合这一模式的国家，其中包括人们吃大量脂肪但是没有患上心脏病的许多国家，以及人们的饮食中脂肪含量低却有致命的心脏病高发病率的国家。）在日本，人们的饮食中只有 10%的卡路里来自脂肪，却显现出极低的冠状动脉病死亡率——低于每 1000 人中 1 人。而在美国，人们的冠状动脉病死亡率最高，每 1000 人中有 7 人死亡，其卡路里中的 40% 来自脂肪。¹⁷ 从表面来看，这些模式直指脂肪不利于健康，脂肪引起了心脏病，但那时的科学家不知道这些数字有失公允。

然而，这一错误的想法大行其道，其后数十年研究员孜孜不倦地寻找更多证据，其中包括弗雷明汉心脏研究发现胆固醇高的人被诊断为冠状动脉病并死于冠状动脉病的可能性更高。1956 年，美国心脏协会（American Heart Association）开始推广一种称为"谨慎饮食"（Prudent Diet）的饮食方

⊖　1 磅约等于 0.45 公斤，18 磅约等于 8.16 公斤。——译者注

式。这种饮食方式号召人们用人造黄油、玉米油、鸡肉和免煮谷类食品代替黄油、猪油、蛋类和牛肉。到了 20 世纪 70 年代，油脂假说已经被人们广为接受了。这一假说的核心是坚持声称胆固醇引起冠状动脉病。

这理所当然地促使政府采取行动，导致了 1977 年参议院营养与人类需要专责委员会发布了"美国饮食目标"（Dietary Goals for the United States）。如你料想的一样，这些目标旨在降低脂肪摄入和避免高胆固醇的食物。"堵塞血管"的饱和脂肪酸被认定不利于健康。因此应减少饮食中的肉类、牛奶、黄油、奶酪以及椰子油和棕榈油之类的热带油脂。这一观点也为数十亿美元的降血脂药品行业铺平了道路。与此同时，健康权威机构开始建议人们用碳水化合物和加工过的多不饱和脂肪酸植物油（包括大豆油、玉米油、棉籽油、转基因芥子油、花生油、红花籽油和葵花籽油）代替那时被认定为不利于健康的脂肪。20 世纪 90 年代，快餐店紧随其后将煎炸食物用的牛油和棕榈油换成了部分氢化植物油（反式脂肪酸）。尽管美国农业部后来把膳食指南从金字塔形改成了碟形，但是仍旧传递出"脂肪不利于健康"和"碳水化合物有利于健康"的讯息。事实上，这一新的"碟形"根本没有突出脂肪的地位，使大众对脂肪在健康饮食中的作用以及哪种脂肪有利于健康十分迷惑。[18]

心脏外科医生和华盛顿大学外科学教授唐纳德 W. 米勒（Donald W. Miller）博士 2010 年在其题为"低碳水化合物、高饱和脂肪酸饮食的健康益处"（Health Benefits of a Low-Carbohydrate, High-Saturated-Fat Diet）的文章中完美地阐明了这一点："低脂肪、高碳水化合物饮食 60 年的统治将要终结。当饮食中过量的碳水化合物对健康的不利影响更加广为人知，并且饱和脂肪对健康的益处更为人们所了解的时候，就是低脂肪、高碳水化合物饮食的末日。"[19] 尽管反对油脂假说的研究报告的数量比支持它的还多，但是油脂假说依然主宰了心血管领域几十年。在过去的 30 年，没有一篇确凿地论证了"低脂肪、低胆固醇饮食"可以降低血清胆固醇、防止或者降低心脏病发作或者死亡率的文章发表。我们甚至可以追溯到 1968 年，都没有发现断然澄清低脂肪饮食是理想饮食方式理念的研究。那一年，国际动脉粥样硬化研究计划（International Atherosclerosis Project）检查了 14 个国家的 22 000 具尸体，发现无论人们是摄入大量富含脂肪的肉类食品还是以素食为主都没有关系，世界各处人们的动脉斑块发生率并无二致，在那些心脏病发病率高和几乎没有人患心脏病的国家中都一样。[20] 这意味着，动脉壁增厚是无法避免的衰老过程，这不一定与临床心脏病有关联。

如果摄入饱和脂肪酸不会引起心脏病，那么是什么引起了心脏病呢？现在我们从大脑的角度来了解一下情况，然后回到心脏的问题上。你很快就能够明白引起肥胖和脑部疾病的根源是什么。

碳水化合物、糖尿病和脑部疾病

正如我已经阐述过的那样，谷物和碳水化合物引起大脑炎症的方式之一是通过血糖激增，这对大脑有直接的消极影响，这种影响反过来启动炎症级联反应，这涉及神经递质的科学知识。神经递质是主要的情绪和大脑调节器，当血糖上升时，会立刻耗损神经递质血清素、肾上腺素、去甲肾上腺素、伽马氨基丁酸和多巴胺。与此同时，制造神经递质（和其他数百种物质）所需的维生素 B 群被用尽，镁元素的水平下降，这一不足使神经系统和肝脏陷入困境。此外，高血糖引发了一种叫作'糖化作用'的反应。我们在下一章中将详述这一内容。用最简单的话来说，糖化作用是一个生物过程，在这一过程中葡萄糖、蛋白质和某些脂肪混杂在一起，使身体组织和细胞变得僵硬，并失去弹性，其中也包括大脑组织和脑细胞。具体而言，糖分子和脑蛋白结合产生致命的新结构，这比其他任何因素对大脑退化和功能的影响都大。大脑对葡萄糖的糖化破坏作用极易感，而且当麸质之类强大的抗原参与时情况更糟，破坏的速度更快。用神经学术语来说，糖化作用能够促使关键的脑组织萎缩。

除了甜饮料之外，以谷物为基础的食物占据了美国人饮食中碳水化合物的主体。当你把土豆、玉米、水果和大米之类的高碳水化合物食物加入其中时，美国人现在被称为"爱吃甜食的人"也就不奇怪了。代谢障碍和糖尿病在美国盛行也就是理所当然的事情了。

摄入高碳水化合物和糖尿病之间的关系明确而又深远，这一点已经有数据佐证。而且，1994 年当美国糖尿病协会（American Diabetes Association）建议美国人应该摄入占总卡路里 60% ~ 70% 的碳水化合物后，糖尿病发病率暴增。事实上，美国糖尿病的发病数量在 1997 ~ 2007 年之间增加了一倍。[21] 请看从 1980 年到 2011 年急速上升的斜线，在这期间被确诊为糖尿病的美国人翻了两倍还多，如图 3-1 所示。

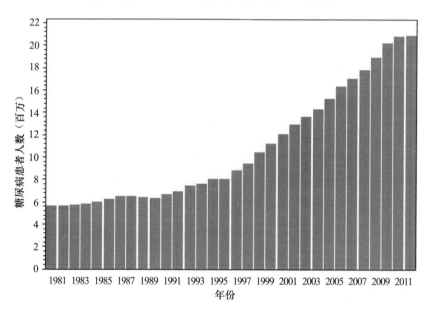

图　3-1

1992 年，美国政府认可了高碳水化合物、低脂肪的饮食方式。1994 年，美国糖尿病协会（American Diabetes Association）和美国心脏协会（American Heart Association）随后做出了相似的推荐。请注意在那之后，糖尿病和肥胖症的发病数量出现了急剧的上升。

如你所知，患糖尿病会使患阿尔茨海默症的风险翻倍，所以这一点意义重大。即使是血糖问题刚刚浮现的"糖尿病前期"也与大脑功能下降、大脑的记忆中枢萎缩以及阿尔茨海默症晚期的独立风险因素相关。

很难相信我们竟然没有早点儿知道糖尿病与痴呆症之间的相关性，但是把点连接起来还有进行得出这一结论所需的纵向研究确实需要很长时间。我们也用了很长时间才想明白由此引出的一个简单的问题：糖尿病是如何促成痴呆症的呢？首先，如果你有胰岛素抵抗，那么你的身体可能会无法分解一种蛋白质（"淀粉样蛋白"）。这种蛋白质会形成与脑部疾病相关的脑部斑块。其次，高血糖会导致危害身体健康的生物反应。在这一生物反应中会产生某种含氧的分子，从而损伤细胞并引发炎症，继而导致脑动脉（身体其他部分就更不用提了）硬化和变窄。这种情况被称为动脉粥样硬化。当脑组织由于阻塞和中风而死亡的时候，动脉粥样硬化会导致血管性痴呆。我们通常认为动脉粥样硬化影响心脏，但是大脑也同等地受到动脉壁变化的影响。回到 2004 年，澳大利亚研究人员在一篇评述文章中大胆地表明"现在的共识是，动脉粥样硬化代表的是一种以血管壁的脂质和蛋白质氧化为特点的加剧的氧化应激。"[22] 他们还指出这种氧化作用是对炎症的反应。

最令人不安的是 2011 年日本研究人员的发现。他们观察了 1000名年龄超过 60 岁的男性和女性，发现"患有糖尿病的人在 15 年内患上阿尔茨海默症的可能性是其他参与者的两倍。他们患上任意一种痴呆症的可能性也高 1.75 倍"。[23] 这一相关性即使在研究人员将数种其他与患糖尿病和痴呆症都有关系的因素（比如，年龄、性别、血压和体重指数）考虑在内后仍成立。现在这些日本的研究人员和其他研究人员在研究如何控制血糖和降低患 2 型糖尿病的风险因素，以及降低患痴呆症的可能性。

有关脂肪的事实：脂肪是大脑最好的朋友

要充分掌握碳水化合物的危害和脂肪的益处，先了解一些基本生物知识会有帮助。在人体中，膳食中的碳水化合物（包括糖和淀粉）被转化为葡萄糖。葡萄糖使胰腺向血液中释放出胰岛素。这一点你现在已经知道了。胰岛素把葡萄糖运送到细胞中，并且把葡萄糖以糖原的形式储存在肝脏和肌肉中。它还是人体的主要增肥催化剂，当肝脏和肌肉储存不下糖原的时候把葡萄糖转化为脂肪。碳水化合物，而不是膳食中的脂肪是体重增加的主要原因。（请思考一下：许多农场主为了使禽畜长膘而给它们喂食以玉米和谷物为主的碳水化合物。）这部分解释了为什么低碳水化合物饮食的主要健康作用之一就是减肥。此外，低碳水化合物饮食可降低糖尿病患者的血糖，提高胰岛素敏感性。事实上，用脂肪代替碳水化合物正在日益成为备受青睐的治疗 2 型糖尿病的方法。

饮食中一直富含碳水化合物会使你的胰岛素不断分泌，这会严重地限制（如果没有完全停止的话）身体的脂肪分解为燃料。你的身体对葡萄糖上瘾。由于胰岛素水平高，你可能会在耗尽葡萄糖后依然无法燃烧脂肪作为能量源。究其本质，身体由于以碳水化合物为基础的饮食方式而变得饥饿。这就是为什么许多肥胖人士在不断摄入碳水化合物的时候难以减肥的原因。他们的胰岛素水平把持着储存的脂肪不放。

现在让我们转而看一下脂肪。脂肪一直是人类营养的基本支柱。除了人类的大脑由 70% 以上的脂肪构成这一事实之外，脂肪还在调节免疫系统中起关键作用。简而言之，欧米伽 -3 脂肪酸和单不饱和脂肪酸（monounsaturated fats）这样的好脂肪酸减轻炎症，而加工好的食品中常见的改性氢化脂肪酸则会显著加剧炎症。某些维生素，尤其是维生素 A、维生素 D、维生素 E 和维生素 K 需要脂肪才能被人体有效吸收，这也就是为什么膳食中的脂肪对运送这些"脂溶性"维生素十分必要。因为这些维生素无法溶于水中，它们只能与脂肪结合后在小肠中被人体吸收。由于无法完全吸收这些极为重要的维生素而总是导致严重的维生素缺乏，而且缺乏这些重要的维生素与大脑疾病和许多其他疾病之间也有关联。例如，如果缺乏维生素 K，人体无法在受伤的时候形成血块，甚至会导致自发性的出血（想象如果脑中出现这样的问题会如何）。维生素 K 还与大脑健康和眼睛健康有关，它有助于降低老年痴呆症和黄斑变性（而且膳食中的脂肪对黄斑变性有益）。没有足够的维生素 A，大脑不会正常发育；会导致失明并且特别容易感染。缺乏维生素 D 已知与几种慢性疾病的易感性增高有关联，其中包括精神分裂症、阿尔茨海默病、帕金森氏病、抑郁症、季节性情感障碍以及数种 1 型糖尿病这样的自身免疫性疾病。

　　如果你遵从如今普遍的看法，那么你知道自己应该将总脂肪摄入限制在卡路里的 20% 之内（若为饱和脂肪则不超过 10%），但你也知道这很难做到。现在你可以松一口气了：这是有误导性的建议，而如果按照我的饮食方式你不必担心摄入的脂肪克数或者总体比例。不过，在人造黄油和加工过的食品中发现的合成的反式脂肪有害，而我们现在知道了鳄梨、橄榄和坚果中所含的单不饱和脂肪是健康的脂肪。我们也知道冷水鱼（例如三文鱼）和一些植物（例如亚麻籽油）中的多不饱和脂肪欧米伽 -3 脂肪酸被认为"有利于健康"。但是像是在肉类、蛋黄、奶酪和黄油中发现的天然的饱和脂肪酸又如何呢？如同我所面对的问题一样，饱和脂肪酸已是恶名昭彰。我们中的大多数人甚至没有问过为什么这些脂肪成了不健康的脂肪，我们只是假设传言的科学知识确实无误，或者我们错误地将这些脂肪与反式脂肪归为同一类了。但是我们需要饱和脂肪酸，我们的身体长久以来具备处理摄入天然来源的脂肪的能力——即使量大也无妨。

　　很少有人明白饱和脂肪在许多维持人体健康的生物化学平衡中起着极为重要的作用。如果你在婴儿时是吃母乳的，那么饱和脂肪是你的主食，因为母乳中 54% 的脂肪是饱和的。即使你的身体细胞也需要饱和脂肪；细胞膜中 50% 是由饱和脂肪酸构成的。你的肺、心脏、骨骼、肝脏和免疫系统也由饱和脂肪酸参与构成和执行功能。在你的肺中，一种特定的饱和脂肪酸——16-棕榈酸产生肺表面活性剂，减少表面张力，使你的肺泡（微小的气囊能够在你吸气的时候捕获氧，并将其吸收到血液中）能够张开。没有表面活性剂，你会无法呼吸，因为湿的肺泡表面会黏在一起，使肺无法张开。健康的肺部表面活性剂可以防止人患上哮喘和其他呼吸障碍疾病。

　　心脏肌肉细胞偏好一种饱和脂肪酸的滋养，而且骨骼需要饱和脂肪酸才能有效地吸收钙。在饱和脂肪的帮助下，你的肝脏清除脂肪并保护你不受毒素（包括酒精和药物中的成分）的危害。你的免疫系统的白细胞识别和杀灭入侵的细菌，对抗肿瘤的能力在一定程度上有赖于黄油和椰子油中的脂肪。你的内分泌系统也依赖于饱和脂肪酸来交流需要分泌某些激素的信息，这其中就包括胰岛素。而且在你吃饱的时候，饱和脂肪酸会协助你告诉大脑你已吃饱可以离开餐桌了。我并没有期待你能够记住这些生物知识。我提及这些的目的是强调饱和脂肪酸对人体的必要性。这些有利于健康的脂肪的来源列表（以及不利于健康的脂肪隐藏在哪些食物中），请参见49 页。

胆固醇的情况

　　如果你检测过胆固醇水平，你或许会将 HDL（高密度脂蛋白）和LDL（低密度脂蛋白）分为两个不同的类别——一个"好"，一个"坏"。我曾提到过人们过去对胆固醇有此分类。但是与你想的不同，它们不是两种不同的胆固醇。高密度脂蛋白和低密度脂蛋白反映的是胆固醇和脂肪的两种不同的容器，每种在人体中都有相应的作用。人体中还存在其他几种脂蛋白，比如 VLDL（极低密度脂蛋白）和 IDL（中密度脂蛋白）。正如我已经概括过的那样，无论哪一种胆固醇都不可怕，并不像别人告诉你的那样吓人。近期在胆固醇的生物价值特别是大脑健康方面的一些最著名的研究，引领我们看到了这些支离的部分如何拼凑在一起，构成一个连贯的整体。正如我们所见，科学家最近才发现患病的大脑中都严重缺乏脂肪和胆固醇，而且老年人总胆固醇水平高与延年益寿息息相关。[24] 大脑只占身体质量的 2%，但是含有 25% 的总胆固醇，用以维持大脑的功能和发展。胆固醇占到了大脑重量的 1/5！

胆固醇形成了包裹着细胞的细胞膜，维持细胞的细胞膜渗透性，并保持细胞"防水"，这样才能使不同的化学反应在细胞内和细胞外分别进行。我们事实上已经确切地知道在大脑中生长新的突触的能力取决于是否有可利用的胆固醇，它在其中的作用是把细胞膜栓锁在一起，这样信号能够轻易地跨越突触。胆固醇还是包裹神经元的髓鞘的关键组成部分，使信息能够迅速传递。无法传递信息的神经元毫无用处，只是废物——这是脑部疾病的特征。从本质上看，胆固醇是大脑正常交流和运转的引导者。

此外，胆固醇在大脑中还可以作为一种强大抗氧化成分。胆固醇保护大脑免受自由基的损害。胆固醇是雌激素和雄激素之类的重要的类固醇激素的前体，也是至关重要的脂溶性抗氧化剂维生素 D 的前体。维生素 D 也有强大的抗炎作用，并且有助于消除可能导致危及生命的疾病的传染性病原体。实际上，维生素 D 并非是一种维生素，而更像是一种体内的类固醇或者激素。鉴于维生素 D 直接由胆固醇形成，那么听到身患帕金森氏病、阿尔茨海默症和多发性硬化症之类的神经退行性疾病的人维生素 D 水平低也就没什么可吃惊的了。随着我们衰老，天然的胆固醇水平在体内升高。这并没有什么不好，因为随着逐渐衰老我们体内的自由基也在增加。胆固醇能够提供一定程度的保护，使人体免受自由基的损害。

除了大脑之外，胆固醇在人类健康和生理活动中也起到重要的作用。

胆囊分泌的胆盐是消化脂肪并且是吸收维生素 A、维生素 D 和维生素 K 之类的脂溶性维生素的根本要素，而胆盐就是胆固醇产生的。体内胆固醇水平低会使人消化脂肪的能力大打折扣。这还会破坏体内的电解质平衡，因为胆固醇有助于调节其中微妙的平衡。事实上，人体将胆固醇看作是一个重要的合作者，每个细胞都少不了它。

那么，这在饮食建议上有什么意义呢？多年来我们已被告知要多摄入"低胆固醇"食物，但事实上富含胆固醇的食品，比如鸡蛋非常有益，并且应被看作是"大脑必需的食品"。我们吃富含胆固醇的食物已经超过 200 多万年。如你所知，就大脑功能和健康而言真正的罪魁祸首是升糖指数高的食物——基本上也就是碳水化合物。

我不断驳斥的一个最普遍的理念是大脑偏好以葡萄糖为能量源。这与真相大相径庭。大脑可以很好地利用脂肪；脂肪被认为是大脑的"超级燃料"，这是为什么我们采用以脂肪为基础的饮食方式来治疗各种神经退行性疾病（见第 7 章，我详细地描述了大脑用脂肪作为燃料以及这对于健康和完美的饮食的意义）。

我特别侧重于脂肪和胆固醇的部分原因不仅仅是这些成分与大脑的健康息息相关，而且因为我们生活在一个将它们妖魔化得像是氰化物一样的社会里，庞大的制药行业靠公众的误解和一直以来的谎言来攫取利益，错误的信息有可能摧垮我们的身体。为了清楚地表明我的意思，请和我一起来看一下一个问题：他汀类药物的盛行。

他汀类药物的盛行以及与脑功能障碍的联系

我和许多同领域的同仁明白胆固醇对大脑有多么重要，因此我们有理由相信他汀类药物——医生开给病人用来降低胆固醇的热门药物——数百万的美国人服用此药，可能引起或者加重脑部功能失调和脑部疾病。

记忆功能障碍是他汀类药物已知的副作用。曾在美国国家航空航天局作为宇航员专职医生的杜安·格拉韦林（Duane Graveline）被人称为"太空医生"。他极力反对他汀类药物。他相信由于在一段时间内服用了他汀类药物导致他的总体记忆力下降了，从那时起他就开始收集世界各地人们服用他汀类药物后产生副作用的证据。如今，他已经就这一问题写就了 3 本著作，最著名的一本是《立普妥：记忆的盗贼》（*Lipitor: Thief of Memory*）。[25]

2012 年 2 月，美国食品药品监督管理局发布了一篇声明。声明中指出他汀类药物可能引起重要的认知方面的副作用，比如记忆力衰退和混淆。一项最近由美国医学协会这样的权威机构进行的研究发表在了 2012 年 1 月的《内科学纪要》上。这项研究表明服用他汀类药物的女性患糖尿病的风险令人吃惊地上升了 48%。[26] 如图 3-2 所示。

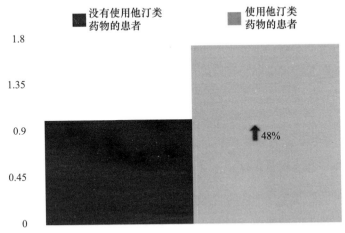

图 3-2　使用他汀类药物的女性患 2 型糖尿病的风险

这项研究涉及的人数众多——有超过 16 万绝经后的女性，这使得这项研究的重大意义和严重性难以被忽略。认识到 2 型糖尿病是阿尔茨海默症的重要风险因素，他汀类药物与认知功能下降或者认知功能障碍之间的相关性是可以理解的。

2009 年，麻省理工学院（MIT）计算机科学与人工智能实验室（Computer Science and Artificial Intelligence Laboratory）的高级研究员斯蒂芬妮·塞内夫（Stephanie Seneff）对药物和饮食对于健康和营养方面的影响产生了兴趣，写了一篇文章阐述为什么低脂肪饮食和他汀类药物可能导致阿尔茨海默症。[27] 在这篇文章中，她记载了我们对他汀类药物副作用的了解，并且给大脑受其所害的情况描绘了一幅骇人的景象。她还综合了最新的科学成果和其他领域专家的贡献。正如塞内夫博士所阐述的，他汀类药物促成脑部功能失调的主要原因之一是他汀类药物使肝脏制造胆固醇的能力受损。继而，血液中低密度脂蛋白的水平急剧下降。正如我之前所述，胆固醇在大脑中起极为重要的作用，能促成神经元之间的交流，并有助于大脑新细胞生长。讽刺的是，他汀类药物企业在广告中宣传其产品干预大脑和肝脏中胆固醇的产生。

爱荷华州州立大学（Iowa State University）的申银甄博士（Dr. Yeon-Kyun Shin）是胆固醇在神经网络中传递信息功能方面的著名权威专家。他在《科学日报》（*Science Daily*）记者的参访中坦率地讲道：[28]

> "如果你剥夺大脑的胆固醇，那么你直接影响了激发释放神经递质的机制。神经递质影响数据处理和记忆功能。换言之，影响你的智慧和记忆力。如果你尝试通过服用药物降低胆固醇，那么就等于是在攻击肝脏的胆固醇合成，药物还会进入大脑之中。然后药物降低大脑所必需的胆固醇的合成。我们的研究显示在胆固醇和神经递质释放之间有直接关联，而且我们准确地知道细胞内部所发生的事情的分子结构。胆固醇改变蛋白质的形状，刺激思维和记忆。"

2001 年研究者曾做过一次 2.6 万名使用他汀类药物的人患痴呆症的风险的研究。2009 年，一份对上述研究的补充更新评述表明他汀类药物并没有保护服药者免受阿尔茨海默症的危害，这与之前认为的结果相反。《科学日报》引用了该研究的主要作者伯纳黛特·麦吉尼斯（Bernadette McGuinness）的话，"这些试验包含了相当大的数目而且十分标准，结果显示他汀类药物使老年人有患血管疾病的风险，并不能防治痴呆症。"[29]当加州大学洛杉矶分校（UCLA）的研究员碧翠斯·戈洛姆（Beatrice Golomb）被问及对此有何评论时，碧翠斯·戈洛姆回答说，"考虑到他汀类药品是预防性药物，有相当多个体病例报告和系列病例。在这些病例之中，认知显然而且一再地受到了他汀类药物的负面影响。"[30]戈洛姆进一步补充道，各种各样的研究已经表明他汀类药物对认知的作用是负面的或者中立的，尚无试验表明有正面的结果。

他汀类药物除了对胆固醇有直接影响，还间接影响脂肪酸和抗氧化剂的供给。他汀类药物不仅仅会减少低密度脂蛋白颗粒中的胆固醇的量，而且会减少低密度脂蛋白颗粒的实际总体数量。除了减少胆固醇之外，他汀类药物还限制大脑可利用的脂肪酸和抗氧化物质的储存，这两种物质也以低密度脂蛋白颗粒为载体。大脑功能正常取决于所有这 3 种物质[31]（在后面的章节中，你会读到激发人体自身抗氧化物质自然产生的重要性）。

塞内夫博士精彩地表述了他汀类药物可能导致阿尔茨海默症的另一种方式，即降低细胞制造辅酶 Q10 的能力[32]。辅酶 Q10 是一种类似维生素的物质，存在于人体中各处，是一种重要的抗氧化物质，并且参与细胞能量的产生。因为辅酶 Q10 与胆固醇的代谢途径一样，所以辅酶 Q10 的合成也会受到他汀类药物的干扰，从而导致身体和大脑的辅酶 Q10 被剥夺。他汀类药物的部分副作用有：疲劳、气短、运动和平衡障碍、肌肉疼痛、虚弱和虚脱，这是由于肌肉中缺乏辅酶 Q10 和产生的能量不足造成的。极端的情况是，人体对他汀类药物产生严重的反应，使骨骼肌受到损害。缺乏辅酶Q10还与心力衰竭、高血压和帕金森氏病有关联。鉴于所有这些作用，我们自然会理解为什么辅酶Q10会被当作是阿尔茨海默症的实际治疗方法了。

最后，他汀类药物对维生素D有间接影响。人体在接收到日光中的紫外线照射时会用胆固醇制造出维生素D。事实上，如果你看一下维生素D的化学式，那么你会很难区分它与胆固醇的化学式；它们两者看起来极为相似。"如果低密度脂蛋白在人工干预下处于低水平，"塞内夫博士写道，"那么，一旦耗尽，身体将无法给皮肤再补给足够的胆固醇储存，这会导致维生素D不足。在美国这是一个普遍的问题。"[33] 缺乏维生素D不仅仅会使骨头变脆弱，极端情况下还会导致佝偻病；它与许多提高患痴呆症可能性的疾病有关联，比如糖尿病、抑郁症和心血管疾病。如果大脑不需要维生素D来正常运作和发展，那么在脑中就不会遍布维生素D的受体——事实正相反。

他汀类药物的益处值得怀疑，大多数研究没有找出他汀类药物保护身体免于疾病的证据。虽然大量的研究指出他汀类药物在降低冠心病死亡率上有积极作用，但是新的研究揭示这些结果与他汀类药物降低胆固醇的活动几乎没有关系，而更可能是其减轻炎症（疾病的主体）所带来的结果。但是这并不意味着服用他汀类药物的得失互相抵消。就某些方面而言，其负面影响太严重了。患心脏病可能性小，但是患其他疾病的风险高的人如果选择服用他汀类药物，那么会将自己置于不利之地。

20世纪90年代的研究揭示了使用他汀类药物和某些癌症的风险上升之间的关联，更不用提从消化问题到哮喘、阳痿、胰腺炎症以及肝脏损伤的一长串副作用了。[34] 一项发表在2010年1月《美国心脏病学杂志》（*American Journal of Cardiology*）上的试验发现，他汀类药物其实会提高死亡的风险。以色列的研究人员跟踪了300名被确诊为心力衰竭的成年人，平均跟踪时间为 3.7 年，某些病例长达 11.5 年。跟踪结果显示那些服用他汀类药物并且低密度脂蛋白水平最低的人死亡率最高。相反地，胆固醇水平高的人死亡率较低。[35]

碳水化合物而非胆固醇是如何引起高胆固醇的呢

如果你能够将碳水化合物限制在绝对必需的范围之内（详见第 10 章），并且用美味的脂肪和蛋白质补足，那么你就真的能够重新编码你出生时所设定的基因。这会赋予你敏捷的思维、轻松燃烧身体脂肪的能力。

明白这一点很重要：当你做完血液胆固醇检查后，其实你看到检查报告上的胆固醇数值中的 75% ~ 80% 是身体制造的，而非你所摄入的。事实上，富含胆固醇的食物会减少身体产生胆固醇。我们每天产生 2000 毫克胆固醇，因为我们不能缺了它。这一数量是膳食来源中胆固醇的好几倍。不过，尽管有这么不可思议的能力，从膳食来源中获取胆固醇仍至关重要。人体制造胆固醇是一个复杂的系列生化过程，好比向肝脏征税一样。相对于自身制造的胆固醇，我们的身体对"吃进来"的胆固醇更为钟爱。食物中的胆固醇如此重要，以至于身体有多少就吸收多少。

那么如果你限制胆固醇摄入会发生什么呢？现在许多人就是这么做的。身体会释放出危机警报（"饥荒"）。肝脏接收到这一信号，开始生产一种叫作羟甲基戊二酰辅酶 A（HMG-CoA）的酶。这种酶有助于用膳食中的碳水化合物生产超过所需的胆固醇。（他汀类药物瞄准的就是这种酶。）正如你可能预料到的一样，它在这之中就像个燃烧弹：在你为了降低胆固醇摄入而摄入过量碳水化合物的时候，你启动了身体持续惩罚性产生过量胆固醇的开关。终止这一内部疯狂反应的唯一方法是从饮食中摄入足够的胆固醇，不再摄入过量的碳水化合物。这解释了为什么来找我看病的"高胆固醇"患者在采用我推荐的饮食方式后，能够安全地把胆固醇水平降到正常值而无需药物，与此同时还能享用富含胆固醇的食物。

危险的"高胆固醇"存在吗

胆固醇在冠心病中最多也就是能起次要作用，而且也无法很好地预报心脏病发作的风险程度。一半以上因心脏病发作而住院的患者胆固醇水平在"正常"范围之内。极度降低胆固醇水平会神奇地并且显著地降低心脏病的风险的理念已经被彻底地明确驳倒了。目前，与心脏病发作有关的最重要的并且可以人为改变的因素是吸烟、过量饮酒、缺乏有氧运动、体重超重以及高碳水化合物的饮食。

因此，当我看到患者的胆固醇水平为 240 毫克 / 分升或者更高的时候，我几乎可以断定全科医生会给他们开出一份降低胆固醇药物的处方。这种想法和做法都不正确。正如讨论过的那样，胆固醇是人体生理机能中最重要的化学物质。它与大脑健康的关系十分密切。用来确定一个人的健康状态的最佳的实验室检查是糖化血红蛋白（hemoglobin A-1 C）检查，而非胆固醇水平。把高胆固醇看作是健康的重大威胁，即使真有其合理性的话，那么也是极少的。

一个好问题：哪些人饱受高胆固醇之苦？ 30 年之前，这个问题的答案是胆固醇水平超过 240 并且具有其他风险因素（比如，体重超重和吸烟）的人。这一定义在 1984 年的胆固醇共识会议（Cholesterol Consensus Conference）之后改变了。从那之后，这一定义改为了不管其他风险因素如何，胆固醇水平超过 200 的人。如今，这一标准已经降到了 180。如果你曾心脏病发作，那么你处于一个完全不同的类别中，你很可能会拿到一张降低胆固醇药物的处方，并且得到保持低脂肪饮食的忠告——无论你的胆固醇多么低。

性功能障碍：都跟大脑有关

好吧。胆固醇是好东西。不过，胆固醇不仅仅与大脑的智慧和未来的寿命有关，它还与生活中的一个重要的部分有关。严肃的健康书籍中通常不明确涉及这个部分。我说的是你的性生活。你的性生活如何呢？

虽然我是一名精神病学家，但是我的患者中有相当一部分人饱受性功能障碍的困扰，阳痿或者完全避免性生活或者依赖大量药物。你知道这类药片——在晚间新闻里看起来像是糖果，宣称可以彻底改变你的性生活。有性健康方面苦恼的患者显然不是特别出于这个原因才来找我看病的，不过当我在神经系统问题之外额外问及他们那方面的生活时，这是一个引人注意的问题。

简单讲一件趣事吧。一名 75 岁的退休工程师来找我看病。他主诉的不适各种各样，其中包括失眠和抑郁症。他在过去的 40 年中一直服用安眠药，在他预约来看病之前的两三个月中他的抑郁症更严重了。在我给他看病的时候，他在服用数种药物：抗抑郁药物、针对焦虑的药物以及针对勃起功能障碍的药物伟哥（Viagra）。我首先给他做了麸质过敏检查。他惊奇地发现自己的检查结果中竟然尽是呈阳性的结果。他同意采用无麸质、高脂肪的饮食方式，然后我们在大约 1 个月后在电话中交流了情况。他告诉我一个重大的好消息：他的抑郁症已经有所改善，在和妻子亲密的时候他不再需要服用伟哥了。他向我表达了诚挚的谢意。

几乎每个人都赞同性与大脑活动绝对有关的说法。它是一种与情绪、冲动和思想有深层关系的行为，不过它与激素和血液中的化学物质也有必然联系。毫无疑问，如果你像那位工程师一样抑郁而且睡眠不佳，那么性就会被抛在脑后。但是阳痿最常见的原因其实并非抑郁和失眠。而是这一章中所谈的大部分内容：极低的胆固醇水平。目前为止，研究已经证明：除非你的睾丸激素水平在健康范围内（这一点男女都适用），否则你不会有热情似火的性生活，如果还有性生活的话。那么什么产生睾丸激素呢？胆固醇。数百万的美国人如今在做什么呢？通过饮食降低胆固醇并且 / 或者服用他汀类药物。与此同时，他们在降低自己的性欲和性能力。这样看来勃起功能障碍盛行和此类药物的畅销还令人惊奇吗？更不用提睾丸激素替代疗法了。

大量的研究已经确认了这些相关性。[36] 服用他汀类药物的患者最常见主诉的情况之一就是性欲减退，而且实验室报告一再证明了服用他汀类药物的人睾丸激素水平低。[37] 服用他汀类药物的人胆固醇水平低的可能性翻倍。幸运的是，这一情况在停止服用他汀类药物和增加胆固醇摄入后能够逆转。其实，他汀类药物降低睾丸激素的方式有两种。第一种是直接降低胆固醇的水平。第二种是干预产生活跃的睾丸激素的酶。

2010 年英国的一项研究观察了 930 名患有冠心病的男性，并测量了他们的睾丸激素水平。其中 24% 的人睾丸激素水平低，睾丸激素水平正常的那些男性的死亡风险是 12%，睾丸激素水平低的那些男性的死亡风险则是 21%。这项研究的结论十分明显：如果你是冠心病患者且睾丸激素水平低，那么你的死亡风险会高很多。那么我们再次开出他汀类药物的处方以便降低胆固醇，继而降低睾丸激素水平……然后睾丸激素水平低使死亡风险上升。这是不是疯了？

我无须多说了。

甜食的真相

在这一章中我们涉及了很多内容，大部分是关于脂肪在大脑中的作用。不过，我们必须再进一步，扪心自问以下问题：当你用糖浸没大脑的时候会发生什么呢？我在本章之始讲了碳水化合物在人体内引起的疾病，不过我将极具破坏性的碳水化合物在后面留作了单独一章。遗憾的是，这一领域没有引起媒体的足够重视。我们越来越多地听到糖与"糖尿肥胖症"（diabesity），还有糖与心脏病、糖与脂肪肝、糖与代谢综合征、糖与癌症等之间的联系，然而糖和脑功能障碍之间的关系尚未为大众所知。亲自认真面对这个问题的时候到了。

第 4 章

糖的甜蜜陷阱

这是你摄入糖后大脑的情况

从进化的角度讲，我们的祖先在一年只有几个月（收获的季节）有水果中的糖分可摄入，或者是从蜜蜂守护的蜂蜜中获取糖分。但是近些年来，几乎每一种加工食品中都添加糖，限制了消费者的选择。大自然让糖分难以获得，人类使其容易获得。

——罗伯特·路斯迪格（Robert Lustig）博士等人[1]

糖，无论摄取来源是棒棒糖、棉花糖麦片幸运星（Lucky Charms）还是一片肉桂提子面包，人尽皆知这种特别的碳水化合物并非最健康的成分，尤其是当摄入过量或者来源为精炼或加工过的（比如，高果糖玉米糖浆）产品时。我们也明白糖在一定程度上是腰围超标、胃口不佳、血糖飙升、肥胖、2 型糖尿病和胰岛素抵抗的罪魁祸首。然而，糖与大脑之间有什么瓜葛呢？

2011 年，《好的卡路里，坏的卡路里》（*Good Calories, Bad Calories*）一书的作者加里·陶布斯（Gary Taubes）[2]，为《纽约时报》（*New York Times*）撰写了一篇精彩的文章，题目为"糖有毒吗？"[3] 在这篇文章中，他不仅介绍了糖在我们的生活和食物生产中的历史，还讲到了糖如何影响人体的科学知识。他用到了加州大学旧金山医学院（University of California San Francisco School of Medicine）小儿激素紊乱专家以及儿童肥胖首席专家罗伯特·路斯迪格的病例。罗伯特·路斯迪格博士在一个病例中将糖比喻为"毒素"或者"毒药"。不过，罗伯特·路斯迪格博士没有在这些"毫无营养的卡路里"上浪费太多口舌；他对糖的看法是糖有独一无二的特点，尤其是在人体多种方式的代谢中。

在阐述纯葡萄糖（最简单的糖的形式）与蔗糖（葡萄糖和果糖的混合物）的区别时，罗伯特·路斯迪格博士喜欢用的一个表达是"等热量但是并非等新陈代谢"。（果糖，我会在稍后讲到这种天然的糖，它只存在于水果和蜂蜜中。）例如，我们从土豆中所含的葡萄糖中摄入 100 卡路里，与吃下一半葡萄糖一半果糖构成的 100 卡路里的糖相比，我们的身体的新陈代谢不同，并且产生的作用也不尽相同。其原因如下。

肝脏处理糖中的果糖成分。另一方面，来自其他碳水化合物和淀粉的葡萄糖由体内的每一个细胞进行处理。同时消化两种糖（果糖和葡萄糖），与摄入 100 卡路里的葡萄糖相比，你的肝脏不得不加班工作。而且如果摄入的这两种糖是溶于液体的糖，常见的情况是汽水饮料或者果汁，那么肝脏得再额外工作。喝下含糖的饮料与吃糖（比如，与一个苹果中所含的等量的糖）不一样。顺便提一句，果糖是天然的碳水化合物之中最甜的一种。这或许解释了为什么我们如此喜爱果糖。然而，与你料想的相反，果糖的升糖指数在所有天然糖中最低。原因很简单：因为果糖大部分在肝脏内代谢，果糖本身不会对血糖和胰岛素立刻产生影响，这与糖或者高果糖玉米糖浆的影响相反。糖或者高果糖玉米糖浆会进入全身循环，从而提升血糖。不过，不要被这一点愚弄了。虽然果糖没有立即对血糖产生影响，但是当从非天然的来源摄入过量的果糖时，它会产生更为长期的影响，可能长到你都不想知道。有科学记录为证：果糖与糖耐量异常、胰岛素抵抗、高血脂和高血压有关联。而且，因为它不会触发调节新陈代谢的两种重要激素——胰岛素和瘦素分泌，所以富含果糖的饮食会导致肥胖症及间接的代谢问题。（我会在后面的内容中解释这对于喜欢吃大量水果的人有何影响。值得高兴的是大多数情况下你可以放心吃水果。大多数完整的水果中所含的果糖与加工过的食品所含的果糖在量上无法相提并论。）

我们听说过糖是怎么影响几乎所有身体部位的——除了大脑。媒体对于这一点也极少关注。在本章中我要回答的问题如下：

◎ 过量的糖对大脑有什么影响呢？

◎ 大脑能够识别不同类型的糖吗？大脑会依照糖的不同来源，用不同的方式代谢糖吗？

如果我是你，我会放下配咖啡的饼干或者脆饼，然后正襟坐好。在读过这一章后，你看待一块水果或者一块甜食的眼光会迥然不同。

初步了解糖和碳水化合物

让我们先从几个定义开始。蔗糖、果糖、高果糖玉米糖浆以及其他类似的糖的区别到底是什么？好问题。正如我所说的那样，果糖是一种在水果和蜂蜜中发现的天然的糖。它像葡萄糖一样是一种单糖，而蔗糖——我们加入咖啡，倒进饼干配料里的白色小颗粒，是葡萄糖和果糖的混合物，这使它成为了二糖（两个分子连在一起）。在汽水饮料、果汁和许多加工食品中添加的高果糖玉米糖浆则是另一种果糖为主的混合物——它由55%的果糖、42%的葡萄糖和3%的其他碳水化合物构成。

1978年，高果糖玉米糖浆被引入食品业，用于代替饮料和食品产品中的蔗糖。毫无疑问你在媒体报道中听说过它。媒体对高果糖玉米糖浆展开了攻击，说这种人工制造的成分是肥胖症盛行的根源。但是这种说法没有戳中要点。我们可以把腰围超标和相关的疾病（比如肥胖症和糖尿病）归罪于高果糖玉米糖浆。不过，我们也可以同样指责所有其他的糖，因为它们都是碳水化合物，一类具有相似特点的生物分子。碳水化合物是长链糖分子，区别于脂肪（脂肪酸链）、蛋白质（氨基酸链）和 DNA。但是你已经知道并非所有的碳水化合物都生来平等。而且并非所有的碳水化合物都在人体内被同等对待。区分它们的特征是某种碳水化合物会使血糖升高多少，还有促使多少胰岛素被释放出来。碳水化合物较高的饮食，特别是富含单一葡萄糖的饮食，会引起胰腺增加胰岛素分泌量，以便将血糖储存在细胞中。在消化过程中，碳水化合物被分解，糖被释放到血液中，又一次引起胰腺提高胰岛素的分泌量，以便葡萄糖能够渗入细胞中。随着时间过去，更高的血糖会引起胰腺分泌更多的胰岛素。

引发血糖极度增高的碳水化合物因此而成为最增肥的典型。这其中包括精制面粉制作的一切食品（面包、麦片粥、意大利面）；含淀粉的食物，比如大米、土豆和玉米；液体的碳水化合物像是汽水饮料、啤酒和果汁。它们都会被迅速消化，因此它们所含的葡萄糖会涌入血液之中，刺激产生大量的胰岛素，然后过量的卡路里会被储存为脂肪。那么蔬菜中的碳水化合物又如何呢？尤其是多叶的绿色蔬菜，比如西兰花和菠菜，其中的碳水化合物和不能消化的纤维混在一起，需要较长的时间才能被分解。纤维从根本上减缓这一过程，使葡萄糖逐渐地缓慢释放到血液中。另外就重量而言，相对于淀粉类食物，蔬菜的含水量更高，这进一步抑制了血糖反应。当我们吃下整个水果的时候，显然其中含果糖，不过水分和纤维会"稀释"血糖影响。例如，重量相同的一个桃和一个烤土豆，吃下烤土豆对血糖的影响比吃多汁又富含纤维的桃对血糖的影响大得多。这并不是说桃或者任何别的水果在这方面不会引发问题。[4]

　　事实上，我们住在岩洞里的祖先确实吃水果，不过不是整年中每天都吃。我们还没有进化出处理每日摄入大量果糖的能力，尤其是从加工过的食物中获得的果糖。与一罐含大量糖的汽水饮料相比天然水果的含糖量相对少。一个中等大小的苹果大约含 44 卡路里的糖，多亏了果胶，这些糖分和丰富的纤维混合在一起；相反地，一罐 12 盎司⊖的可口可乐或者百事可乐的含糖量几乎是苹果的两倍——80 卡路里的糖。如果你用几个苹果榨汁并将其浓缩为一杯 12 盎司的饮料（因此会损失纤维素），那么你就得到了一杯含 85 卡路里的糖的果汁，而这从一罐汽水饮料中即可获得。当那些果糖进入肝脏，其中大部分会被转化为脂肪并被运送到脂肪细胞中。难怪 40 多年前果糖就被生物化学家们称为增肥效果最好的碳水化合物了。在我们的身体习惯于每餐都做这种简单转化时，我们掉进了一个陷阱，甚至连肌肉组织都会变得对胰岛素抵抗。加里·陶布斯在《为什么我们长胖》（ *Why We Get Fat* ）一书中精彩地描述了这种多米诺效应："虽然果糖对血糖和胰岛素不会立刻产生影响，不过随着时间过去，也许几年的时间之后有可能引起人体产生胰岛素抵抗，其结果是增加的能量储存为脂肪。即使开始的时候并不是这样，但是人体燃料表的指针会指向储存脂肪。"[5]

　　关于对糖上瘾最令人不安的事实是，当我们将果糖和葡萄糖混合在一起的时候（用蔗糖制成的食物常常如此），果糖可能不会立刻对血糖产生什么影响，但是它的同伴葡萄糖会刺激胰岛素分泌并发信号给脂肪细胞要求准备更多的储存空间。我们吃下的糖分越多，我们的身体接到转化脂肪的通知就越多。这不仅仅在肝脏中进行，导致一种叫作脂肪肝的疾病，而且在身体其他部分也是如此。大家好啊！赘肉、腰间的救生圈、啤酒肚都打个招呼不请自来了。而且最糟糕的一种脂肪——看不见的内脏脂肪包围了我们赖以生存的各个器官。

　　⊖　1 盎司约等于 29.57 毫升，12 盎司大约等于 355 毫升。——译者注

我很赞赏加里·陶布斯在碳水化合物一族和肥胖的因果关系之间与吸烟和癌症的因果关系之间画了两条平行线：如果这个世界从来没有香烟，那么肺癌会是罕见的疾病。与之类似，如果我们不吃高碳水化合物的饮食，肥胖就会是一种罕有的疾病。[6]更进一步说，我认为其他相关疾病也会成为不常见的疾病，这其中包括糖尿病、心脏病、痴呆症以及癌症。而且，如果要我从避免所有疾病的角度说哪种疾病是核心疾病，我会说是"糖尿病"。也就是说，不要让自己患上糖尿病。

糖尿病的丧钟

避免走上发展成糖尿病的道路极为重要，这一点我必须反复强调。而且，如果糖尿病已经缠上了你，那么关键就是要保持血糖平衡。在美国，有 1100 万 65 岁及以上的成年人患有 2 型糖尿病，鉴于还有很多患者尚未被正式诊断出已患上糖尿病，如果这些患者都发展出阿尔茨海默症，那么将是一个灾难。支持糖尿病与阿尔茨海默症之间相关性的数据颇为深奥，但是明白糖尿病是简单认知功能下降的一个重要风险因素十分必要。对于糖尿病病情控制不好的患者来说尤其如此。例证：2012 年 6 月，《神经病学纪要》上发表了一篇涉及 3069 名老年人的分析报告，以确定糖尿病是否会使认知功能下降的风险上升，以及是否血糖控制不佳与认知能力下降有关。[7]在第一次测试中，大约 23% 的参与者患有糖尿病，其余 77% 的参与者没有患糖尿病（研究人员有意选择了"另一批功能良好的老年人"）。然而，没有患糖尿病的参与者中的一小部分人在为期 9 年的研究期间患上了糖尿病。在研究开始的时候进行过一次认知测试，9 年之后重新做了一次认知测试。

这项研究的结论如下："在功能良好的老年人中，患有糖尿病并且血糖控制不力，与更差的认知功能和更大的认知功能下降幅度相关。这表明严重的糖尿病也许会加速认知功能的衰老。"研究人员展示了糖尿病患者与非糖尿病患者的智力下降比率之间十分明显的区别。更有趣的是，研究人员还注意到即便是在研究之始，糖尿病组在第一次认知测试中的得分就已经比控制组低了。该研究还发现在认知功能下降比率和较高的糖化血红蛋白（血液中葡萄糖控制的标志）之间存在直接相关性。研究人员随后写道，"高血糖可能导致了认知障碍，其途径是晚期糖化终产物、炎症和微血管病变。"

在我开始阐述什么是晚期糖化终产物，以及晚期糖化终产物是如何形成的之前，让我们先看看 2008 年年初的另一项研究。梅奥诊所进行的这项研究发表在了《神经病学纪要》上，研究的是糖尿病病程对人的影响，换言之，患糖尿病多久之后会使人的认知能力严重下降。问题的答案令人瞠目结舌：根据梅奥诊所的研究发现，如果在 65 岁之前患上糖尿病，轻度认知功能障碍的风险会增加220%。患糖尿病 10 年及以上的人轻度认知功能障碍的风险会增加 176%。如果使用胰岛素，则风险会增加200%。报告的作者描述了一种拟议的机制来解释持续高血糖和阿尔茨海默症之间的联系："晚期糖化终产物的产生增加了"。[8] 我们再一次看到提及了晚期糖化终产物的研究报告。

那么在认知功能下降和加速衰老的医学文献中提到的这些终产物是什么呢？我在上一章中简略提到过，现在让我们深入了解一下吧。

一头疯牛和数条神经系统疾病的线索

我记得随着人们在英国开始记录疯牛病从牛传给人类的证据，20 世纪 90 年代对疯牛病迅速扩散的恐惧席卷全球的疯狂状态。1996 年的夏天，一名 20 岁的素食主义者彼得·霍尔（Peter Hall）死于人类形式的疯牛病——克－雅病（Creutzfeldt-Jakob disease），起因是他儿时吃牛肉汉堡受到感染。此后不久，其他病例被确诊了，若干国家开始禁止从英国和美国进口牛肉。甚至麦当劳暂时在某些地区停止了汉堡供应，直到科学家们查出疾病爆发的源头并采取了根除问题的措施。疯牛病也被称作牛海绵状脑病，是一种罕见的发生在牛身上的疾病，会传染给牛；疯牛病这个名字来自感染发病的牛的行为表现。两种形式都属于朊病毒疾病的类型，由变异蛋白质引起，可以在细胞之间迅速蔓延并造成损害。

疯牛病通常不与典型的神经退行性疾病，如阿尔茨海默症、帕金森氏症和葛雷克氏症归为一类，但在这些疾病中健康的正常脑功能所需的蛋白质的结构都会改变。当然了，阿尔茨海默症、帕金森氏症和葛雷克氏症并不像疯牛病一样在人类之中传播，不过它们造成的结果有相似的特征，科学家们刚刚开始明白这一点。一切归结为变形了的蛋白质。

现在我们知道几十种退行性疾病与炎症有关，我们也知道几十种同样的疾病——包括 2 型糖尿病、白内障、动脉粥样硬化、肺气肿和痴呆症与变形的蛋白质有关。朊病毒之所以独特就是因为它是不正常的蛋白质，这些不正常的蛋白质有将健康的细胞纳为己用的能力，能把正常的细胞变成不适合的细胞，从而导致大脑损伤和痴呆症。听起来朊病毒有点儿像是癌症，两者都以并行模式发展：一个细胞劫持一个常规的细胞并且产生一批与健康细胞不同的新细胞。通过实验室中在大鼠身上进行的实验，科学家最终收集到了证据显示主要神经退行性疾病遵从并行模式。[9]

蛋白质是人体中最重要的结构之一。事实上，蛋白质构成并塑造了整个人体，执行各种功能，并作为主开关调控我们身体的运作。蛋白质由我们的基因物质（即 DNA）编码，然而作为一串氨基酸被生产出来。它们需要实现三维的形状以履行其职责，如调节身体的运转过程和抵抗感染。蛋白质通过一种独特的折叠方式获得其形状；最终，所有蛋白质都有了独特的形状，这决定了它们独特的职能。

显而易见，畸形的蛋白质无法恰当地履行其职责或者彻底失效，而且遗憾的是，变形了的蛋白质无法被修复。如果蛋白质没有恰当地按照正确的外形折叠，那么最好的后果是不活跃，最糟糕的后果是产生毒害。通常细胞有区分畸形的蛋白质的内建技术，但是衰老和其他因素会干扰这一过程。当有毒害的蛋白质能够诱导其他细胞产生折叠有误的蛋白质时，其结果是灾难性的。这也是为什么许多科学家的目标是找到一种方法来停止错误的蛋白质在细胞之间传播并且阻止这些疾病按其模式发展。

加州大学旧金山分校神经退行性疾病研究院（Institute for Neurode-generative Diseases）院长史丹利·布鲁希纳（Stanley Prusiner）发现了朊病毒，为他赢得了1997年的诺贝尔奖。2012年，他作为研究团队的一员在《美国国家科学院汇刊》（*Proceedings of the National Academy of Sciences*）上发表了一篇里程碑式的论文，文中表明 β-淀粉样蛋白与阿尔茨海默症相关，具有朊病毒样的特征。[10] 在研究人员的实验中，他们通过将 β-淀粉样蛋白注射入大鼠一侧的大脑之中，从而跟踪疾病的发展，观察发生什么情况。通过使用一种发光的分子，研究人员可以看到随着大鼠的大脑明亮起来，掠夺性的蛋白质聚集——与阿尔茨海默症患者大脑中的情况类似的有毒害的一系列连锁事件。

事实上这一发现中的线索不仅仅与脑部疾病有关。研究人体其他部分的科学家们也在研究畸形的蛋白质能够造成哪些影响。事实上，"疯狂的"蛋白质可能在一系列的疾病中发挥影响。例如，我们可以从这个角度来看待2型糖尿病，只要考虑到以下事实：糖尿病患者的胰腺中异常的蛋白质能够对胰岛素分泌产生消极的影响。（这引出了一个问题：慢性高血糖会导致蛋白质畸形吗？）在动脉粥样硬化中，这种疾病典型的胆固醇堆积可能是由蛋白质错误的折叠引起的。白内障患者眼睛的晶状体上聚集游荡的蛋白质。囊性纤维化——由于DNA缺陷引起的这种遗传性异常，正是以CRTR蛋白质的不当折叠为特征。甚至有一类肺气肿也是由于异常的蛋白质在肝脏中堆积，一直无法到达需要它们的肺部而造成的。

好的，那么现在我们已经确定了不受控的蛋白质与疾病有关，而且特别是神经退化方面的疾病，下一个问题是**什么引起了蛋白质折叠不当呢**？以囊性纤维化这种疾病来看，答案清楚明了，因为我们已经确定了一种特殊的基因缺陷。然而，其他病因神秘难解的疾病，或者在老年阶段才表现出来的疾病又如何呢？让我们来看一下那些糖化终产物吧。

糖化是一个生物化学术语，指的是糖分子与蛋白质、脂肪和氨基酸结合在一起；在自发性反应中糖分子把自己附着上去，有时被称为美拉德反应（Maillard reaction）。路易斯·卡米拉·美拉德（Louis Camille Maillard）在 20 世纪初率先描写了这一过程。[11] 虽然他预测了这一反应会对医学产生重大的影响，但是直到 1980 年医学科学家才在尝试解释糖尿病的并发症和衰老的时候想到它。

这一过程形成晚期糖化终产物（通常缩写为 AGEs），这会导致蛋白质纤维畸形和僵硬。要想见识晚期糖化终产物的作用，只需看看早衰的人即知——布满皱纹、松弛、面色不佳的皮肤。你看到的是被叛变的糖缠上的蛋白质对身体的影响，这解释了为什么晚期糖化终产物现在被认为是皮肤衰老的关键因素。[12] 或者观察烟不离手的吸烟者：肤色泛黄是糖化的另一个标志。吸烟者的皮肤中抗氧化物质较少，而且吸烟本身会增强身体和皮肤的氧化作用。这使吸烟者无法与正常糖化作用过程产生的副产品对抗，因为他们身体抗氧化的潜力被严重削弱了，而且坦率地讲寡不敌众无法与氧化作用对抗。对于我们大多数人，我们 30 多岁的时候会积累足够的激素变化和环境氧化压力，包括日晒的伤害，那时糖化作用的外在信号就会显露出来。

糖化作用在人生中无法避免，在某种程度上正如炎症和自由基的产生一样。它是正常新陈代谢的产物，是衰老过程的根本所在。如今我们甚至能够用照亮在糖和蛋白质之间形成的连接的技术测定糖化作用。事实上，皮肤科医生十分精通这一过程。用 Visia 皮肤检测仪，皮肤科医生能够通过儿童的荧光图像与老年人的面孔进行比较来获得年轻人和老年人的差别。儿童的面孔拍出来会非常暗，表明晚期糖化终产物少，然而成年人的面孔拍出来则会光线明亮，因为糖化作用形成的连接会被照亮。

很显然，我们的目标是限制或者减缓糖化过程。事实上，许多抗衰老的方案现在都把注意力集中在如何减轻糖化作用，甚至打破那些有毒害作用的结合上。然而，当我们摄入会加速糖化作用过程的高碳水化合物饮食的时候，这是不可能发生的事情。尤其糖是糖化作用的高效加速器，因为糖可以轻易地附着在体内的蛋白质上（而且这还有一点儿琐事：在美国，排名第一的膳食卡路里来源是高果糖玉米糖浆，它会使糖化作用比率提高10倍）。

蛋白质被糖化后至少会发生两件事情。第一，蛋白质的作用大打折扣。第二，一旦蛋白质与糖结合，蛋白质会产生将自身附着在其他相似的受损的蛋白质上的倾向，形成交联进一步抑制其功能。但是更重要的或许是一旦蛋白质被糖化，它就会成为自由基产生大幅提升的源泉。这会导致人体组织被破坏，损害脂肪、其他的蛋白质甚至 DNA。再讲一次，蛋白质糖化是人体新陈代谢正常的一部分。但是当它过量的时候，会出现许多问题。高度糖化不仅仅与认知功能下降有关联，而且与肾脏疾病、糖尿病、血管疾病，以及之前提到的衰老本身的实际过程有关。[13] 请记住，人体之中的任何蛋白质都会受到糖化作用的损害，并且能变成一种晚期糖化终产物。由于这一过程的重大意义，全世界的医学研究人员在努力尝试研发各种各样的药物来减少晚期糖化终产物的形成。然而很显然，阻止晚期糖化终产物形成的最好方式首先是减少人体中可利用的糖。

除了引起炎症并导致自由基造成损害之外，晚期糖化终产物还与血管损伤有关，并被认为是糖尿病和血管疾病之间之所以有关联的原因所在。正如我在上一章中提到的那样，糖尿病患者患冠状动脉病和中风发作的风险会大幅升高。许多糖尿病患者的脑供血血管严重受损，虽然他们可能没有患阿尔茨海默症，但是他们可能会因供血问题而患上痴呆症。

之前我解释过低密度脂蛋白——所谓的对健康不利的胆固醇——是将生命攸关的胆固醇运送到脑细胞中的重要载体蛋白质。低密度脂蛋白只有被氧化之后才会对血管产生严重危害。现在我们知道了当低密度脂蛋白**被糖化后**（它毕竟也是一种蛋白质），它就会被急剧氧化。

再怎么强调氧化压力与糖之间的这一联系也不为过。蛋白质被糖化后，自由基形成的数量会增加 50 倍；这会使细胞功能受损，最终导致细胞死亡。

这引起了我们对自由基产生、氧化压力以及认知功能下降之间密切联系的关注。我们知道氧化压力直接与大脑退化相关。[14] 研究显示自由基对脂类、蛋白质、DNA 和 RNA 的损害发生在认知障碍的早期，比阿尔茨海默症、帕金森氏病和葛雷克氏症这样严重的神经系统疾病的征兆早很多。令人难过的是，到能够诊断出来的时候损害已经造成了。我们的根本主旨是：如果你想要减少氧化压力和自由基对大脑的伤害，你必须减少蛋白质糖化。也就是说，你必须减少可利用的糖。这一点即单纯又简单。

大多数医生在医疗实践中使用一种常规糖化蛋白质测定方法。我之前提到过这种方法：糖化血红蛋白测定。这与测量糖尿病患者血糖控制的标准实验室方法一样。你的医生也许会时不时地检查一下你的糖化血红蛋白水平，以便了解你的血糖控制情况，但糖化血红蛋白反映的绝不仅仅是近 90 ～ 120 天中的平均血糖控制情况，由于它本身就是一种糖化蛋白质，所以还能广泛且极其重要地反映出你的大脑健康水平。

它是在红细胞中发现的一种能与血糖结合的载氧蛋白质。当血糖升高的时候，它与血糖的结合会增加。不过，糖化血红蛋白并不能反映即时血糖情况，它在反映近 90 天的"平均"血糖上极为有用。这是为什么在试图将血糖控制与阿尔茨海默症、轻度认知障碍和冠状动脉病之类的各种疾病进展联系起来的时候经常用到糖化血红蛋白测定的原因。

　　糖化血红蛋白是糖尿病的一个强大风险因素，这一点在许多文献资料中有记录。此外，糖化血红蛋白还与中风、冠心病和其他疾病导致的死亡有关联。已经显示出当糖化血红蛋白的测定值高于 6.0% 以上时关联程度最高。

　　现在我们已经有证据表明糖化血红蛋白升高与大脑体积的改变有关。在发表于《神经病学》杂志上的一项意义非同寻常的研究中，研究人员观察了核磁共振影像以确定哪一种实验室检查与脑部萎缩的相关性最高，结果发现糖化血红蛋白表现出最强的相关性。[15] 事实上，在比较患者脑组织损失程度的时候发现，糖化血红蛋白（5.9 ～ 9.0）最高的患者在 6 年期间脑组织损失是糖化血红蛋白（4.4 ～ 5.2）最低的患者的近两倍，如图 4-1 所示。糖化血红蛋白远不止是血糖平衡的标志，而且糖化血红蛋白绝对在你的控制范围之内！

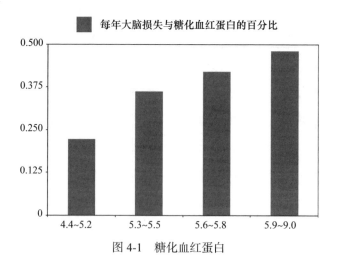

图 4-1　糖化血红蛋白

理想的糖化血红蛋白应该是在 4.8 ~ 5.4 的范围之内。请记住，减少摄入碳水化合物、减肥和锻炼身体会最终改善胰岛素敏感性，并且使糖化血红蛋白减少。

如果保护大脑功能和减少阿尔茨海默症的风险还不够的话，那么你应该知道现在已有记录证明在糖化血红蛋白和未来患抑郁症的风险之间有直接联系。有一项研究观察了 4000 多名平均年龄 63 岁的男性和女性，研究显示出在糖化血红蛋白和"抑郁症状"之间存在直接联系。[16] 糖代谢不良被看作是这些成年人抑郁症发展的一个风险因素。最根本的一点是，蛋白质糖化对大脑来说是一个坏消息。

早期行动

正如我之前阐释过的那样，血糖水平正常可能是胰腺加班工作维持血糖正常的结果。基于对这一点的理解，你会明白胰岛素水平高在血糖上升和糖尿病形成之前就会发生。这就是为什么除了测定空腹血糖之外，还要测定空腹胰岛素水平的原因。空腹胰岛素水平升高是胰腺努力使血糖正常的标志。它也是摄入碳水化合物过多的一个明确信号。再重申一次：胰岛素抵抗本身就是脑部退化和认知障碍的一个巨大风险因素。仅仅把糖尿病检查结果当作与脑部疾病相关的数据，并且信心十足地认为因为你没有患糖尿病所以风险不高是不恰当的。如果你的血糖碰巧正常，那么要想知道你是否有胰岛素抵抗，就要检查空腹胰岛素水平。

想看更充分的证据？几年前做过一项研究，研究的是 523 名年龄 70 ~ 90 岁没有糖尿病甚至也没有血糖升高情况的老年人。[17] 不过，空腹胰岛素检查显示他们之中许多人有胰岛素抵抗。这项研究的结果意义深远。研究结果显示，与胰岛素在正常范围的人相比，存在胰岛素抵抗的人认知障碍的风险显著上升。总体而言，胰岛素水平越低越好。在美国，成年男性的平均胰岛素水平约为 8.8 微国际单位 / 毫升，成年女性的平均胰岛素水平则约为 8.4 微国际单位 / 毫升。但是，鉴于美国的肥胖程度和碳水化合物滥用程度，这些"平均"值可能比理想值高很多。非常认真地控制碳水化合物摄入的患者化验单上的胰岛素水平可能低于 2.0。理性的情况是这样的——胰腺没有过量分泌胰岛素，血糖控制得很好，患糖尿病的风险很低，而且没有胰岛素抵抗的迹象。重要的一点是如果你的空腹血糖水平升高了——只要高于 5 就会被认为是升高了，那么你还有改善的余地。我会在第 10 章中说明这一点。

身体越肥胖，脑容量就越小

每个人都觉得身体超重不好。但是如果要你决心减肥还需要最后一根稻草，那么或许是害怕失去大脑——大脑本身和大脑的功能，这有助于激励你行动起来。

当我还在医学院学习的时候，普遍认为过剩的脂肪细胞主要是储存不需要的多余赘肉的容器。然而，这是一个严重误导人的观点。如今我们知道脂肪细胞远不止储存能量这么简单，它参与人体生理的许多方面。大量的身体脂肪形成复杂、精妙的激素器官，而且绝不是起消极作用。你没有看错：脂肪是一个**器官**。[18] 而且脂肪可能是人体中最勤奋的器官之一，除了起到保暖和隔离层的作用之外还有许多其他功能。这一点对于内脏脂肪来说可谓是当之无愧——内脏脂肪包裹着我们体内的"内脏"器官，比如肝脏、肾脏、胰腺、心脏和肠胃。内脏脂肪最近受媒体的关注还出于另一个充分的理由：我们知道这类脂肪对健康的危害最大。我们可能悲叹自己的大象腿、粗胳膊、腰间的救生圈、橘皮组织和大屁股，但是最糟糕的一类脂肪是我们大多数人看不到，感觉不到，甚至触摸不到的脂肪。在极端的情况下，我们可以看到隆起的肚子和腰间垂下的赘肉这些包裹着内脏器官的隐藏的脂肪的外在迹象。(正是由于这个原因，腰围经常被当作是一个衡量"健康"的尺度，因为它可以预测未来的健康问题和死亡率；你的腰围越粗，你身患疾病和死亡的风险就越高。[19])

内脏脂肪独有激发体内炎症通道和破坏身体正常的激素作用过程的信号分子的能力。[20]这反过来又会使消极影响的级联反应阻止内脏脂肪消散。雪上加霜的是内脏脂肪不仅仅产生炎症激发一连串的生物作用；它本身也开始发炎。这种脂肪成了炎症白细胞的温床。事实上，内脏脂肪产生的激素分子和炎症分子会直接进入肝脏，你可以想象这又会引发另一轮炮火(例如，炎症反应和激素干扰物质)。长话短说：不止一个捕食者在树后虎视眈眈，而且是武装了的危险野兽。现在与内脏脂肪有关的健康问题数不胜数，从显而易见的肥胖和代谢综合征到不那么明显疾病——癌症、自身免疫失调和脑部疾病。

这些点与过量的身体脂肪相关联，特别是与不利于健康的那类脂肪相关联，而且鉴于你在本书中学到的信息，脑功能障碍也就不是那么难以想象了。过量的身体脂肪不仅提高胰岛素抵抗，而且增加直接作用于大脑退行性病变的炎症化学物质的产生。

一项发表于 2005 年的特别研究对 100 多人的腰围和臀围比例与他们脑部结构性改变进行了对照研究。[21]这项研究还观察了大脑的变化与空腹血糖和胰岛素水平之间的联系。这项研究论文的作者想要确定大脑结构和腰围大小之间是否存在关联性。研究结果令人震惊。基本上，一个人的腰围和臀围比例越大(例如，肚子越大)，那么其大脑的记忆中枢即海马体就越小。海马体在记忆中起关键作用，而且其功能绝对取决于其大小。随着海马体萎缩，记忆力也会下降。更令人吃惊的是，研究人员发现腰围和臀围比例越大，大脑小中风的风险就越大，而且据知也与脑部功能下降有关联。作者写道："这些结果符合越来越多与肥胖、血管疾病以及导致认知下降和痴呆症的炎症有关的证据……"那时之后的其他研究确认这一发现：身体每超重一磅，大脑都会相应地因此萎缩一点点。身体越肥胖，脑容量就越小，这真是讽刺。

再举一例，在一项加州大学伯克利分校与匹兹堡大学（University of Pittsburgh）联合开展的研究项目中，神经学家检查了 94 名 70 多岁老年人的脑部影像，这些老人之前参加过一项关于心血管健康与认知的研究。[22] 参与者之中没有人患痴呆症或者其他认知功能障碍疾病，他们都接受了为期 5 年的跟踪研究。这些研究人员发现，肥胖者（体重指数大于 30 的人）的大脑比体重正常的对比组的大脑看起来老 16 年。而且与体重正常的人相比那些体重过重的人的脑组织少 4%。损失的许多脑组织是大脑中额叶和颞叶区域，而这部分大脑还负责做出决定和存储记忆。作者合理地指出他们的发现可能与衰老和体重超重或者肥胖，包括患阿尔茨海默症的风险提高有重要的关联。

毫无疑问，这形成了恶性循环，一个推动另一个。遗传基因会影响一个人过量进食和体重增加的倾向，这一点而后成为影响活动程度以及胰岛素抵抗与糖尿病风险的因子。糖尿病影响体重控制和血糖平衡。一旦某个人患上糖尿病并惯于久坐，那么身体组织和器官崩溃就是不可避免的事情，其影响不仅限于大脑。此外，一旦大脑开始退化并萎缩，那么大脑就会开始失去正常运转的功能。也就是说，大脑掌管的食欲和体重控制中心不会正常运作，而可能会无的放矢，这一点进而又会让恶性循环火上加油。

要立刻开始减肥，明白这一点非常重要，如果你的身体有多余的脂肪，那么请马上开始改变。事实上，在某种程度上我们能够通过测定身体脂肪来预测从现在起 30 年后大脑是否会受其所累。在一份 2008 年发表的报告中，加利福尼亚州的科学家们梳理了在 20 世纪 60 年代至 20 世纪 70 年代接受过评估的 6 500 多人的记录。[23] 这些研究人员想要知道的是哪些人患上了痴呆症。当这些人 36 年前首次接受评估的时候，采用了多种的身体测定方法以确定他们的脂肪量。这些方法包括测量腰围、大腿围、身高以及体重。大约 30 年之后，脂肪增加的参与者患痴呆症的风险大幅升高了。在原来的参与者中，1049 人被诊断为患有痴呆症。当科学家们将身体脂肪最少的组与身体脂肪最多的组进行比较时，他们发现那些身体脂肪最多的组的人患痴呆症的风险几乎翻了一倍。正如报告中写的"与糖尿病和心血管疾病的情况一样，向心性肥胖（腹部的脂肪）也是痴呆症的一个风险因素。"

减肥的威力（你尚未知道的作用）

一项接一项的研究已经证明，通过饮食减肥能够大幅影响胰岛素信号和胰岛素敏感性。在一份报告中医生们在为期一年的时间中评估了 107 名 65 岁及以上年龄的肥胖者，研究了他们在口服葡萄糖后的胰岛素反应。[24] 这些研究人员想要测定三组人之间的区别：在减肥中的人、在执行运动健身计划的人以及那些**既控制饮食又运动健身**的人。第四组是为了将来进行比较而指定的控制组。六个月之后的结果如何呢？减肥组的人的胰岛素敏感性提高了 40%。既控制饮食又运动健身的组也有类似的情况。但是，没有减肥却进行运动健身的组在胰岛素敏感性方面没有变化。当这项为期一年的研究最终结束的时候，减肥组的胰岛素敏感性令人惊奇地提高了 70%，既控制饮食又运动健身的组的胰岛素敏感性提高了 86%。然而只进行运动健身没有控制饮食和减肥的第三组仍远远落后。即使是在一年之后，他们的血糖敏感度也似乎没有改变。

应该从中学以致用的事情显而易见：你能够改善胰岛素敏感性，并降低患糖尿病的风险（更不用提各种各样的脑部疾病了），你要做的只是改变生活方式，减掉身体中多余的脂肪。而且，如果你在饮食调整之外也锻炼身体，你会获得更大的益处。现在你应该知道我要开出一份低碳水化合物、富含有利于健康的脂肪包括胆固醇的饮食处方了。你可以寻求更多的佐证。只需翻阅一下最近对这种饮食方式作用的研究即可。2012 年，当《美国医学协会期刊》(*Journal of the American Medical Association*) 发表了对一群体重超重或者肥胖的年轻成年人使用三种流行的饮食方式效果的研究。[25] 每一名研究参与者都轮流尝试采用一种饮食方式一个月——一种是低脂肪饮食方式（60% 的卡路里来自碳水化合物，20% 来自脂肪，还有 20% 来自蛋白质），一种是低升糖指数饮食方式（40% 的卡路里来自碳水化合物，40% 来自脂肪，还有 20% 来自蛋白质），第三种是极低碳水化合物饮食方式（10% 的卡路里来自碳水化合物，60% 来自脂肪，还有 30% 来自蛋白质）。这三种饮食提供的卡路里数一样，然而采用低碳水化合物、高脂肪饮食方式的人燃烧的卡路里最多。这项研究还在为期一个月的时间内观察了参与者在采用不同饮食方式时的胰岛素敏感性变化情况。结果发现，低碳水化合物饮食方式引起的胰岛素敏感性改善最大——几乎是采用低脂肪饮食方式的参与者的两倍。甘油三酯是心血管疾病风险的重要标志，采用低碳水化合物饮食方式的人的平均值是 66，而低脂肪饮食方式的人的平均值是 107。（顺便说一句，甘油三酯水平高也是饮食中碳水化合物太多的一个标志。）这项研究的作者还指出，他们得到的实验结果显示采用低脂肪饮食方式的参与者血液中化学物质的改变使他们易于增重。显而易见，保持减肥效果的最好饮食方式是低碳水化合物高脂肪的饮食方式。

许多其他研究也得出了同样的结论：通过采用从测定身体内部的化学物质到测量外部腰围的任何方法得到的结论是，任何时候低碳水化合物高脂肪的饮食方式都比低脂肪高碳水化合物的饮食方式效果更好。而且，当我们考虑所有这些影响健康的参数，特别是大脑健康，比如减肥、胰岛素敏感性、血糖控制，还有甚至是 C- 反应蛋白。低碳水化合物饮食方式根本上比其他饮食方式更有效。事实上，其他那些饮食方式会导致你患上各种脑功能障碍（从头痛到慢性偏头痛、焦虑障碍、注意缺陷多动障碍和抑郁症这样的日常病痛）的风险提高。

　　而且如果这些都无法激励你开始行动，那么请考虑一下放弃低脂肪饮食后你的心脏（事实上是你体内的每一个器官）会获得的益处吧。2013 年3 月，权威的《新英格兰医学期刊》发表了一项大规模的标志性研究，研究显示 55 ~ 80 岁采用地中海饮食的人患心脏病和中风的风险较低——比那些采用典型的低脂肪饮食方法的人低大约 30%。[26] 这一结果的影响太过严重，以致于科学家们提前结束了研究，因为低脂肪饮食方式证明摄入大量商业贩卖的烘焙食品而非健康脂肪食品对人的伤害太大。地中海饮食以其富含橄榄油、坚果、豆类、鱼、水果和蔬菜还有佐餐的酒而闻名于世。虽然地中海饮食中也有谷物的一席之地，但是它与我的饮食原则非常相似。事实上，如果你把传统的地中海饮食略作修改，把所有含谷物的食物去掉，并限制含糖的水果和非麸质的碳水化合物摄入，那么你就得到了完美的无谷健脑饮食方式。

每天一苹果，医生远离我？

　　并非如此。每天吃一个苹果不会让你不生病。既然我已经鄙视了这么多你喜爱的食物，那么听到不确定的声音也并不奇怪："身体怎么会依赖脂肪生存而不囤积脂肪呢？"啊，这是一个非常好的问题。我将很快解答这个难题，并且解决你关于如何依赖脂肪生存和变得更健康的困惑。我们能够依靠不含碳水化合物而是含大量脂肪的饮食存活，这个想法听起来十分荒唐。然而，为了保护我们的基因组，我们能够而且应该这样做。无论食品营销宣传给你灌输了什么饮食思想，我们的基因组是在过去的 260 万年里在摄入脂肪为基础的饮食中形成的。为什么要改变呢？正如你已经读到的，如果我们改变了古老的饮食方式，我们会**发胖**。

　　逆转这一趋势并重获紧实、健美、柔韧的身体和敏锐的大脑的故事从了解大脑的根本特性开始。

第 5 章

促进大脑自我更新的礼物

如何改变基因中注定的命运

> 大脑是一个比我们想象的要开放得多的系统，大自然在帮助我们感知和理解周遭的世界上已经做了很多。它给了我们一个在不断改变的世界中自我改变以求生存的大脑。
>
> ——诺曼·道伊奇博士（《重塑大脑，重塑人生》）

按照大自然原本的设计，我们在有生之年应该能一直头脑灵活。大脑应该运转良好直到我们生命的最后一刻。但是我们大多数人错误地认为随着年龄增长认知能力会下降。我们认为那是衰老中不可避免的一部分，就像是听力渐失或者皱纹出现一样。这种印象是一个有害的谬论。事实是我们现在的生活并不适合我们的基因。如今我们看到的疾病大部分是由于我们的生活方式与基因天性不和谐而导致的。但是我们能够做出改变，把我们的 DNA 还原到其原本的程序中。更进一步，我们还能够重新给我们的某些 DNA 编程，甚至使它们更有利于人体。这并不是科幻小说。

经常听到有人说这样的话，"我或许会患上（疾病的名称）因为我有这种病的家族史。"毫无疑问，各种健康问题上基因起着重要的决定作用。但是顶尖的医疗研究现在表明我们有能力改变基因中注定的命运。

目前最炙手可热的研究领域之一是表观遗传学（epigenetics），它研究的是从根本上让你的基因知道什么时候以及在什么程度上表达自身DNA的特定部分（被称作"标记"）。就像交响乐团的指挥一样，这些表观遗传学标记好比是遥控器，不仅仅遥控你的健康状况和寿命，还遥控你如何将基因传给下一代。我们日常的生活方式选择对基因的活跃性有深远的影响。这赋予了我们决定权。现在我们知道我们所做出的食物选择，我们所经历或者避免的压力，我们参加或者逃避的锻炼活动，我们的睡眠质量，甚至我们选择的伴侣和朋友其实都在很大程度上编排哪些基因活跃以及哪些被抑制。最吸引人的是，我们能够改变70%的基因的表达，这对我们的健康和寿命有直接影响。

本章阐释我们应该如何一方面增强自身"健康基因"的表达，另一方面关闭激发炎症和自由基产生等有害事情的基因。引起炎症和自由基产生的基因与脂肪和碳水化合物饮食选择有很大的关系，而且这一信息是我在后面章节中做出推荐的基础。

神经发生的故事

你喝下的每一杯鸡尾酒都会杀死成千上万的脑细胞吗？其实，我们的神经元数量并非从出生之时起或者童年早期发展之后终生不变。我们一生之中都会生长出新的神经元。我们也能够强化已有的大脑回路，创造全新的和精心设计的神经连接。我有幸参与了这一发现。虽然许多人还不认同，但是这是颠覆了长久以来神经科学传统智慧的发现。在我大学求学期间，我得到了运用尚在雏形的技术探索大脑的机会。那是20世纪70年代早期，瑞士已经开始研发能够供神经外科医生进行精细的大脑手术的显微镜。随着这项技术逐渐发展起来，热切的美国外科医生也急于掌握这一大脑手术的新方法。一个新的问题很快变得明显了。

　　学会实际使用这种手术用显微镜相对容易，但是神经外科医生很快就发现他们迷失了，他们对通过这种显微镜观察大脑的解剖构造理解不足。那时我 19 岁，刚刚开始读大学三年级，我接到了艾尔伯特·罗顿（Albert Rhoton）博士的电话。他是坐落于佛罗里达盖恩斯维尔的杉德思教学医院（Shands Teaching Hospital）神经外科系系主任。罗顿博士是在美国拓展手术用显微镜的领头人，他想要推陈出新，出一本通过显微镜观察大脑的解剖教科书。他邀请我在接下来的夏天中研究大脑并给大脑绘图。最终，这项研究成了一系列出版的研究论文的基础并形成了书中的若干章节，为神经外科医生进行更为细致的脑部手术提供了路线图。

　　除了解剖方面之外，我还有机会探索并推进了显微神经外科手术（microneurosurgery）的其他方面，其中包括发展创新的工具和程序。我在显微镜后花费了大量时间，我处理和修复极为细小的血管的技术日渐娴熟了。在使用显微镜之前，这些极为细小的血管在手术中难以幸存。我们的实验室在这一崭新和令人激动的领域内的成就得到了国际认可，经常有世界各地的访问学者慕名而来。在一批西班牙神经外科医生代表团造访后不久，我意外地收到了前往颇负盛名的西班牙马德里拉蒙 – 卡哈尔中心医院（Centro Ramóny Cajal）继续我的研究的邀请。他们的显微神经外科手术课题才刚刚开始，但是他们专心一致，我对能够在基础工作中给他们提供一些帮助而感到自豪，特别是在大脑供血方面。这所医院的名字是为了纪念 20 世纪初西班牙病理学家和神经学家圣地亚哥·拉蒙 – 卡哈尔（Santiago Ramony Cajal）博士。他被认为是现代神经学之父，墙上有许多他的人像，很显然西班牙的同事们为有这样一位有影响力的科学家同仁而深深地感到自豪。1906 年，他因对大脑微观结构的开创性研究而获得了医学诺贝尔奖。如今数百幅他手绘的图仍用于教学之中。

　　在我造访马德里期间，我感到了要更多地了解卡哈尔博士的强大动力，而且我深深敬佩他对人类大脑解剖和功能上的探索。他的主要信条之一是，与人体的其他细胞相比，大脑由于其功能和缺乏重新生长的能力而具有独特性。例如，肝脏会一直生成新的肝脏细胞，基本上所有其他身体组织也都有类似的细胞再生情况，包括皮肤、血液、骨骼和肠道。

我承认我那时对大脑细胞无法再生的理论深信不疑，但是那时我也感到奇怪，为什么大脑不保留自我再生——生长出新的大脑神经元的能力呢。毕竟麻省理工学院（Massachusetts Institute of Technology）的研究人员之前已经表明大鼠终其一生都存在神经发生——新的大脑神经元生长的现象。而且人体的大部分会再生，依赖于不断的自我更新来生存。例如，某些血液细胞每几个小时就更新一次，味觉感受细胞每 10 天更新，皮肤细胞每个月更新，肌肉细胞每 15 年彻底自我更新。在过去的 10 年中，科学家已经确定心肌，一个我们长久以来认为自出生起就"不变"的器官，实际上也会细胞再生。[1] 当我们 25 岁的时候，每年有 1% 的心肌细胞再生，到我们 75 岁的时候，更新的比例下降到每年不到 0.5%。很难相信我们直到最近才认识并理解身体中泵血机器的这一现象。似乎大脑已经成为我们最终解密看到它自我再生奇迹的最后一个器官。

鉴于当时的技术所限，而且那时我们还没有破解 DNA 的编码，对基因在功能性上的影响尚不得知，所以卡哈尔博士不可能知道大脑有多大的可塑性。在卡哈尔博士 1928 年出版的有重大意义的著作《神经系统的退变和再生》（*Degeneration and Regeneration in the Nervous System*）一书中他写道，"在成体的中心里神经通路是固定的、有终点的、一直不变的。一切都会死去，不会再生。"[2] 如果我能够根据现在我们的所知改一下他的话，我会把"固定的、有终点的、一直不变的"用意思相反的词代替——"可塑的、开放的、可更改的。"我还会加上，"大脑细胞会死去，但是它们当然也能够再生。"卡哈尔博士确实为我们了解大脑和神经元如何运作作出了伟大的贡献，他甚至极富前瞻性地尝试要了解炎症的病理。然而，他对于大脑固守着一切毫不变更的信念在人类历史上盛行了很久，直到20世纪晚期现代科学证明了大脑的灵活程度有多么大。

在我的前一本著作《当萨满巫士遇上脑神经医学》（*Power Up Your Brain: The Neuroscience of Enlightenment*）中，阿尔贝托·维洛多（Alberto Villoldo）博士和我讲述了科学对人类神经发生的理解过程。虽然科学家们很久之前就证明了各种动物身上存在神经发生，但是直到20世纪90年代科学家才开始专门尝试证明人类的神经发生。[3]1998年，《自然医学》（*Nature Medicine*）期刊上发表了瑞典神经学专家彼得·艾瑞克森（Peter Eriksson）的报告。他声称发现在我们的大脑中存在着一群神经干细胞，它们能够不断地补充大脑神经元并发展成为不同的神经元。[4]确实如此，他是对的：我们生命中的每一秒都处在大脑"干细胞疗法"中。这催生了一门叫作神经可塑性的新科学。

人类一生之中都存在神经发生带来的启示给世界各地的神经科学家们提供了一个令人激动的新的参考点，这是一个几乎涵盖所有脑部功能失调疾病的参考点。[5]这也给那些寻找阻止、逆转甚至治愈渐进性脑部疾病线索的人们注入了希望。大脑神经元再生的想法为致力于研究神经退行性失调的科学家们确立了令人兴奋的新起点。它也为可以改变患有严重的脑部损伤或者脑部疾病的人的生活的新疗法铺平了道路。阅读诺尔曼·道伊奇（Norman Doidge）的著作《重塑大脑，重塑人生》[⊖]，这些真实的人生故事证明了我们大脑的可塑性以及人类的潜力有多强。[6]如果中风了的病人能够重新学会说话，生来就只有部分大脑的人能够通过训练重塑大脑，使它像完整的大脑一样运作，那么请想象一下对于我们这些仅仅想要维持精神能力的人来说，又有什么是不可能的。

㊀ 本书于2015年1月由机械工业出版社出版。

亟待解决的问题是：我们怎样才能生长出新的大脑神经元？换句话说，什么影响神经发生？我们该做什么来增强这一自然过程呢？

与预料的一样，这一过程由我们的 DNA 控制。特别是 11 号染色体，其编码是产生一种叫作"脑源性神经营养因子"（brain-derived neurotrophic factor，简称 BDNF）的蛋白质。脑源性神经营养因子在产生新的神经元中起关键作用。但是除了在神经发生中起作用之外，脑源性神经营养因子还保护已有的神经元，确保其存活，并促进突触形成以及建立神经元之间的连接——思考、学习和实现大脑更高级的功能的关键过程。事实上研究证明了阿尔茨海默症患者的脑源性神经营养因子出现下降，鉴于对脑源性神经营养因子如何起作用的了解，那么这一事实也就是情理之中的事情了。[7]更令人惊奇的或许是脑源性神经营养因子与各种各样的神经系统疾病之间的联系，这些疾病包括癫痫、神经性厌食症、抑郁症、精神分裂症以及强迫症。

我们现在对影响 DNA 产生脑源性神经营养因子的因素有了切实的了解。而且幸运的是，这些因素大多数在我们的直接掌控之中。激活脑源性神经营养因子的基因受一系列生活方式习惯的控制，其中包括锻炼身体、热量限制（caloric restriction）、遵循生酮饮食（ketogenic diet）以及额外的某些营养成分，比如姜黄素（curcumin）和欧米伽 -3 脂肪酸、DHA。

这赋予了我们选择权，因为所有这些因素都在我们的掌控之中，这表示我们能够拨动刺激新的脑细胞生长的开关。接下来我们逐一探索一番。

锻炼身体对你的（新）大脑的影响

我将把这一部分留在第 8 章中详述，在这章中我们会深入探索锻炼身体在预防大脑认知下降中的作用。这其中的科学令人惊奇万分。锻炼身体是改变基因最强有效的方式之一。简单来说，当你锻炼身体的时候，你其实是在锻炼你的基因。特别是有氧运动，不仅仅打开长寿的基因开关，而且指向脑源性神经营养因子基因，是大脑的"生长激素"。更特别的是，现已证明有氧运动会增加脑源性神经营养因子，逆转老年人记忆力下降，并且确实能够增加大脑记忆中心新的脑细胞生长。锻炼身体不是仅仅为了看起来紧实和一颗强健的心脏，或许锻炼身体最重要的效果是对大脑无声无息的改善作用。我只想说，对于人类进化和身体活动的新科学观点赋予了"锻炼你的记忆力"这个短语全新的意义。100万年之前，我们长途跋涉的能力战胜了大多数其他的动物，我们能够跑得更远，走得更久。这一点最终帮助我们成为了如今聪明的人类。我们活动得越多，我们的大脑就越敏锐。即使是现在，要想让我们的大脑功能健全也需要克服时间和衰老的障碍进行有规律的身体活动。

热量限制

另一个开启脑源性神经营养因子产生的基因的表达遗传因素是热量限制。广泛的研究清楚地表明当动物在饮食热量减少（通常30%左右）时，它们大脑中脑源性神经营养因子的产生会猛增，它们在记忆能力和其他认知功能方面会表现出明显的改善。但是阅读大鼠在受控环境中的实验性研究是一回事，基于动物实验而向人进行推荐就是另一回事了。幸运的是，我们最终进行了对人类的研究，证明了减少热量摄入对大脑功能的强大作用，许多此类研究发表在了最受推崇的医学期刊上。[8]

例如，2009年1月，《国家科学院学报》（*Proceedings of the National Academy of Science*）上发表了一项研究。德国的研究人员对两组老年人进行了比较——一组减少30%的卡路里，另一组可以吃任何想吃的东西。研究人员想要观察两组人的记忆功能是否会出现可测量的变化。这项为期三个月的研究的结论是，饮食不受限制的那一组的记忆功能有小幅度但是能够明显确定的下降，而减少热量的那一组则出现了确实并颇有意义的提高。
现在针对大脑健康的药物方法十分有限，研究论文的作者总结道，"目前的
发现可能有助于研发保持老年人认知能力的新的预防方法和治疗方法。"[9]

美国衰老国家研究院（National Institute on Aging）的马克 P. 马特森
（Mark P. Mattson）博士提供了更多支持在加强大脑功能和抵抗退行性疾病
中限制热量的作用的证据。他在报告中写道：

> "流行病学资料显示低热量摄入的人可能患中风和神经退行性
> 失调疾病的风险较小。在每人的食物摄入量与阿尔茨海默症还有中
> 风之间有很强的相关性。基于人群的病例对照研究数据表明每日热
> 量摄入量最低的人患阿尔茨海默病和帕金森氏病的风险最低。"[10]

马特森提到了对尼日利亚的家庭成员进行的基于人口的纵向前瞻性
研究，这其中一些家庭成员移居到了美国。对于那些相信阿尔茨海默症是
从 DNA 中"获得"的人，这一项特别的研究讲述了一个故事。研究表明，
美国的尼日利亚移民患阿尔茨海默症的发病率与他们仍在尼日利亚的亲戚
们相比上升了。[11] 这其中改变的只有他们的环境——特别是他们的热量摄
入。很明显这项研究关注的是较高的热量摄入对大脑健康的不利影响。

如果减少 30% 热量摄入的画面令你却步，那么请看这个：平均而言，
我们比 20 世纪 70 年代一天摄入的热量多了 523 卡路里。[12] 基于联合国粮
食及农业组织（Food and Agriculture Organization of the United Nations）的数
据，美国成年人平均每天摄入 3770 卡路里。[13] 普遍认为"正常的"卡路里
摄入量是女性大约每天 2000 卡路里，男性大约每天 2550 卡路里（根据活
动 / 运动量而提高）。从平均 3770 卡路里中减去 30% 等于 2640 卡路里。

我们增加摄入的热量大多来自糖。美国人平均每年摄入 100 ~ 160 磅
精制糖——这反映了仅在过去的 30 年中就上升了 25%。[14] 因此专注于减

少糖的摄入对于达成减少热量摄入大有助益，而且这会明显有助于减肥。事实上，由于血糖升高，肥胖本身与脑源性神经营养因子减少有直接和间接的联系。也请记住这一点：增加脑源性神经营养因子会带来实际上降低食欲的额外益处。我将这称为双重利益。

不过，如果以上的数据仍不足以激励你开始有助于大脑健康的饮食方式，在许多方面，间歇性禁食在启动脑源性神经营养因子产生的通道上有同样的效果。我们将在第7章中探索禁食的问题。

用热量限制的方法治疗神经系统疾病的益处其实并不新鲜，而是古时已有的方法。在医学史上热量限制是治疗癫痫发作第一有效的治疗方法。但是，现在我们知道了为什么这一方法有效以及是如何奏效的。热量限制产生深远的神经保护作用，增加新的脑细胞的生长，并且能使已有的神经网络扩张其支配范围（即神经可塑性）。

关于低热量摄入与促使各种生物生命延长的相关性的研究记录比比皆是。这些研究过的生物包括蛔虫、啮齿动物和猴子——研究还证明较低的热量摄入与阿尔茨海默症和帕金森氏病发病率下降有关联。我们认为这其中的发生机制是通过提高线粒体功能和控制基因表达实现的。

摄入较少的热量会减少自由基的产生，与此同时提高线粒体的能量产生，我们细胞中微小的细胞器会以ATP（三磷酸腺苷）的形式产生能量。线粒体有自己的DNA而且我们知道它们在阿尔茨海默症和癌症之类的退行性疾病中起重要作用。热量限制还对减少细胞凋亡（细胞自我毁灭的过程）有巨大的作用。当引导细胞死亡的基因机制被启动时，细胞凋亡就发生了——这被看作一件积极的事情，这一点起初可能让人感到迷惑不解。据我们所知，细胞凋亡是一种对生命至关重要的细胞功能。对于一切有生命的组织来说，预先编程的细胞凋亡是其正常而且必不可少的一部分，但是必须在有效和具有破坏性的细胞凋亡之间取得平衡。此外，热量限制会使炎症因子减少，使神经保护因子增加，特别是脑源性神经营养因子增加。此外，还证明它能够通过刺激对于减少过量的自由基有重要作用的酶和分子来增强身体的天然抗氧化防御能力。

2008 年，智利圣地亚哥大学（University of Chile in Santiago）的维罗妮卡·阿拉亚（Veronica Araya）博士在她的研究中报告说，她让体重超重和肥胖的研究对象在 3 个月中限制热量摄入，总体减少 25% 的卡路里。[15]她和她的同事检测发现脑源性神经营养因子的产生有罕见的增长，这一点导致食欲明显下降。这项研究还验证了相反的例子：摄入高含糖量食物的动物的脑源性神经营养因子产生出现了下降。[16]

与热量限制有关的分子之中被深入研究过的一种是去乙酰化酶（sirtuin-1，SIRT1），一种调节基因表达的酶。在对猴子的试验中，去乙酰化酶的活性提高会减少淀粉样蛋白——这种淀粉样的蛋白质的积累是阿尔茨海默症这样的疾病的标志。[17]除此之外，激活去乙酰化酶会改变某些细胞的受体，产生炎症总体减轻的作用。或许最重要的是，通过热量限制激活去乙酰化酶通道可以增加脑源性神经营养因子。脑源性神经营养因子不仅能增加脑细胞的数量，还能促进脑细胞分化成功能性的神经元（又是因为热量限制）。因此，我们认为脑源性神经营养因子增强学习和记忆的能力。[18]

生酮饮食的益处

热量限制能够激活上述的各种通道，它们不仅仅保护大脑而且促进新神经网络的生长，而同样的通道也可以由消耗酮（ketone）这类特殊的脂肪来启动。目前，大脑能量利用中最重要的脂肪是 β - 羟丁酸（beta-HBA），我们在下一章中会详细探究这种独特的脂肪。这其实是为什么所谓的"生酮饮食"自从 20 世纪 20 年代起就已成为治疗癫痫的方法，而且现在作为治疗帕金森氏病、阿尔茨海默症、肌萎缩侧索硬化症甚至自闭症的一种高效备选治疗方案而被重新评估。[19,20,21] 在一项 2005 年的研究中，帕金森氏病患者在采用生酮饮食仅仅 28 天后症状即有明显改善，这一结果不逊于药物治疗甚至大脑手术的结果。[22] 尤其是摄入生酮脂肪（即中链甘油三酯 /MCT 油脂）对增强阿尔茨海默症患者的认知功能表现出明显的改善。[23] 我们从椰子油中提取中链甘油三酯，它是 β- 羟丁酸的前体分子，还是治疗阿尔茨海默症的有益途径。[24] 生酮饮食还可以减少大脑中的淀粉样蛋白，[25] 而且它可以提高海马体中人体天然的保护大脑的抗氧化成分谷胱甘肽。[26] 此外，它还可以刺激线粒体的生长并且提高代谢效率。[27]

　　科学一般认为在人体生理系统中肝脏是酮的主要来源，现在认识到大脑也能够在一种叫作星形胶质细胞的特殊细胞中产生酮。这些酮体有深远的神经保护作用。它们减少大脑中自由基的产生，增加线粒体生物合成，并刺激与大脑相关的抗氧化物质的产生。此外，酮会挡住细胞凋亡的通道，避免脑细胞自我毁灭。

　　遗憾的是酮的名声不佳。记得在我实习期间，我曾被一名护士叫醒去给一名"糖尿病酮症酸中毒"的患者看病。当患者处在这种棘手的状况中时，医生、医学学生和实习医生都会感到担心，并且有充分的理由担心。这发生在没有足够的胰岛素来把葡萄糖代谢为燃料的依赖胰岛素的 1 型糖尿病患者身上。身体发胖，产生的酮达到危险的数量，随着在血液中累积而变得有毒害作用。与此同时，失去大量的碳酸氢盐，然后导致 pH 值降低（酸中毒）。通常结果是患者由于血糖升高而失水，随后发展成急症。

　　这种情况极其罕见，而且当 1 型糖尿病患者没能调节胰岛素水平时才会发生。我们正常的生理机能已经进化到能够处理血液中一定程度的酮了，事实上与动物王国的同伴相比，人类在这一能力上是独一无二的，这可能是因为我们的大脑与体重的比率加大，以及大脑对能量的需求高的结果。在静止时，大脑消耗的氧气占总量的 20%，而大脑只占人体的体重 2%。从进化的角度看，当血糖耗尽而且肝糖原又不济（饥饿的时候）时，如果我们还想继续打猎和采集，那么使用酮作为能量来源的能力就成了强制性的要求。生酮在人类进化中被证明是关键性的一步，这使我们能在食物匮乏期间坚持下来。加里·陶布斯的原话是这样的，"事实上，在我们的饮食中没有碳水化合物的时候，我们可以将这种轻度的生酮定义为人体代谢的正常状态。而人类历史中 99.9% 是饮食中不存在碳水化合物的时期。正因为如此，生酮不仅仅是一种可论证的自然状态，而且甚至是一种特别有益于健康的状态。"[28]

冥想的力量

冥想远非一种被动的活动。研究显示练习冥想的人除了其他疾病之外，发展出脑部疾病的风险低得多。[29] 学习如何冥想需要时间和练习，不过已经证明冥想有多重益处，而且这些益处都有助于延年益寿。

姜黄素和 DHA

姜黄素是姜黄根粉这种调味料中的主要活跃成分，目前颇受科学界的关注，特别是由于它与大脑的健康有关系。数千年以来，中药和印度药材〔阿育吠陀（Ayurvedic）〕一直在使用它。虽然姜黄素因其抗氧化、抗炎症、抗真菌和抗细菌活性而广为人知，它增加脑源性神经营养因子的能力对世界各地的神经科学家尤其具有吸引力。特别是流行病学家们，他们正在寻找解释痴呆症在大量使用姜黄根粉的群体中显著降低的线索。（有关姜黄素的更多信息请见第 7 章。）

最近或许没有哪种刺激大脑的分子像是二十二碳六烯酸（Docosah-exaenoic Acid）——也就是DHA这样备受关注了。在过去的几十年中，科学家们出于3个原因而积极地研究这一至关重要的大脑脂肪酸。首先，大脑脱水干重的2/3是脂肪，在这些脂肪中1/4是DHA。从结构上而言，DHA是包围着脑细胞的细胞膜，特别是作为大脑有效的功能核心的突触的重要构成要素。

其次，DHA是一种炎症的重要调节成分。它能够自然地降低环氧化酶-2的活性。而环氧化酶-2正是启动有害的炎症化学物质产生的关键一环。当吃进不卫生的食物的时候，DHA还会在敌人领地中以多种方式像斗士一样与敌人对抗。对于麸质过敏的人，它能够在肠道内壁的战斗中还击炎症。而且，它能够阻止高糖分饮食（特别是果糖）的破坏作用，有助于防止饮食中过多的碳水化合物造成的大脑代谢性障碍。

再次，可以说DHA最令人兴奋的活动是它在调节产生脑源性神经营养因子的基因表达中的作用。简单来说，DHA有助于协调安排大脑细胞的产生、连接和生存，并同时增强其功能。

在最近完成的一项首字母缩写为MIDAS（Memory Improvement with DHA Study）的双盲干预性试验中，参与的人群是485名有轻度记忆力问题的老年人，其平均年龄为70岁。研究人员给他们一种含有从海藻中提取的DHA的胶囊或者安慰剂，服用6个月。[30] 在研究结束时，服用DHA的组不仅血液中的DHA翻了一倍，而且对大脑功能的作用也十分显著。这项研究的首席研究员卡林·尤尔科-莫罗（Karin Yurko-Mauro）博士评论道，"在我们的研究中，与服用安慰剂的组相比，有记忆问题的健康人服用海藻DHA胶囊6个月后，在学习和记忆能力测试中错误减少的情况翻了一倍……其益处大约相当于年轻3岁的人的学习和记忆能力。"

另一项有815名65～94岁的老年人参加的研究发现，摄入DHA最多的那些人患阿尔茨海默症的风险令人吃惊地降低了 60%。[31] 这一保护程度优于其他流行的脂肪酸，比如 EPA 和亚油酸。弗雷明汉心脏研究也指出了其非凡的保护效果。研究人员将 899 名参与者在近 10 年血液中 DHA 的水平进行了比较，在这期间有些人患上了痴呆症，他们计算出保持血液中 DHA 水平最高的那些人经诊断患上这种疾病的风险要低 47%。[32] 这些研究人员还发现每星期吃两份以上鱼与阿尔茨海默症的发生率下降 59% 有关联。

> 当家长带着有行为问题的孩子来找我看病的时候，通常除了检查肤质过敏之外，我还会测定他们的 DHA 水平。因为 DHA 在激发脑源性神经营养因子中的作用，它在子宫中，以及婴幼儿时期也十分重要。但是如今的许多儿童没有得到足够的 DHA，在一定程度上这是我们看到如此多的注意缺陷多动障碍（ADHD）病例的原因。我记不清有多少次我用推荐 DHA 补剂的方法"治愈"了注意缺陷多动障碍的病例。在第 10 章中，我将给出这一重要补剂的推荐剂量。

我们如何提高我们体内的 DHA 水平呢？我们的身体能够制造少量的 DHA，我们能够用日常膳食中的一种欧米伽 -3 脂肪酸（即 α - 亚油酸）合成 DHA。但是从食物中得到全部所需的 DHA 很困难，而且我们也无法依赖身体自然产生的 DHA。每日我们需要至少 200 ~ 300 毫克 DHA，然而大多数美国人消耗的 DHA 不到目标量的 1/4，而且应该摄入超过最低限量的 DHA。在第 10 章中，我将给出处方以确保足够的摄入量，并且告诉各位如何轻松地从饮食和补剂中补足剂量。

用智力刺激加强新生的神经网络

如果说常识没有告诉我们使大脑持续获得智力刺激对大脑健康大有

益处，那么填字游戏、继续教育课程、参观博物馆甚至阅读就不会如此受欢迎了。而且事实证明，我们也知道挑战大脑能够强化新的神经网络。与肌肉锻炼使力量增强类似，大脑也会在智力刺激中变得更强。不仅变得更敏锐而且变得处理能力更高效，还能够储存更多的信息。马特森博士对例证的总结提供了有用的信息："就衰老和与年龄相关的神经退行性疾病而言，现有的资料显示那些增强树突的复杂性和突触的可塑性的行为也促进老龄化健康并降低神经退行性疾病的风险。"[33] 他接着还提供了数个例证。他注意到受教育较多的人患阿尔茨海默症的风险较低，而对这种与年龄相关的神经退行性疾病的防护作用可能总体上从生命早期的几十年中就开始了。为此目的，马特森博士指出，有研究表明年轻时语言能力超群的人患痴呆症的风险较低。此外，他还写道，"动物研究的资料表明，智力活动引起的神经回路活动增加会刺激在神经保护效果中发挥作用的基因表达。"

抗氧化剂骗局 [34]

　　广告所宣称的那些抗氧化物质含量极高的异国果汁或提取物剂在地球上随处皆是。你可能会奇怪：为什么要夸大其词呢？摄取抗氧化成分有什么益处？如你所知，抗氧化成分有助于控制自由基的危害，大脑产生大量的自由基，但是缺乏与身体上其他部分一样的抗氧化保护水平。所幸的是，我们现在知道如何弥补这一不利的差距了，但是并非通过摄入抗氧化成分本身来弥补。我们的 DNA 其实能够在有特殊的信号出现时激发人体产生保护性抗氧化成分，而且这一内部的抗氧化系统比任何营养补剂都更强大。因此，如果你为了战胜那些自由基而吃异国的浆果或者服用维生素 E 和维生素 C 的话，那么请考虑以下内容。

　　1956 年，德纳姆·哈曼（Denham Harmon）博士证明了抗氧化物质能够"熄灭"自由基，然后生产抗氧化剂的整个产业随之诞生了。[35] 德纳姆·哈曼博士的理论在 1972 年更深化了一步，他认识到了自由基的实际源头——线粒体本身就最容易受到自由基的损害，而且当线粒体的功能由于这种损害而大打折扣时会引起衰老。[36]

明白了自由基的强大破坏作用，尤其是因为它们与大脑有关，鼓励研究人员寻找更好的抗氧化成分来作为保护大脑的措施，而且借此防止疾病或许还可以增强功能。例如，2007 年肯塔基大学（University of Kentucky）的威廉姆·马克斯伯里（William Markesbery）博士在报告中描述了轻度认知障碍与自由基之间的关系。在这份报告中，马克斯伯里博士和同事证明了认知功能早期就会开始下降——早在脑部疾病被确诊之前。他还注意到对脂肪、蛋白质甚至 DNA 的氧化损害的标记升高直接与心智障碍的程度有关联。马克斯伯里博士说，"这些研究确定了氧化损害作为阿尔茨海默症发病机制的早期事件可以作为一个治疗靶点延缓病情发展或者也许能够延缓发病。"[37]

文中继续写道，"要想中和阿尔茨海默症发病机制中的氧化成分，需要把更好的抗氧化成分和药物组合起来使用，以增强抗氧化的防御体系。可能性最大的方法是优化这些神经保护类的药物，它们将被用于该疾病的病发前阶段。"通俗地说，我们需要提早在认知功能下降出现之前很久就开始刺激身体对抗自由基的先天防御能力。而且当我们意识到如果我们活到 85 岁或者以上，那么我们患阿尔茨海默症的风险达到惊人的 50%，许多人现在就应该明白自己已经处在"病发前"的阶段了。

因此，如果我们的大脑组织受到自由基的攻击，那么应该用抗氧化成分还击吗？要回答这个问题，我们需要考虑一下细胞的能量供应者——线粒体。在产生能量的正常过程中，每个线粒体每天都会产生数百甚至数千的自由基分子。这个数字乘以我们每个人都拥有的线粒体大军的数量——1万亿，你会得出一个天文数字，10后面加18个0。有人可能会问，维生素 E 胶囊或者一片维生素 C 在对付自由基的荼毒中效果如何呢？在与自由基的对抗中普通的抗氧化成分通过被氧化这种自我牺牲的办法来实现抗氧化的作用。也就是，一个维生素 C 分子和一个自由基同归于尽。（这种**一对一**的化学作用被称为剂量反应。）你能够想象要想中和每天人体产生的海量自由基要服下多少维生素 C 吗？

所幸的是与预料的一样，人类的生理机能已经发展出在高氧化压力中产生更多保护性的抗氧化物质的自身生物化学机制。我们的细胞并不完全依赖外来食物来源中的抗氧化物质，细胞有根据需要产生抗氧化酶的先天能力。自由基水平高会启动细胞核中一种叫作 Nrf2 的特殊的蛋白质，Nrf2 会打开身体最重要的抗氧化成分和解毒酶大量产生的阀门。因此如果过量的自由基能通过这一途径引发更好的抗氧化物质的产生，那么下一个问题显然是还有别的什么能够激活 Nrf2 吗？

现在要进入激动人心的部分了。新的研究已经确认有各种可变因素能够启动 Nrf2 的开关，激活能够产生强大的抗氧化物质和解毒酶的基因。范德堡大学（Vanderbilt University）的高凌[⊖]（Ling Gao）博士发现当欧米伽 -3 脂肪酸 EPA 和 DHA 被氧化后，会在很大程度上激活 Nrf2 的通道。若干年来，研究人员就注意到吃鱼油（EPA 和 DHA 的来源）的人自由基损害水平下降，然而有了这一新的研究发现，鱼油和抗氧化保护之间的关系现在清晰明确了。正如高博士写的，"我们的资料支持……形成的假说……体内的 EPA 和 DHA 产生的混合物能够达到足够高的含量，从而诱导以 Nrf2 为基础的抗氧化物质和解毒防御系统。"[38]

⊖　高凌为 Ling Gao 的音译。——译者注

解毒：解毒对于大脑健康的意义

人体会产生一系列令人惊叹的酶，人体正常代谢过程中在体内产生毒素以及在外部环境中接触到的毒素都由这些酶来解毒。这些酶的产生听命于DNA，已经经历了数百万年的进化。

谷胱甘肽被认为是人类大脑中最重要的解毒物质之一。它是一种十分简单的化学物质。谷胱甘肽是一种三肽，意味着它只由3种氨基酸组成。但是，尽管它的构成简单，谷胱甘肽在大脑健康中有深远的作用。首先，它作为细胞生理中的一种主要的抗氧化物质，有助于保护细胞免受自由基的损害，而且更重要的是还能保护维持生命的娇弱的线粒体。作为一种抗氧化物质谷胱甘肽极为重要，科学家们经常用细胞谷胱甘肽的测定值作为细胞健康的总体指标。其次，谷胱甘肽在解毒化学作用中的作用也十分强大，它能够与各种毒素结合以减轻其毒性。最重要的是，谷胱甘肽作为谷胱甘肽 S- 转移酶的底物，参与大量的毒素转化，使毒素可溶于水，进而易于排出体外。这种酶的功能缺陷与广泛的疾病有关联，仅举几个例子来说其中包括黑色素瘤、糖尿病、哮喘、乳腺癌、阿尔茨海默症、青光眼、肺癌、肌萎缩侧索硬化症、帕金森氏病和偏头痛。明白了谷胱甘肽作为抗氧化物质和解毒的关键因素的基本作用，那么尽一切可能维持甚至增加谷胱甘肽就成了情理之中的事情，这也正是我的饮食方案要帮助你达成的目标。

热量限制也在各种各样的实验室模型中被证明有诱导 Nrf2 激活的作用，这一点不足为奇。当减少实验室的动物摄入的卡路里时，动物们不仅活得更长久（可能是抗氧化物质保护增加的结果），并且对数种癌症的抵抗力也显著增强了。正是这一特性进一步支持了下一章中的禁食疗程。

已经确认了几种能够通过激活 Nrf2 机制来启动抗氧化和解毒通道的天然混合物。其中有从姜黄中提取的姜黄素、绿茶提取物，从飞水蓟中提取的飞水蓟素、假马齿苋提取物（bacopa extract）、DHA、萝卜硫素（含在西兰花中）以及南非醉茄（ashwagandha）。这些物质中的每一种都能够有效地启动身体先天具备的关键抗氧化成分（包括谷胱甘肽）产生的开关，而且没有一种听起来像是你在日常饮食中会摄入的东西。你会很高兴知道咖啡是大自然中最有效的 Nrf2 激活剂。咖啡中的几种分子有这种积极的效果，其中一部分在咖啡原料中，另一部分则在烘烤过程中产生。[39]

除了抗氧化功能之外，启动 Nrf2 通道还可以激活产生大量保护性化学物质的基因，这会在抑制炎症的同时进一步支持身体解毒的通道——都是有益于大脑健康的好事情。

"阿尔茨海默症的基因"

自从 10 年前整个人类基因组解码至今，我们已经设法积累了大量的证据证明哪些基因映射什么样的结果，是有利的结果还是不利的结果。如果你曾留意过 20 世纪 90 年代早期到中期的新闻，你或许知道科学家已经发现了"阿尔茨海默症的基因"，即某个特殊的基因与患上阿尔茨海默症的风险之间有联系。你想知道的是，**我有此基因吗**？

首先，出于礼貌先简要介绍一下国家卫生研究院的衰老研究所（National Institute of Health's Institute on Aging）涉及的生化知识。一个或多个特定基因的基因突变或永久改变，并不一定会引起疾病。但是有一些会，而且如果你被遗传了会引发某种疾病的突变的基因，那么你可能会患上这种疾病。镰状细胞贫血症、亨廷顿氏舞蹈病和囊肿性纤维化都是遗传性疾病的例子。有时，基因中的一项遗传变异能够借此导致疾病，但这并不是必然的。更常见的情况是，这种变异能够简单地提高或者降低患上某种疾病的风险。如果一种变异据知能够提高风险但是不一定会引发疾病，那么它就被称为一个遗传基因风险因子（genetic risk factor）。[40]

必须明确的是，科学家们还没有发现导致阿尔茨海默症的特定基因。但是一个似乎增加患阿尔茨海默症可能性的基因风险因子与 19 号染色体的载脂蛋白 E 基因（APOE）有关联。它编码了制造有助于运送血液中的胆固醇和其他类型脂肪的蛋白质的指令。它有数种不同的形式或者等位基因。其主要形式是 APOE ε2、APOE ε3 和 APOE ε4。

APOE ε2 相对罕见，但是如果你遗传了这一等位基因，那么你在年老时患上阿尔茨海默症的可能性更大。APOE ε3 是最常见的等位基因，不过据信它既不增加也不降低你患上疾病的风险。然而，APOE ε4 是媒体常常提到，并且最令人害怕的一个。在一般人群中，它存在于大约 25% ~ 30% 的人身上，而且大约 40% 患有阿尔茨海默症的人携带这一等位基因。那么，你或许又想知道你是否携带这一风险因子，以及它对你和你的未来的影响了吧。

遗憾的是我们不知道这种等位基因是如何增加阿尔茨海默症的风险的。我们对这其中的机制知之甚少。天生携带 APOEε4 等位基因的人比没有此等位基因的人较早患上阿尔茨海默症的可能性更大。要记住的重要一点是遗传了 APOEε4 等位基因并不意味着命运就此注定了，并非一定会发展出阿尔茨海默症。有些具有 APOEε4 等位基因的人没有任何认知功能下降方面的疾病。而且许多患上了阿尔茨海默症的人没有任何一种这些基因风险因子。

做一个简单的 DNA 筛查就可以确定你是否有这种基因，不过即使你有这种基因，也并非回天乏术。我推荐的饮食方式可以使你不受 DNA 的控制，掌控自己的大脑的命运。这一点怎么强调都不为过：你的健康——大脑的安宁在很大程度上由你掌控，正如下一章所述。

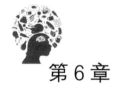

第 6 章

心理障碍和头痛的新疗法

如何赶走注意缺陷多动障碍、自闭症、抑郁症、头痛……

法则是，看不到的东西比看得到的更扰人心绪。

——凯撒大帝

如果以糖和麸质为主的碳水化合物，包括你日常所吃的全麦面包和你喜爱的让你感到愉快的食物，正在慢慢地摧毁你大脑的功能和长期健康，那么这些成分在较短的期间内会产生什么影响呢？它们能够引起行为变化，影响注意力和专注力，导致某些抽动障碍和情绪问题，比如抑郁症吗？它们是慢性头痛，甚至偏头痛的罪魁祸首吗？

是的，它们是根源。"谷物大脑"的真相是麸质不仅仅只是妨碍神经发生，并且会逐渐悄无声息地增加认知困难的风险。正如我在前一章中不断提示的那样，以会引发炎症的碳水化合物为主并且所含的健康脂肪不足的饮食会对大脑造成多重影响——不仅是在患痴呆症方面的影响，而且会导致患上常见的神经系统疾病的风险增加，比如注意缺陷多动障碍、焦虑症、妥瑞氏症、精神疾病、偏头痛甚至自闭症。

目前为止，我们主要关注的是认知功能下降和痴呆症。现在，我们从上述常见的行为和心理障碍的角度来看一下麸质对大脑的破坏作用。我将先从年幼的儿童常患的疾病开始，然后扩展到各个年龄段的人都会有的一系列问题。有一件事情要明确一下：从饮食中剔除麸质并采用无谷健脑的生活方式通常是减轻这些如今折磨数以百万计的人们的脑部疾病的最有效办法，而且这一简单的"处方"往往胜过药物治疗。

麸质在行为和运动障碍中的作用

我第一次见到斯图尔特（Stuart）的时候他刚满4岁。他的母亲南希（Nancy）带他来找我看病。我几年之前就认识南希了，她是一名理疗师，曾给我的许多病人做过治疗。南希一开始就说出了她对斯图尔特的担忧，她说虽然她没有注意到她的儿子有什么不对劲，但是幼儿园的老师觉得斯图尔特异常"活跃"，觉得最好带斯图尔特去找医生看一下。这并不是第一次南希出于这一担忧而带斯图尔特看病了。来这里看病之前一星期，南希带斯图尔特去看了儿科医生。儿科医生宣布斯图尔特患有注意缺陷多动障碍，给斯图尔特开的处方是服用利他林®（Ritalin®）。

南希完全有理由对让儿子服用这种药物担忧，她想更进一步寻找可选方案。她解释说她的儿子频繁地突然发怒，而且"当他感到沮丧的时候会不自主地发抖"。她说幼儿园的老师抱怨过斯图尔特无法"专注完成一项活动"，这让我好奇什么样的活动需要一名4岁的孩子全神贯注地投入其中。

斯图尔特的病历揭示了很多信息。他曾有过严重的耳部感染，因此用过无数次抗生素。事实上，在我初诊的时候，他正在接受为期六个月的预防性抗生素治疗。这样做是希望降低他以后再发生耳部感染的风险。但是，除了耳部问题之外，斯图尔特也一直抱怨关节疼痛。由于情况严重，所以他现在也经常服用强效抗炎症的萘普生®（Naprosyn®）进行治疗。我预料的没错，斯图尔特没有吃过母乳。

在他的检查结果中，有 3 件事情引起了我的注意。第一，他用口呼吸，这是鼻腔中有持续炎症的一个明确信号。第二，他的脸上表现出经典的"过敏性黑眼圈"，即过敏引起的眼睛下的黑眼圈。第三，他确实是非常活跃。他静坐的时间不会超过 10 秒，起身去探索检查室里的每个角落，把几乎每个医生的桌子上都少不了的揉皱的检查表撕碎。

我们的实验室的检查项目有限。事实上，我们只是简单地进行了麸质过敏检查，检测了麦胶蛋白抗体水平（麦胶蛋白是一种小麦蛋白）。毫无意外，斯图尔特的测定值比正常值高了 300%。

我们决定瞄准斯图尔特的病源，即炎症进行治疗，而不是用药消除他的症状。炎症是这个小男孩的健康问题的核心，包括他耳朵的问题、关节的问题以及无法镇定的问题。

我向南希解释我们必须要采用无麸质饮食方式。而且在斯图尔特广泛地接触过抗生素之后，我们需要给他添加一些有益菌、益生菌来调养身体，重建健康的肠道环境。最后，我在处方上添上了欧米伽 -3 脂肪酸 DHA。

接下来斯图尔特的病情好转得难以形容。斯图尔特的父母接到幼儿园老师的电话，感谢他们为斯图尔特进行药物治疗，因为斯图尔特的举止行为已经"大大改善"了。此外，斯图尔特的父母注意到斯图尔特变得平静，更喜欢互动，而且他的睡眠也更好了。但是，他的转变并不是由于药物。斯图尔特的健康和态度的"巨大"改变纯粹是饮食的功劳。

两年半后我收到了南希的短笺，她写道："我们让他上学了，他是班里年纪最小的孩子。他很擅长阅读和数学。我们觉得他不会再有过分活跃的问题了。他长得非常快，已经是班里个子最高的孩子之一。"

注意缺陷多动障碍是儿科医生最常做出的诊断之一。患儿的父母受到导引，相信他们的孩子有某种形式的疾病，从而限制孩子的学习能力。医疗机构也经常说服父母药物治疗是最好的"速效方法"。认为注意缺陷多动障碍是一种能用药片就轻易治好的病，这种想法很轻松但是令人担忧。全美国有几所学校25%的学生经常服用影响精神状态的强效药物，而这样做的长期后果还没做研究，尚未可知！

虽然美国精神病协会（American Psychiatric Association）在其《精神疾病诊断与统计手册》（*Diagnostic and Statistical Manual of Mental Disorders*）中写道，3% ~ 7%的学龄儿童有注意缺陷多动障碍，研究人员估计社区样本中的这一比例会更高，美国疾病控制与预防中心（Centers for Disease Control and Prevention）收集的针对父母的调查数据描绘了一幅不一样的图画。[1]根据2013年3月美国疾病控制与预防中心的数据，总体来看在美国将近1/5处于高中年龄段的男孩和11%的学龄儿童被诊断为患有注意缺陷多动障碍。这相当于大约640万4 ~ 17岁的孩子，表明自2007年以来增长了16%，在过去的10年中增长了53%。[2]据《纽约时报》报道，"在现已确诊的患者中2/3的人拿到的处方开的是像利他林和安非他命（adderall）这样的中枢神经兴奋剂。这样的药物可以大幅改善注意缺陷多动障碍患者的生活，但是也会导致上瘾、焦虑和偶尔精神失常。"[3]这一情况促使美国精神病协会考虑更改其对于注意缺陷多动障碍的定义，这么多人被确诊……而且采用了药物治疗。美国疾病控制与预防中心的主任托马斯 R. 弗里登（Thomas R. Frieden）博士说，开给儿童的处方中兴奋剂处方率上升就像成年人过度使用止痛药和抗生素一样，对此我完全同意。哈佛医学院（Harvard Medical School）的医学教授、《医生如何想》（*How Doctors Think*）一书的作者杰罗姆·格鲁普曼（Jerome Groopman）博士接受《泰晤士报》（*The Times*）的采访时说，"时代已经大变，现在如果孩子的行为被认为是所谓的"不正常"（例如他们没有在书桌前安静地坐着），那么就是病态的，而不是仅仅因为他们还处在童年。"[4]当我们对童年的定义被像是注意缺陷多动障碍这样的模糊诊断践踏的时候意味着什么呢？

除了在过去的 10 年中使用药物治疗注意缺陷多动障碍急剧上升之外，2001 ～ 2010 年间抗焦虑药物的使用激增：在 19 岁及以下的儿童中，在女孩中抗焦虑药物使用增加了 45%，在男孩中抗焦虑药物使用增加了 37%。根据美国快捷药方公司（Express Scripts）一份叫作"美国的大脑状态"的报告，美国人服用心理保健药物治疗心理和行为障碍的总体数量自从 2001 年开始增加。2010 年最新的数据显示，20% 以上的成年人服用至少一种药物，比 10 年之前增加了 22%。有趣的是，女性出于心理保健的原因而服用药物的可能性比男性更大。2010 年，25% 以上的女性服用这些药物，相比之下男性只有 15%，如图 6-1 所示。[5]（哈佛的研究人员推测这可能是由于女性受到青春期、怀孕和绝经期间激素变化的影响。虽然男性和女性同样都受到抑郁症的影响，但是通常妇女寻求医疗帮助的可能性更大。）

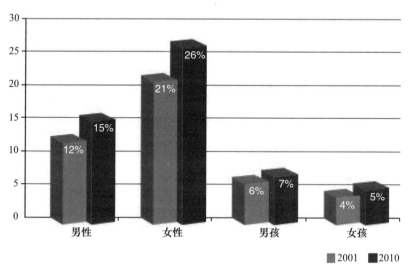

图 6-1　2001 年与 2010 年使用心理保健药物的人口比例

12 岁及以上的美国人中 11% 的人服用抗抑郁药物，而这个比例随着人群年龄直线上升，你会发现在 40 多岁和 50 多岁的女性中收到抗抑郁药物处方的高达 23%。

鉴于心理和行为障碍率飙升，强效药物的使用越来越多，为什么没有人注意过这一趋势的根本原因呢？我们如何能够提出不涉及危险药物的解决方案呢？在问题的根源上吗？那种有黏性的小麦蛋白——麸质。虽然关于麸质过敏与行为或者心理问题之间的联系仍未有定论，但我们知道以下几点事实：

◎ 有乳糜泻的人患上发育迟缓、学习障碍、抽动障碍和注意缺陷多动障碍的风险较高。[6]

◎ 对麸质过敏的患者通常会出现严重的抑郁和焦虑。[7,8] 这主要是由于细胞因子会阻断像血清素（serotonin）这样的关键脑部神经递质产生，而后者对于调节情绪至关重要。

◎ 从饮食中剔除麸质，往往也剔除奶制品后，许多患者不仅情绪障碍消失了，而且也摆脱了其他由于免疫系统过分活跃而引起的疾病，如过敏症和关节炎。

◎ 45% 患有自闭症障碍的人有肠胃问题。[9] 虽然并非所有患自闭症障碍的人出现胃肠道不适的症状都是乳糜泻所导致的，但是数据显示与普通儿童相比自闭症儿童的乳糜泻发病率较高。

好消息是，我们能够通过无麸质饮食和在饮食中添加 DHA 和益生菌这样的补剂来逆转许多神经、心理和行为方面的障碍。为了说明这种简单无须用药的处方的作用，我分享一下 KJ 的故事。我第一次见到 KJ 是 10 多年前的事情了，那时她才 5 岁。她被确诊为患有妥瑞氏症。这是一种抽动障碍，其特点为突发的、反复的、没有规律的、涉及单一或多部位肌群的异常收缩（运动性抽动）以及发声。科学尚未发现这一神经系统异常的确切原因，但是我们知道像是许多神经精神异常（neuropsychiatric disorders）

一样，这种疾病有会因环境因素而加剧的基因根源。我认为未来的研究将会揭露许多妥瑞氏症背后的真相，表明麸质过敏在其中的影响。

在 KJ 第一次来我的办公室的时候，她的母亲告诉我一年之前她的女儿颈部的肌肉开始有不自主的收缩，而原因不明。她试过各种各样的按摩治疗，疗效甚微。颈部的问题仍是时隐时现。最终情况恶化，发展到了她的下巴、面部和颈部。她还不断地清喉咙，发出各种咕哝声。她的主治医生诊断她是妥瑞氏症。

当我看她的病历时，我注意到在严重的精神系统症状病发之前 3 年，她开始出现腹泻和慢性腹痛，而且现在仍是如此。正如你预料的一样，我给她做了麸质过敏检查，确认了这个可怜的孩子一直都有过敏症。采用无麸质饮食两天之后，所有不正常的抽动、清喉咙和咕哝声，甚至腹痛都消失了。直到今天，KJ 都没有再出现那些症状，她也不再被认为是一名妥瑞氏症患者了。KJ 的病例令人信服，我在给卫生保健专业人员讲课时经常用到这个病例。

> 警告：用于治疗注意缺陷多动症的药物在一些情况下会造成永久的妥瑞氏症。科学已经在 20 世纪 80 年代早期就记录了这一情况。[10] 既然研究已经证明了无麸质饮食的强大作用，现在是我们做出改变的时候了——不，不是改变，而是创造历史。

我要分享的另一个例子又回到了注意缺陷多动障碍上。KM 是一名可爱的 9 岁女孩。她的父母带她来找我看病是因为她有注意缺陷多动障碍的典型特征和"糟糕的记忆力"。在她的病史中有趣的一点是，她的父母描述了她有思考障碍和注意力障碍，并且"持续数日"，在这种情况结束之后她会在接下来的几天里"好好的"。学习评估显示她处于三年级中期的水平。她似乎很镇静也容易集中注意力，而且当我看到她的学术测试成绩单的时候，我确认了她确实是处在三年级中期的正常水平，完全与她的年龄相符。

化验检查之后确认了两个可能的病因——麸质过敏和血液中的 DHA 低于正常值。我给她开了严格的无麸质饮食和每天补充 400 毫克 DHA 的处方。另外，由于她以前每天都会喝几瓶无糖饮料，所以我要求她不要再摄入阿斯巴甜或者纽甜（NutraSweet）。几个月之后，她的父母对她的情况好转的程度极为吃惊，KM 对自己的进步也十分高兴。在新的学术测试中，她的计算能力处于五年级早期的水平，总体学习技能处于四年级中期水平，而故事回忆的能力处于八年级中期的水平。

以下是援引她母亲在信中的话：

> "KM 今年读完了三年级。在开始无麸质饮食之前，在学习上，特别是数学，对她来说很困难。正如你看到的那样，她现在的数学成绩突飞猛进。就现在的成绩来看，升入四年级之后，她的数学成绩在班里会是数一数二的水平。老师说如果她跳过四年级直接升入五年级，那么她会在班里处于中等。能有这样的成果真是不可思议！"

像这样的故事在我的行医生涯中已经司空见惯。我知道无麸质饮食有"非凡效果"已经很久了，感谢科学证据最终给轶事证据正名。一项证明我的看法无误的研究发表于 2006 年，这项研究记录了注意缺陷多动障碍患者在无麸质饮食六个月之前和之后的情况，颇有启示作用。我很看重这一研究的一点是其研究对象的范围广泛——从 3 岁到 57 岁，而且这项研究采用了一种广为推崇的行为量表——Conner Scale Hypescheme。六个月之后，改善情况十分显著：[11]

"不注意细节"降低了 36%；

"难以保持注意力"降低了 12%；

"无法完成工作"降低了 30%；

"容易分心"降低了 46%；

"经常不假思索地做出回答或者引用他人的话"降低了 11%。

这些人的总体"平均成绩"降低了 27%。我希望更多的人加入进来，行动起来，让我们都变得身体更健康，头脑更敏锐。

剖腹产如何使注意缺陷多动障碍的风险提高

剖腹产的婴儿患注意缺陷多动障碍的风险更高，但是为什么呢？对其中因果关联的理解使我们相信能够维持肠道健康和整体健康的有益的肠道细菌十分重要。原因如下：当婴儿在自然分娩中经过产道的时候，数十亿对健康有益的细菌冲刷过婴儿的身体，从而给新生儿接种了适合的益生菌，这些益生菌对一生的健康都有裨益。然而如果婴儿是通过剖腹产出生的，那么这个新生儿就错失了益生菌的洗礼，这给肠炎进而麸质过敏的较高风险和未来患注意缺陷多动障碍埋下了伏笔。[12]

新的研究还为母亲们采用母乳喂养提供了另一原因，经常吃母乳的婴儿在第一次吃含有麸质的食物时比没有吃过母乳的婴儿患乳糜泻的风险低 52%。[13] 其中的原因之一可能是母乳减少了胃肠感染的可能性，降低了肠道内壁损害的风险。这也可以抑制对麸质的免疫应答（immune response）。

无麸质饮食能够治疗自闭症吗

很多人问我关于麸质与自闭症之间可能的联系的问题。自闭症的表现形式非常多，如今 150 名儿童之中就有 1 名儿童会发展出其中的一种形式；2013 年，一份政府报告指出如今每 50 名学龄儿童就有 1 名，或者说有 100 万儿童被确诊患有某类自闭症。[14] 自闭症是一种神经障碍，通常在儿童 3 岁的时候表现出来，自闭症会影响社交和沟通技巧的发展。科学家们在试图找出自闭症的确切原因，其根源可能在于遗传和环境两方面。若干风险因素已经被研究过，其中包括遗传、感染、代谢、营养以及环境，但是由特定原因引发的病例之中仅有不到 10% ~ 12% 的病例能够被确认病因。

我们知道没有能够治愈自闭症的灵丹妙药，对于精神分裂症或躁郁症也是如此。这些大脑疾病各有其独特之处，却有共同的潜在特征炎症，其中有些炎症只是饮食选择不当引起过敏的结果。虽然仍存在争议，但是有些自闭症患者在从饮食中剔除麸质、糖还有奶制品（有时也要剔除奶制品）后产生了积极反应。在一个特别显著的病例中，一名被诊断为严重自闭症的儿童，被发现也患有乳糜泻，这妨碍他吸收营养。他采用无麸质饮食之后自闭症的症状减轻了，这促使他的医生建议对所有患神经发育疾病的儿童都进行营养不足和吸收不良症候群检查，比如乳糜泻。在某些情况下，影响神经系统的营养不良可能是反映自闭症的发育迟缓的根本原因。[15]

我承认我们在做出结论性的相关性所需的标准科学研究方面尚有不足，但是笼统地看一下这一主题并且考虑一些符合逻辑的推论还是值得做的。

我首先要指出的是自闭症和乳糜泻有平行的上升曲线。并不是说这两者之间有绝对的联系，但是从纯粹的数字上看两者有相同的模式，这一点很有趣。然而，两者确实有共同之处，也就是同样的基本特征：炎症。乳糜泻是肠道的炎症紊乱，自闭症是大脑的炎症紊乱。许多记录显示自闭症患者的炎症因子水平较高。单凭这一个原因，就值得深思减少体内一切抗体 – 抗原相互作用的效果，包括与麸质有关的那些。

有一些患自闭症的儿童在采用无麸质和无酪蛋白（牛奶蛋白）饮食之

后表现出了好转。1999 年发表于英国的一项研究显示，研究人员监测了 22 名患自闭症的儿童在采用无麸质饮食 5 个月中数种行为改善的情况。最惊人的是，当这些儿童在无麸质饮食期间意外摄入麸质后，"会极快地造成行为改变……十分明显，许多父母都有所察觉。"[16] 这项研究还表明至少需要 3 个月的时间，这些孩子才会表现出行为改善。对于给孩子准备饮食的家长来说，如果孩子没有马上出现行为改变，那么不要因此而放弃希望是非常重要的。在明显的改善出现之前要坚持 3 ~ 6 个月的时间。

一些专家质疑是否含麸质的食物和牛奶蛋白能够产生类似吗啡的化合物（"外啡肽"），从而刺激大脑中的各种感受器并且提高患自闭症以及精神分裂症的风险。[17] 要证明这一理论尚需更多的研究。然而，我们能够减小患上这些疾病的风险，并且更好地掌控这些疾病。

尽管缺乏研究，但免疫系统在自闭症发展中的作用显而易见，而且免疫系统把麸质过敏与大脑联系了起来。这里也要提一下"分层效应"，在这种效应中，在一连串事件中一个生物问题接连损害另一个。例如，有一个研究小组认为，如果一名儿童对麸质过敏，那么其肠道中的免疫反应会导致行为和心理症状，在自闭症中这会导致"作用加剧"。[18]

换个方法赶走抑郁症

这是一个令人心碎的事实：在全世界，抑郁症是导致行为能力丧失的主要原因。它还在全球疾病负担中居于第四位。据世界卫生组织（World Health Organization）估计，到 2020 年，抑郁症将成为第二大病痛的原因——仅次于心脏疾病。在许多发达国家比如美国，抑郁症已经成为死亡的首要原因之一。[19]

更令人忧虑的是许多抑郁症患者的药柜里摆着的是昂贵又无用的药

品：所谓的抗抑郁药品。百忧解（Prozac）、帕罗西汀（Paxil）、舍曲林（Zoloft）和无数的其他药品无疑是美国最常见的抗抑郁药物，虽然事实上在许多情况下这些药物并不比安慰剂更有效，而且在某些情况下可能极为危险甚至导致自杀。新的科学研究揭示出这些药物对人的危害有多么大。波士顿的研究人员研究了 136 000 多名 50 ~ 79 岁的女性，这些人的情况揭示了服用抗抑郁药物与中风和一般性死亡之间的联系，其结果无可否认。服用抗抑郁药物的女性中风的可能性提高 45%，因各种原因而死亡的可能性则高 32%。[20] 这一发现来自妇女健康提倡协会（Women's Health Initiative），发表在《内科学文献》（*Archives of Medicine*）上，这是一项针对美国女性的公众健康调查。而且服用新型抗抑郁药物——选择性血清素再回收抑制剂（Selective Serotonin Re-uptake Inhibitors，简称 SSRIs）或者旧的抗抑郁药物——三环抗忧郁剂（Tricyclic Antidepressants），比如阿密曲替林（Elavil）并没有差别。SSRIs 常被用作抗抑郁药物，但是也会用在治疗焦虑症和某些人格障碍的处方中。这样的药物借由防止大脑再次吸收神经递质血清素来起作用。通过改变大脑中血清素的平衡，神经元更好地发出和接收化学讯息，这样反过来使人心情舒畅。

令人担忧的研究已经达到了引爆点，而且有些制药行业巨头正在从抗抑郁药物研发中收手（虽然它们仍从这一部分中赚得金箔满盆——总额接近每年 150 亿美元）。《美国医学会期刊》（*Journal of the American Medical Association*）近期的报告说，"与安慰剂相比，抗抑郁药物的益处随着抑郁症状的严重程度而增加，平均来看对轻度或者中度症状的益处可能极小或者并不存在。"[21]

这并不是说某些药物在一些严重的病例中毫无益处，但是这带来的启示意义颇为深远。让我们简单回顾一下一些其他有趣的发现，给服用抗抑郁药物的人另一种通向幸福之路的启发。

情绪低落和低胆固醇

我已经在胆固醇滋养大脑健康的那部分中说明了我的理由。无数的研究已经证明胆固醇水平低的人患抑郁症的可能性高很多。[22] 而且开始服用降低胆固醇的药物（即他汀类药物）的人可能变得更抑郁。[23] 我在实践中见证了这一点。抑郁是由药物本身直接导致的，还是只是胆固醇水平降低的后果的反映（我赞成后一种解释），尚未可知。

10 多年前的研究就显示了胆固醇水平低与抑郁症之间的联系，更不用提自杀和暴力之类的冲动行为了。詹姆士 M. 格林布拉特（James M. Greenblatt）博士，是一名拥有儿童和成人双重认证的精神科医生，著有《疗郁：不吃药的忧郁解方》（*The Breakthrough Depression Solution*）一书，他在 2011 年给《今日心理学》（*Psychology Today*）写了一篇佳作，在其中总结了这些证据。[24]1993 年，据研究发现胆固醇水平低的老年男性与胆固醇水平高的老年男性相比，患抑郁症的风险高 300%。[25] 一份 1997 年瑞典的研究表明了类似的情况：研究对象是 300 名 31 ~ 65 岁在其他方面很健康的女性，胆固醇水平最低的 10% 的女性的抑郁症状体验比胆固醇水平较高的组要明显得多。[26] 2000 年，荷兰的科学家在报告中称，长期总胆固醇水平低的男性比胆固醇水平较高的男性经历的抑郁症状更多。[27] 根据 2008 年在《临床精神医学期刊》（*Journal of Clinical Psychiatry*）上发表的一份报告，"低血清胆固醇可能与企图自杀的历史有关。"[28] 研究人员调查了 417 名曾试图自杀的患者组成的群体——其中包括 138 名男性和 279 名女性，并将这一群体与 155 名没有自杀历史的精神病患者以及 358 名健康的控制组患者进行了比较。这项研究设定的低胆固醇标准为低于 160。研究结果令人大为吃惊。研究显示低胆固醇组的人企图自杀的可能性高 200%。2009 年，《精神病学研究杂志》（*Journal of Psychiatric Research*）上发表了一项研究，该研究跟踪了将近 4500 名美国退伍军人 15 年。[29] 与其他退伍军人相比，低胆固醇的患抑郁症的退伍军人面临的非自然死亡（比如自杀和意外）风险升高了7倍。正如前面提到的，自杀企图在总胆固醇水平低的人中较高。

全世界这样的研究我可以举出很多，无论男性还是女性，这些研究的结论都一样：如果你的胆固醇水平低，那么你发展出抑郁症的风险就高很多。而且你的胆固醇水平越低，你酝酿出自杀念头的风险就越高。我不想随便地说这个，但是我们现在有权威机构的记录证明这一因果关系有多么严重。在躁郁症领域也有这一关联的充分记录。[30] 如果躁郁症患者的胆固醇水平低，那么企图自杀的可能性较高。

麸质抑郁症

科学家长期观察了乳糜泻与抑郁之间的重叠，这很像是乳糜泻与注意缺陷多动障碍以及其他行为障碍之间的重叠。乳糜泻患者中抑郁症状的报告开始出现于20世纪80年代。1982年瑞典的研究人员报告称"抑郁的精神机能障碍是成人乳糜泻的一个特征"。[31] 一份1998年的研究确定1/3的乳糜泻患者也共患抑郁症。[32,33]

在一份发表于2007年的大规模研究中，瑞典的研究人员再次调查了将近1.4万名乳糜泻患者，并将这些人与6.6万多名健康人的控制组进行了比较。[34] 这些研究人员想要知道乳糜泻患者患抑郁症的风险，以及抑郁症患者患乳糜泻的风险。结果显示，乳糜泻患者患抑郁症的风险要高80%，抑郁症患者被实际确诊患有乳糜泻的可能性上升了230%。2011年，瑞典的另一项研究发现乳糜泻患者自杀的风险增加了55%。[35] 一个意大利研究小组发现乳糜泻使人们患上严重的抑郁症的风险惊人地提高270%。[36]

如今发现52%的麸质过敏的人有抑郁症。[37] 麸质过敏的青少年也面临着抑郁症的高风险；乳糜泻患者尤其易感，他们患抑郁症的风险为31%

（而健康青少年只有 7% 的风险）。[38]

　　一个逻辑问题：抑郁症是如何与受损的肠道关联在一起的呢？一旦肠道内壁受到乳糜泻的损害，肠道对重要营养成分的吸收效果就会变差，而这些重要营养成分比如锌、色氨酸和维生素 B 是大脑健康所需的营养。此外，这些营养成分也是产生血清素之类的神经系统化学物质所必需的成分。而且，绝大部分让人感觉舒畅的激素和化学物质是在肠道周围产生的，科学家将其称为你的"第二个大脑"。[39]肠道里的神经细胞不仅仅调节肌肉、免疫细胞和激素，据估计还制造了人体中80% ~ 90% 的血清素。事实上，你的肠道大脑制造的血清素比头颅中的大脑更多。

　　与抑郁症有关的一些更为关键的营养不良包括维生素 D 和锌。你已经知道了维生素 D 在多种神经过程中的重要性，其中包括调节情绪。与之类似，锌也是人体机能中的多面手。除了协助免疫系统和维持记忆清晰之外，那些对情绪有益的神经递质的产生和起效也需要锌。这有助于解释为什么补剂锌对于抑郁严重的人有增强抗抑郁药物效果的作用。（典型的例子：2009 年的一项研究发现服用抗抑郁药物无效的人们在开始补充锌之后终于报告有了改善。）[40]我之前提到过的詹姆士 M. 格林布拉特博士在这一主题上著作硕果累累，像我一样他也看到了许多病人服用抗抑郁药物无效，但是在避免食用含麸质的食物后其心理症状消失了。在《今日心理学》的另一篇文章中，他写道："未被诊断出的乳糜泻能够加剧抑郁症状，甚至可能是潜在的病因。抑郁症患者应该接受营养不良检查。乳糜泻可能才是正确的诊断结果，而非抑郁症。"[41]许多医生忽略了营养不良，而且没有考虑进行麸质过敏检查，因为他们太习惯（而且太喜欢）开出药物处方。

　　这些研究中有一个共同的线索，就是大脑中产生转变所需的时间。注意到这一点很重要。和其他行为障碍，比如注意缺陷多动障碍和焦虑障碍一样，在改善抑郁症时也需要至少 3 个月的时间才会使人有完全解脱的感觉。开始无麸质饮食后请坚持执行，这一点至关重要。如果没有很快出现明显改善，那么请不要放弃希望。不过，请记住你可能会在不止一个方面感到显著的改善。我曾经给一名专业网球教练看过病。他被抑郁症击垮了，虽然医生给他开了好几种抗抑郁药物，但是他服用之后毫无起色。我对他的诊断是麸质过敏，他采用了无麸质饮食方式，病情发生了好转。不仅抑郁症状离他而去，而且他在网球场上也回到了巅峰状态。

从饮食中获得心理稳定

我们一直在谈麸质与常见的心理障碍之间的险恶关系，这无疑提出了关于麸质在与大脑相关的疾病中作用的问题，从美国最常见的心理障碍焦虑（据估计影响 4 000 万成年人）到精神分裂症和躁郁症之类的复杂的疾病。

对于精神分裂症和躁郁症之类的更使人费解的心理疾病有什么科学的见解吗？基因因素和环境因素都对这些复杂的疾病有影响，但是一项接一项的研究表明被诊断出患有这些疾病的人经常也表现出麸质过敏。而且，如果患者有乳糜泻病史，那么他们发展出心理障碍的风险比其他人更高。此外，我们现在有记录表明对麸质过敏的母亲所生育的孩子以后发展出精神分裂症的可能性高 50%。

第二年这项研究发表在《美国精神病学期刊》（*the American Journal of Psychiatry*）上，增加了许多源于出生之前和出生不久之后的疾病的证据。研究报告的作者们来自欧洲最大和最负盛名的医科大学之一，瑞典的卡罗林斯卡学院（Karolinska Institute），还有约翰霍普金斯大学（Johns Hopkins），他们精彩地阐述了这一事实："生活方式和基因不是疾病形成仅有的因素，在出生时和出生之后的因素和接触的环境会协助预先设定一部分成年后的健康情况。我们的研究是一个说明性的例子，说明出生前饮食过敏可能会是 25 年之后发展出精神分裂症或者类似疾病的催化剂。"[42]

如果你对他们怎么会找出这种联系感到奇怪，那么只需读一下他们详细的分析报告，这需要看一下 1975 ～ 1985 年期间在瑞典出生的儿童的出生记录和新生儿血液样本。764 名儿童中的 211 名儿童后来发展出了心理障碍，该团队检测了血液中牛奶和小麦的 IgG 抗体水平，得出的结论是"小麦蛋白麸质抗体水平异常高的母亲生的孩子与麸质抗体水平正常的母亲生的孩子相比，以后发展出精神分裂症的可能性高将近 50%。"[43] 甚至在科学家排除其他据知能提高患精神分裂症的因素后这一相关性仍存在，排除的因素有母亲怀孕的年龄，孩子是自然分娩的还是剖腹产（总体而言，在子宫中遗传因素和环境因素对孩子以后患精神分裂症的风险的影响比孩子后来遇到的环境因素的影响大）。但是牛奶蛋白抗体水平异常高的母亲所生的孩子没有表现出精神障碍风险较高。

作者还在文中增加了饶有趣味的历史知识。直到第二次世界大战时期，精神疾病与母亲的食物过敏之间的关联才渐渐开始受到人们的怀疑。美国陆军研究员 F. 柯蒂斯·多韩（F. Curtis Dohan）最早注意到战后欧洲食物短缺（从而导致膳食中缺乏小麦）与精神分裂症患者住院治疗的数量大量降低之间的关联性。虽然这一观察结果那时并不能证明这一相关性，不过从那时起我们开始通过长期研究和现代技术来证实麸质的危害。

正如我在第 7 章中给出的，许多研究还显示出低碳水化合物高脂肪的饮食，不仅能够改善抑郁症，也会减轻精神分裂症的病情。据文献中的记载，一名姓名缩写为"CD"的女性在采用无麸质低碳水化合物饮食后，其精神分裂症症状完全消失了。[44] 她在 17 岁的时候被首次诊断为精神分裂症，其后她经历过偏执多疑、胡言乱语、日常幻觉。她在 70 岁的时候开始采用低碳水化合物饮食。在此之前她数次因企图自杀而入院治疗，而且她的精神病症状（Psychotic symptoms）也日益严重。药物对她的症状无效。在采用新的饮食方式后的第一个星期，CD 报告说她感觉好了一些，而且精力更充沛。三个星期之后，她不再有幻听，也不再"看到骷髅"了。在一年的疗程后，CD 还减掉了脂肪，尽管有时她偷偷地吃意大利面食、面包或者蛋糕，不过她没有再出现过幻觉。

这是解决常见头痛的方法吗

我无法想象每天头痛的生活是什么样的，不过我给许多一生受头痛困扰的患者看过病。例如，我第一次给一名 66 岁的老绅士看病是 2012 年 1 月。他的名字是克里夫。

克里夫忍受了 30 年持续的头痛，他尽一切努力尝试消除头痛之苦，值得为此得到一枚金质奖章。他尝试过各种头痛药，从舒马曲坦到维柯丁（Vicodin）之类的麻醉止痛药（从一流的头痛专科门诊开出的规定用量处方）都没有效果。除了无效之外，他还发现许多此类药物让他明显反应迟钝。虽然克里夫提到他认为自己的头痛与食物有关，但是他没有说一直如此。他的病历中没有特别之处，然而我们谈起他的家族病史时，他说他的姐姐也有持续性头痛而且食物耐受性严重不佳。这一点让我想要多深入了解一些。我了解到克里夫 20 年来肌肉僵硬，而且他的姐姐携带一种与麸质过敏有关的特定抗体，据知该抗体也与"僵人综合征"（Stiff-Person Syndrome）有关联。

当我看到克里夫的验血结果的时候，有几件事情突显了出来。他对 11 种与麸质有关的蛋白质有强烈的反应。和他的姐姐一样，他对与僵人综合征相关的抗体表现出强烈的反应。我还注意到他对牛奶有严重的过敏。和许多我的病人一样，我让他采用严格禁食麸质和奶制品的饮食。三个月之后，他告诉我这几个月他不再需要服用维柯丁了。如果把他的头痛程度从轻到重表示为等级 1 ~ 10，那么现在他的头痛程度是可忍受的等级 5，而不是头痛欲裂的等级 9 了。最棒的是他不再整日持续头痛不停了。现在他每天头痛的时间是 3 ~ 4 个小时。尽管克里夫没有被彻底治愈，但是病情缓解对他来说如释重担。他对此感到十分欣喜。事实上，他对这一结果十分满意，以至欣然同意我在展示这个病例的时候使用他的照片。现在这个病例已经发表在了医疗保健人员使用的病例资料中。

多亏采用了无麸质饮食，许多患者来找我看病之后摆脱了头痛。一名有类似病情的女患者看过无数医生，试过数不清的处方药，并且做过高科技的大脑扫描。可是这些都没有效果，直到她来找我看病。我给她开了麸质过敏检查的处方。瞧啊！使她倍受疾病折磨的罪魁祸首以及治疗方案确定了。

头痛是我们最常见的疾病之一。仅在美国就有超过 4500 万人患有慢性头痛，2800 万人患有偏头痛。[45] 不可思议的是，21 世纪的医药仍旧把注意力放在治疗那些往往完全可以预防的病症上。如果你是慢性头痛患者，那么为什么不试试无麸质饮食呢？尝试一下，你会损失什么呢？

头痛简介

为讨论方便起见，我将所有的头痛都算作了一类。无论你是紧张性头痛、丛集性头痛、窦性头痛还是偏头痛，在大多数情况下，我指的头痛是各种头痛的集合，它们的共同特点是：由于大脑中生理和生物化学作用的变化导致的头部疼痛。声明一下：偏头痛可能是最令人痛苦的一种，而且往往伴随着恶心、呕吐并且对光敏感。不过，头痛就是头痛，如果你有头痛的问题，那么对你来说首要之事是找到一个解决方法。但是，偶尔我会特指偏头痛。

无数的事情可以触发头痛，从一晚糟糕的睡眠或者天气变化到食物中的化学物质、鼻窦阻塞、头部外伤、脑部肿瘤或者饮酒过量都有可能。头痛特别是偏头痛的确切生物化学机制正在积极研究中。不过，我们现在比以前知道的多很多了。对于找不准病因和可能的治疗方案的患者来说，我打赌有 90% 的可能是未被诊断出麸质过敏。

2012 年，纽约的哥伦比亚大学医学中心（Columbia University Medical Center）的研究人员记录，56% 的慢性头痛患者对麸质过敏，30% 患有乳糜泻（被标明麸质过敏却没有被检查出有乳糜泻的人报告说他们吃含有小麦的食物时出现了乳糜泻的症状）。[46] 研究人员还发现 23% 有炎症性肠道疾病的人也有慢性头痛。当研究人员检测偏头痛的发病率时，他们发现与控制组相比（6%），乳糜泻患者中偏头痛的发病率偏高（21%），还有炎症性肠道疾病患者中偏头痛的发病率也偏高（14%）。当被问到如何解释这其中的相关性时，首席研究员亚历山德拉·季米特洛娃（Alexandra Dimitrova）博士婉转地提到了一切的祸根：炎症。引用季米特洛娃博士的话：

> "可能是有炎症性肠道疾病的患者产生整体炎症反应，这与乳糜泻患者的反应类似，包括大脑在内的整个身体受到炎症的影响……另一种可能是，乳糜泻患者产生的抗体可能……攻击脑细胞和包裹神经系统的细胞膜，以某种方式引起头痛。我们确定知道的是与健康的控制组相比，这些人包括偏头痛在内的任何一种头痛的发病率都更高。"

她继续说道，她的许多患者报告说在他们开始采用无麸质饮食方式后，他们头痛的频率和严重性有大幅改善，有些人的头痛完全消失了。

我在本书中多次提到的马里奥·哈德杰瓦斯林博士在头痛和麸质过敏上做过广泛研究。[47] 其中最令人惊叹的一项研究是大脑核磁共振扫描显示麸质过敏的头痛患者的大脑白质中的巨大变化。这一异常是炎症过程的标志。大部分这些患者拒绝使用正常的药物治疗头痛，但是他们在采用无麸质饮食方式之后很快就从头痛之中解脱出来了。

阿莱西奥·法萨诺（Alessio Fasano）博士是马萨诸塞州综合医院腹腔

研究中心（Center for Celiac Research at Massachusetts General Hospital）的领头人，世界著名的儿科肠胃病学和麸质过敏领域的首席研究员。[48] 我在一次麸质过敏领域的全国性会议上遇到过他。我们都在那次会议上发言。他告诉我对他来说对麸质过敏的患者，其中包括被诊断出乳糜泻的麸质过敏患者，常常也受到头痛的困扰。我们都为这类由麸质引起的头痛被公众误解是多么可悲而感叹。这类头痛本可以很容易快速地被治愈，可惜几乎没有患此病痛的人知道自己对麸质过敏。

意大利的研究人员进行了一项无麸质饮食试验性研究，研究对象是88名患乳糜泻和慢性头痛的儿童。研究人员发现这些儿童在采用无麸质饮食方式时，其中77.3%的儿童头痛的状况大为改善，27.3%的儿童头痛的状况完全消失。这项研究还发现其中5%的儿童患有乳糜泻但是之前没有被诊断出来；这一比例比研究发现的乳糜泻在儿童中的总体比例0.6%要高得多。因此乳糜泻患者组中头痛的风险令人吃惊地提高了833%。研究报告的作者总结道，"在我们的地区范围内我们的记录显示，乳糜泻患者出现头痛的频率较高，反之这些患者也会从无麸质饮食中受益。头痛患者做诊断病情检查时应该建议他们进行乳糜泻筛选。"[49]

> 儿童中的偏头痛发病率在上升。在青春期到来之前，偏头痛对男孩和女孩的影响相同。此后，女性比男性高1%～3%。患偏头痛的儿童有50%～70%的可能性会在成年后受偏头痛的困扰，而且偏头痛在80%的病例中具有遗传性。儿童时期偏头痛是缺课的第三大原因。[50]

这么多患慢性头痛的儿童也对麸质严重过敏，这是巧合吗？从这些患者的饮食中剔除麸质之后头痛就神奇地离开了，这是偶然的吗？这两个问题的答案都是否定的。遗憾的是许多患有慢性头痛的儿童从未做过麸质过敏检查，却被建议服用强效药物。治疗儿童头痛的标准方法包括使用非甾体抗炎药物（Nonsteroidal Anti-inflammatory Medications）、阿司匹林化合物、曲普坦（Triptans）、麦角生物碱（Ergot Alkaloids）和多巴胺抑制剂（Dopamine Antagonists）。

为防止头痛而使用的药物包括三环类抗抑郁药（Tricyclic Antidepressants）、各种抗惊厥药物〔包括双丙戊酸钠（Divalproex Sodium）〕以及较新的托吡酯（Topiramate）、抗血清素药物（Antiserotonergic Agents）、β受体阻断剂（Beta Blockers）、钙通道阻滞药（Calcium Channel Blockers）以及非甾体抗炎药物（Nonsteroidal Anti-inflammatory Medications）。托吡酯是用来治疗癫痫的药物，有可怕的副作用，对儿童不利，父母们要对此警醒。其副作用包括体重减轻、食欲减退、腹痛、难以集中精力、镇静、感觉异常（"刺麻感"或者"肢体麻木"的感觉）。[51] 我不知道你怎么想，我不希望自己的孩子服用药不对症的药物，还经历这些副作用，即使是暂时的副作用也不行。在最近几年中无数的研究显示，在很大程度上抗癫痫药物对头痛缓和的作用并不优于安慰剂。[52] 事实上，头痛领域的顶尖研究人员一直在敦促进行进一步的儿童研究，因为几乎没有药物被证明是既有效又安全的。悲哀的是，人们一直把注意力放在药物上而非膳食选择和营养补充上，这使我们偏离了头痛的潜在原因。

腹部肥胖导致严重的头痛

你已经知道腹部脂肪最要不得，而且会使你出现各种健康问题的风险上升（比如，心脏病、糖尿病、痴呆症）。但是，人们并不认为腰围会使他们头痛的风险上升。令人吃惊的是：对于年龄 55 岁及以下的男性和女性来说，腰围是比总体肥胖程度更好的偏头痛活动预测器。直到最近几年，我们才能够用科学的方法表明这一相关性有多么高，这在一定程度上多亏了费城的德雷克塞尔大学医学院（Drexel University College of Medicine）的研究人员。他们从正在进行的美国国民健康与营养调查（National Health and Nutrition Examination Survey，简称 NHANES）中整理挖掘出了数据，这项调查涉及 22 000 名参与者。[53] 数据包括大量有价值的信息，从腹部肥胖（腰围测量数据）到整体肥胖程度（体重指数）再到人们对头痛和偏头痛出现频率的报告。研究人员确定对于 20 ~ 55 岁的男性和女性——最常出现偏头痛的年龄段，即使在控制整体肥胖之后，过多的腹部脂肪与偏头痛活动大幅上升仍有关联。腹部脂肪过多的女性比没有多余腹部脂肪的女性患偏头痛的可能性高 30%。在研究人员把整体肥胖、心脏病的风险因素和人口特性考虑在内后，这一结论依然成立。

除此之外的大量研究表明肥胖与慢性头痛风险之间存在必然联系。一项发表于 2006 年的大规模研究调查了 3 万多人，发现与体重正常的健康对照组相比，肥胖组日常慢性头痛的比例高出 28%。病态肥胖的人患日常慢性头痛的风险上升 74%。当研究人员进一步研究偏头痛患者时，发现体重超重的人风险上升 40%，肥胖的人风险上升 70%。[55]

本书到此，你已经从书中了解到脂肪是一个强大的器官和系统，可以分泌激素，从而产生促炎性的化合物。脂肪细胞分泌大量启动炎症通道的细胞因子。头痛从根源上是炎症的表现，就像是我们已经讲过的大多数其他与大脑相关的疾病一样。

所以，那些检查生活方式因素（比如超重、身体活动少和抽烟）与复发性头痛之间关系的研究，都把腹部脂肪与慢性头痛关联起来了——这是可以理解的。几年之前，挪威的研究人员访问了 5847 名青年学生，询问了他们头痛的情况，并给他们做了临床检查，还请他们完成了一份有关他们生活习惯的综合调查问卷。[56] 那些说自己经常参加体育活动并且不吸烟的人被归为生活方式处于健康状态的一类。研究人员将这些生活方式健康的学生与由于一项或者更多消极生活习惯而被认为生活方式不太健康的学生进行了对比。

结果如何呢？体重超重的那些学生受头痛困扰的可能性要高40%，在很少参加体育活动的学生中这一情况是20%，而在吸烟的学生中则是50%。在多个风险因素同时存在时，风险也会叠加。也就是说，如果一名学生体重过重还吸烟而且没有参加体育活动，那么他患慢性头痛的风险就会高得多。而且这项研究指出了炎症在这其中的作用。

腹部脂肪越多，你头痛的风险就越高。当我们头痛的时候，极少会想到你的生活方式和饮食方面是否有问题。与之相反，我们用药物缓解症状，然后等待下一次头痛来袭。然而到目前为止的所有研究表明生活方式对控制、治疗和治愈头痛有多么大的影响。如果你能够减轻炎症的来源（减掉多余的体重，不吃麸质，采用富含有益脂肪的低碳水化合物饮食方式，并保持有益健康的血糖平衡），那么你就能够控制头痛并击毁病灶。

摆脱头痛的处方

许多事情能够触发头痛。我无法列出所有可能的原因，但是我能够给各位几点不再受头痛困扰的提示。请尝试以下方法：

- 严格按照正常作息周期生活。这是调节你身体激素和保持**身体内部平衡**的关键——遵从身体喜欢的状态，让身体机能平衡。

- 减掉不利于健康的脂肪。你的体重越重，你受头痛困扰的可能性就越高。

- 坚持运动。久坐不动会引发炎症。

- 谨慎摄入咖啡因和酒精。过量的咖啡因或者酒精都能够引起头痛。

- 按时吃饭，保持规律的饮食习惯。与睡眠一样，你的饮食习惯也控制许多激素作用的过程，这些过程反过来又会影响你头痛的风险。

- 控制情绪——压力、焦虑、担忧甚至兴奋。这些情绪是触发头痛最常见的原因。偏头痛患者通常对压力性事件十分敏感，压力会使某种化学物质迅速释放到大脑中，引起血管变化，还会引起偏头痛。雪上加霜的是，焦虑和担忧的情绪会使肌肉更紧张，并扩张血管，从而加剧偏头痛。

- 选择无麸质、无防腐剂、无添加剂并且未经加工的食物。在第 11 章中讲到的低糖、低碳水化合物并且富含健康脂肪的饮食会有助于降低头痛的风险。请特别注意陈年的奶酪、盐腌肉和谷氨酸钠（也就是味精，常见于中国菜中），因为 30% 的偏头痛可能是这些成分引发的。

- 跟踪记录头痛的规律。这有助于了解你在何种情况下出现头痛的可能性较大，这样你能够特别注意预防。比如对于女性来说，在月经周期前后经常有规律地出现头痛的情况。如果你能够找出你头痛的规律，那么你就能明白你头痛的特点并采取相应的措施。

我们能够通过饮食调整来治疗，并且在某些情况下能够完全根除常见的神经系统疾病。这一想法令人振奋。大多数人在寻求解决方法的时候立刻就想到用药物治疗，忘记了有不用花钱又容易实施的生活方式调整这一方法在等着我们。我的患者的情况各不相同，有些人需要在控制某些疾病时获得更多的支持，可能是心理治疗或者甚至补充药物。但是总体而言，许多患者给出了积极的回应，乐意调整饮食，从生活中剔除会令人头痛的成分。那些需要额外的药物帮助的患者往往发现他们最终能够摆脱药物，拥抱无须用药的生活的种种益处。请记住，如果你只按照本书的推荐从饮食中剔除了麸质和精制的碳水化合物，那么你也会感受到超出本章提及范围的深远的积极作用。除了心情明朗之外，你还会在几个星期之内看到体重下降和活力增加。你身体内部的治愈能力会高速运转，大脑也会更高效。

"谷物大脑"包含的不只是谷物，其实还有所有的碳水化合物，既然你已经对此有了全景认识，那么是开始能够使大脑处于理想的健康和功能状态的生活的时候了。在本书的这一部分中，我们关注的是 3 个关键生活习惯：饮食、锻炼和睡眠。三者之中的每一个都在大脑的盛衰中起着举足轻重的作用。你在这一部分中学到的知识，将会使你为第三部分中讲到的 4 个星期的计划做好充分的准备。

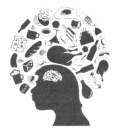

第二部分　谷物大脑康复计划

第 7 章

有益于大脑的饮食

禁食、脂肪和必要的补剂

我为身体和大脑更高效而禁食。

——柏拉图（公元前 428—公元前 348 年）

我们大脑的体积在身体中所占的比例是区分我们和其他所有哺乳类动物最重要的特征之一。例如，大象的大脑重量为 7500 克，人类 1400 克重的大脑无法与之相比。然而，大象的大脑占其总体重的 1/550，而人类的大脑占总体重的 1/40。因此，我们无法单凭大脑的体积来比较"脑力"或者智力。在比较大脑的功能性能力时，大脑的体积与身体体积的比例才是关键所在。[1]

人类大脑体积比令人印象深刻。但是更重要的是，在重量相同的情况下，人类大脑消耗的大量能量不成比例：大脑占身体重量的 2.5%，但是消耗了人体静止状态下 22% 的能量，这真是不可思议。人类的大脑比其他类人猿（比如，大猩猩、猩猩和黑猩猩）的大脑消耗能量的能力高350%。因此，要维持大脑正常运作，需要从饮食中摄取大量能量。不过，对我们来说幸运的是，人类体积大、功能强的大脑让我们发展出了在食物匮乏之类的极端情况下求生的技能和智慧。我们能够谋划未来、制订计划，这是人类独有的特征。了解人类大脑令人称奇的能力有助于理解为了大脑功能健全而优化饮食的各种方式。

禁食的力量

我已经讲过人体至关重要的机制之一是在挨饿时能够将脂肪转化为重要的燃料。我们能够将脂肪分解为叫作酮（Ketone）的特殊分子，我曾特别提到过的一种是 β - 羟丁酸（Beta-Hydroxybutyrate，Beta-HBA）——大脑的高级燃料。这不仅仅是间歇性禁食滋养大脑的实例（虽然看起来矛盾但是令人信服），而且解释了一个最热议的人类学问题：为什么我们的尼安德特人（Neandertal）亲戚在距今 3 万年至 4 万年时消失了呢。虽然我们可以很省心且正统地认为尼安德特人是被聪明的**智人**（Homo Sapiens）"消灭"的，但是许多科学家现在认为食物匮乏或许是尼安德特人消失更重要的原因。可能尼安德特人不具备"大脑耐力"来生存，因为他们没有用脂肪滋养大脑的生物化学通路。

与其他的哺乳动物不同，我们的大脑能够在饥荒时期使用替代的热量源。通常情况下，日常的食物为我们的大脑供给葡萄糖作为燃料。在两餐之间，大脑持续获得稳定的葡萄糖供应，这大部分由肝脏和肌肉中的糖原分解而来。但是储存的糖原只能提供这么多葡萄糖。一旦储备的糖原枯竭，我们的新陈代谢就会发生变化，进而人体用主要存在于肌肉中的氨基酸制造新的葡萄糖分子。这一过程被贴切地称为糖异生（Gluconeogenesis）。从有利的方面看，这给机体加入了所需要的葡萄糖，但从不利的方面看，肌肉被牺牲了。肌肉分解对饥饿的狩猎人 - 采集者来说可不是一件好事。

幸运的是，人类的生理机制还有另一种为大脑提供能量的通路。当食物匮乏持续大约三天之后，肝脏开始用身体脂肪来制造酮。这时作为一种高效的能量源，β-羟丁酸开始为大脑提供能量，使我们能够在食物匮乏延长时维持正常的认知功能。这种替代的能量来源有助于减轻我们对糖异生作用的依赖，从而保住我们的肌肉量。

然而不止这样，哈佛医学院的教授乔治·F. 卡希尔（George F. Cahill）说道，"最近的研究表明，β-羟丁酸——这种主要的酮不仅仅是一种燃料，而且是一种比葡萄糖产生三磷酸腺苷（ATP）能量更高效的超级燃料。在神经元组织中的体外培养中发现，它还能保护神经元细胞不受与阿尔茨海默症或帕金森氏病相关的毒素的伤害。"[2]

事实上，卡希尔和其他研究人员已经确定 β-羟丁酸能够提高抗氧化功能，增加线粒体的数量，并且刺激新生脑细胞。只需在饮食中增加椰子油即可获得 β-羟丁酸。

在第 5 章中，我们探索了为了增加脑源性神经营养因子而减少热量摄入的必要性。脑源性神经营养因子可以刺激新生脑细胞，并增强现有神经元的功能。尽管对改善大脑状况和总体健康都有益处，但是大幅减少每日热量摄入对许多人来说没什么吸引力。间歇性的禁食——在一年之中有规律地间歇性完全禁食 24 ~ 72 小时更容易控制。我在第 10 章中推荐并制订出了方案。研究人员已经证实许多由限制热量激活的同样有益于健康并增强大脑功能的基因通路都离不开禁食，即使起作用的时间相对短一些。[3]这与传统的观点矛盾，传统的观点认为禁食会减缓新陈代谢并迫使身体在所谓的饥饿模式中保存脂肪。与之相反，禁食使体重更高效地加速减轻，对大脑的健康促进作用更是显著。

禁食不仅仅启动产生脑源性神经营养因子的基因机制，而且我之前提到的 Nrf2 通路也会被开启，从而增强解毒作用、减轻炎症并且提高保护大脑的抗氧化物质的产生。禁食会使大脑从以葡萄糖为燃料转化为使用肝脏制造的酮为燃料。当大脑代谢酮为燃料的时候，甚至细胞自杀（细胞凋亡）也会减少，与此同时线粒体基因（Mitochondrial Genes）被开启，导致线粒体复制。简单来说就是，禁食提高了能量产生，为通向更强大、更敏锐的大脑铺平了道路。

> 在宗教史中，禁食是精神性追求的固有部分。所有的主流宗教都鼓励禁食，而且远远不止于将其作为一种仪式行为。禁食一直是精神修行的基础，比如：穆斯林在斋月和犹太教徒在赎罪节中都会禁食；瑜伽修行者在饮食上也奉行"苦行"；萨满在"追寻灵境"时也会禁食；热忱的基督徒也经常禁食，在圣经中有 1 天、3 天、7 天和 40 天禁食的例子。

禁食和生酮饮食的共同之处

当你大幅减少碳水化合物摄入量，提高从脂肪中摄取的热量时会发生什么呢？我刚解释过了禁食的益处——刺激大脑用酮的形式从脂肪中获取能量。当你采用富含有益的脂肪和蛋白质的低碳水化合物饮食方式时，会产生类似的反应。这是本书中的饮食方案的基础。

在人类历史中，我们一直将脂肪作为高热量的食物来源。脂肪让我们身体紧实，让我们在依靠采集果实和打猎为生的时代生存下来。正如你已经知道的那样，摄入碳水化合物刺激胰岛素的产生，这会导致产生和囤积脂肪，还会抑制身体燃烧脂肪。此外，随着我们摄入碳水化合物，我们刺激了脂蛋白脂肪酶，这种酶会促使脂肪进入细胞；当我们摄入碳水化合物时分泌出来的胰岛素会使情况更糟——激活将脂肪紧紧地锁在脂肪细胞里的酶。

如前所述，当我们燃烧脂肪而非碳水化合物的时候，我们就进入了生酮。从根本上说，生酮并没有坏处，而且我们的身体在我们四处流浪的时代就已经具备了这种能力。其实处于轻度的生酮之中对健康有利。我们早上醒来的时候就处在轻度生酮中，因为那时我们的肝脏调动了身体脂肪作为燃料。心脏和大脑用酮作为燃料比用血糖作为燃料时更高效，效率能提高 25%。正常健康的脑细胞在以酮为燃料的时候更茁壮。但是，某些脑部肿瘤细胞只能利用葡萄糖作为燃料。最常见的发展迅速的脑部肿瘤之一是恶性胶质瘤（Glioblastoma）。恶性胶质瘤的标准治疗方法是外科手术、放疗和化疗。不过老实说，这些治疗方法的结果并不理想。匹兹堡大学医学院的朱力欧·朱柯里（Giulio Zuccoli）博士利用恶性胶质瘤细胞只能利用葡萄糖而无法利用酮的特点，推断生酮饮食配合传统治疗方法可能会被证明有效。[4] 而且事实上，他发表了一份病例报告，用生酮饮食治疗恶性胶质瘤患者的效果显著。如果生酮饮食能够延长癌症患者的生命，那么对健康人会产生什么效果呢？

在纯粹的生酮饮食中，80% ~ 90% 的热量从脂肪中获取，其余的热量从碳水化合物和蛋白质中获取。当然了，这是极端的情况，不过请注意酮对于大脑来说是更为高效的燃料。1921 年，梅奥医学教育学校的罗素·怀尔德（Russell Wilder）开发生酮饮食时，它基本上全由脂肪构成。20 世纪 50 年代，我们认识了中链甘油三酯（Medium-chain Triglycerides，MCTs）。它在体内是 β - 羟丁酸的前体，可通过摄入椰子油获得。

第 10 章中制订的饮食方案是向主要生酮原则的致敬，其原理是大幅减少碳水化合物摄入达到迫使身体燃烧脂肪的目的，与此同时在饮食中增加脂肪和营养以提高 β - 羟丁酸的产生。你要在 4 个星期中将碳水化合物摄入量限制在每天 30 ~ 40 克，4 个星期之后你可以将碳水化合物摄入量增加到 60 克。你的生酮程度可用酮体试纸测定，糖尿病患者常用这种试纸，药店通常有售。使用酮体试纸时，只需一两滴尿液即可立刻测定你的生酮程度如何。生酮程度在 5 ~ 15 的范围内是微量到少量。大多数酮体试纸，比如 Ketostix® 牌的酮体试纸使用的是颜色对照表，淡粉红色通常表示的是微量。这意味着你的身体在有效地利用酮作为能量。如果你遵循我建议的饮食方案，你会在大约饮食计划执行的第一个星期后达到轻微生酮，你可能会想要用酮体试纸测一下，看看这一效果。有些人在生酮水平更高时感觉更好。

7 种补脑补剂

我喜欢在让人惊奇之余还闪现智慧的漫画作品，在一瞥之间让人看懂图和所配的文字。下面的漫画数年前深深地吸引住了我；我希望更多的医生能像漫画家兰迪·格拉斯伯根（Randy Glasbergen）一样。这幅作品首次发表于 2004 年，根据从那时起我们所积累的科学知识，我们可以在所配的文字中加上一点："还害你患上了脑部疾病"。这让医生更"不好意思"了。

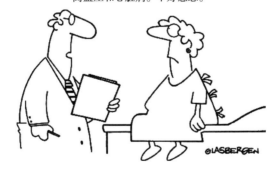

"20 年前我让你开始高碳水化合物的饮食方式使你患上了糖尿病、
高血压和心脏病。不好意思。"

当今在医生的世界里令人痛苦的现实是在找内科医生就诊的时候你不太可能得到关于用禁食治疗脑部功能失调的大量有用信息。如今，你在就诊时只有不到 15 分钟的时间和医生交流，而且这名医生不一定学过如何维护大脑功能的最新知识。更令人不安的是现在的许多医生是几十年前培养出来的，对营养以及营养对健康的作用了解不够。我并不是说轻视我所从事的行业，我只是指出一个事实，这一事实在很大程度上是经济带来的后果。我希望下一代医生受到更好的教育，从以治疗为中心转到预防为主上。

这将我引到了推荐补剂的部分。

DHA：如前所述，DHA 是补剂王国的明星。DHA 是一种欧米伽 -3 脂肪酸，在大脑的欧米伽 -3 脂肪酸中占 90% 以上。一个神经元的细胞膜重量的 50% 由 DHA 占据。而且 DHA 是心脏组织中的关键组成部分。我可以单就 DHA 写一整章，巨细靡遗，不过我还是饶了你吧。可以这么说，DHA 是在保护大脑方面文献记录最多的明星之一。

　　我经常在讲座中问在座的医生们，什么是 DHA 最丰富的天然来源。我听到的回答五花八门——鳕鱼鱼肝油、三文鱼鱼油、鲲鱼鱼油。有些人猜是亚麻籽油或者牛油果，但是它们并非富含 DHA。DHA 最丰富的天然来源是人类的母乳。这解释了为什么母乳喂养一直被标榜为神经系统健康和孩子长期成就的重要因素。

如今，人们可以买到各种各样高品质的 DHA 补剂，以及有 500 种以上增加了 DHA 含量的食品。购买从鱼油中或藻类中提取的 DHA 都可以。如果你是一名严格的素食主义者，那么请选择从藻类中提取 DHA 的品种。

白藜芦醇：每天喝一杯红酒对健康有益的秘密与这种在葡萄中发现的天然化合物息息相关，这种成分不仅减缓衰老的过程，提高大脑的血流量，还能促进心脏健康，它还被证明能够通过控制脂肪细胞的发展来抑制脂肪细胞。不过，你无法从一杯红酒中获得足够的白藜芦醇。因此需要更高剂量的补剂才能使人从中获益。

由于这种所谓的奇迹分子能保护细胞免受许多种类疾病之苦，所以它常被标榜为人体免疫和防御系统的帮手。在过去的 10 年中，我们认识到了这是如何实现的，这在很大程度上要感谢哈佛大学的戴维·辛克莱（David Sinclair）博士的工作。他发现了这种补剂有激活影响长寿的叫作去乙酰化酶的特定基因的能力。[5] 2010 年，英国的诺森比亚大学（Northumbria University）的科学家在美国临床营养期刊（*American Journal of Clinical Nutrition*）上发表了一项研究报告，讨论到底为什么白藜芦醇可以有效地优化大脑功能。[6] 他们在研究报告中说他们让 24 名学生服用白藜芦醇。而后再让这些学生做智力测试时，他们记录到这些学生大脑的血流量出现显著的增加。测试难度越高，白藜芦醇的影响就越显著。

这是否意味着我们都应该在参加测试或者面试这样的重要事件之前服用白藜芦醇还存在争议。但是现在我们知道每天额外摄入温和剂量的白藜芦醇对大脑有好处。请注意我说的是温和剂量。虽然之前科学家暗示要从中获益需要非常大的剂量（相当于喝数百瓶红酒的剂量），较新的研究明确地表示较低剂量（每天 4.9 毫克）即可产生积极的作用。

姜黄：姜黄的英文名称为 Turmeric 或者 Curcuma longa，属于姜科，是科学研究的热门课题，大多数研究是评估姜黄的抗炎和抗氧化作用。姜黄的这两种作用源自其中的一种活性成分姜黄素（Curcumin）。我在前文中提到过，姜黄是让咖喱粉呈现黄色的调味料，已经在中国和印度使用了数千年，在中药和印度药中作为一种天然的药材治疗各种疾病。在《美国流行病学期刊》（*American Journal of Epidemiology*）的一份报告中，研究人员调查了亚洲老年人的咖喱消费量与认知功能之间的关联。[7] 那些"偶尔"吃咖喱和"经常或者很经常"吃咖喱的老年人比"从不或者很少"吃咖喱的老年人在测定认知功能的特定测试中得分更高。

姜黄素的秘密武器之一是它能够激活产生大量抗氧化剂的基因，从而保护我们珍贵的线粒体。姜黄素还会增强葡萄糖代谢。所有这些属性都有助于减少大脑疾病的风险。除非你在家做大量的咖喱菜肴，否则通常你不太可能摄入大量姜黄。

益生菌：在刚刚过去的几年中令人惊叹的新的研究表明，吃富含益生菌的食品——支持肠道常驻菌的活的微生物能够影响大脑行为，并有助于减轻压力、焦虑和抑郁。[8,9,10] 益生菌可以滋养和加强住在肠道中并且助消化的这些"有益的细菌"群。它们在生产、吸收以及转化血清素、多巴胺和神经生长因子这样的神经化学物质中起着作用，这对于大脑健康和神经功能十分重要。

要理解这一点需要先简要学习一下有关你的"微生物肠道"的科学知识。[11] 你的肠道是你的"第二个大脑"，此言不虚。[12] 这是一个令人着迷的活跃的研究领域，近年来大量研究显示在大脑和消化系统之间存在密切的高速交流通路。通过这一双向交流，大脑接收到肠道的情况信息，中央神经系统把信息发回给肠道以确保最佳的功能运作。

信息来回传送使我们能够控制我们的饮食行为和消化，甚至在夜间安眠。肠道还根据大脑对腹饱感、饥饿感甚至肠道炎症的感觉释放出激素信号。当出现影响肠道的疾病时，比如不受控的乳糜泻、肠易激综合征（IBS）或者克罗恩病，肠道会对我们的健康产生重大影响——我们的感觉、睡眠、活力程度、疼痛情况甚至会对我们如何思考产生影响。研究人员现在正在寻找肠道细菌菌株在肥胖症、炎性和功能性胃肠疾病、慢性疼痛、自闭症以及抑郁症中可能的作用。研究人员还正在研究这些细菌在我们的情感中发挥的作用。[13]

这一系统如此错综复杂又影响深远，我们的肠道健康对整体健康的作用实际上比我们想象的要大得多。肠道处理和送达大脑的信息与我们的幸福感关系紧密。如果我们能够简单地摄入肠道最重要的合作伙伴——健康的肠道细菌就可以支持这一系统，那么为什么不呢。虽然许多食物，比如酸奶和一些饮料强化了益生菌，但是这些产品往往添加了太多的糖。理想情况是，服用一种一个胶囊就含有各种各样的菌株（至少 10 种），包括嗜酸乳杆菌和双歧杆菌，并包含至少 100 亿个活性菌的补剂。

椰子油：如前所述，椰子油有助于预防和治疗神经退行性疾病。椰子油不仅仅是大脑的超级燃料，还能减轻炎症。你可以喝下一茶匙椰子油或者用它烹饪。椰子油的热稳定性很好，可以用在需要高温烹调的菜肴中。在本书的食谱部分中，我会分享一些用椰子油烹调的想法。

α- 硫辛酸：这种脂肪酸存在于身体的每个细胞之中，细胞需要 α- 硫辛酸生产身体正常功能所需的能量。它跨越血脑屏障，在大脑的水样和脂肪两种组织中都是一种强大的抗氧化物质。科学家现在正在研究将 α- 硫辛酸作为一种潜在治疗方法治疗中风和其他与自由基损害有关的脑部疾病，比如痴呆症。[14] 虽然身体能够产生足量的这种脂肪酸，但是服用补剂对我们的现代生活方式和不当的饮食有益。

维生素 D：将维生素 D 称为一种"维生素"是用词不当，因为它其实是一种脂溶性类固醇激素。虽然大多数人将维生素 D 与骨骼健康和钙质水平联系在一起（因此在牛奶中添加维生素 D），但是维生素 D 对身体特别是大脑存在更为深远的作用。我们知道整个中央神经系统中遍布维生素 D 受体，我们也知道维生素 D 有助于调节大脑和脑脊液中的酶，这些酶与制造神经递质和刺激神经增长有关。动物试验和实验室研究已经表明维生素 D 能够保护神经元免遭自由基的损害，并可以减轻炎症。以下是几项关键发现：[15]

◎ 报告显示维生素 D 水平较高的人认知功能下降的风险降低 25%（在一项此类研究中，严重缺乏的人在 6 年的跟踪研究中经历认知功能下降的可能性高 60%）。[16]

◎ 一项有 498 名女性参加的为期 7 年的研究显示，维生素 D 摄入量
  最高的那些女性患上阿尔茨海默症的风险降低了 77%。[17]

◎ 1998 ~ 2006 年间，对 858 名成年人进行了心智状态评估，发现严
  重缺乏维生素 D 的人出现了心智状态大幅下降。[18]

◎ 多项研究显示出维生素 D 水平低与帕金森氏症和反复发作的多发
  性硬化症之间具有相关性。(顺便说一句：研究显示血液中的维生
  素 D 的浓度每升高 5 微毫克 / 毫升，多发性硬化症复发的可能性
  就相应地下降 16%。)[19]

◎ 医学文献中早就有记录，维生素 D 水平低会促发抑郁症，甚至慢
  性疲劳。[20]肾上腺需要足够的维生素 D 帮助调节产生多巴胺、肾
  上腺素（Epinephrine）和去甲肾上腺素（Norepinephrine）所必需的
  酶——这些都是在情绪、压力管理以及身体能量方面发挥作用的
  关键脑激素。患有轻微抑郁症到严重抑郁症的人仅仅补充维生素
  D 就会感到病情逆转和好转。

缺乏维生素 D 可通过服用维生素 D 补剂数月来纠正，这样会大幅提
高整个身体中的化学机制——从骨骼健康到大脑健康——甚至胰岛素敏感
性。我的饮食方案中也提供了天然维生素 D 的良好天然食物来源，比如
冷水鱼类和蘑菇。

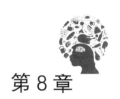

第 8 章

有益于大脑的运动

锻炼你的基因，构建一个更好的大脑

老脑筋就像老马，要想保持工作状态就得常遛遛。

——约翰·亚当斯（John Adams）

小测验：什么能使你的头脑更敏锐而且不易于患大脑疾病？选项：A）解开一道复杂的脑筋急转弯难题；B）出去散步。如果你猜是 A，那么我不会难为你，但是我会建议你先出去走走（请能走多快就走多快）然后再坐下来对付费脑筋的难题。这个问题的答案应该是 B。简单地活动一下对身体的益处大于任何谜题、数学等式、神秘的书籍或者甚至思考本身。

锻炼对人体健康有许多促进作用——尤其是对于大脑。在表观遗传学中这是一个作用强大的因素。简单来说，当你锻炼身体的时候，你其实是在锻炼基因组成。有氧运动不仅启动与长寿有关的基因，而且影响产生脑源性神经营养因子的基因——大脑的"生长激素"。据研究，有氧运动能够逆转老年人记忆力下降，而且确实能够增加大脑记忆中枢里新大脑细胞的生长。

很长时间以来，我们已经知道身体锻炼对大脑有益，但是直到过去的10年我们才真的量化并证明身体健康与心理健康之间非同一般的联系。[1,2]这是有研究和探索精神的神经科学家、生理学家、生物工程师、心理学家、人类学家以及各个医学领域的医生共同努力的结果。许多种先进的技术也为之作出了贡献，使我们能够分析和理解大脑内部的运作，包括其中单个的神经元。最新的发现清楚地表明了锻炼身体与大脑健康之间的关系并不简单，这一点无可否认。正如《纽约时报》上写的，"两者之间的关系很特别。"[3]根据最新的科学研究，"似乎使大脑能够抵抗容量萎缩并且增强认知弹性。"朋友们，这意味着我们的手中没有比锻炼身体更好的工具了。请看下面的图 8-1 和图 8-2，其中图 8-1 表示了人们基于锻炼水平的不同患阿尔茨海默症的风险的比例，图 8-2 表示的是锻炼的强度。我认为这两张图表很有说服力。[4]

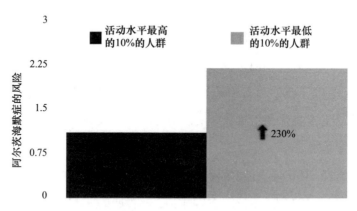

图 8-1　不同活动水平的人群患阿尔茨海默症的风险

运动的魔力

一直以来人类的身体活动都很活跃直至近期。现代技术让我们具有了久坐不动的特权，事实上如今我们需要的任何东西都不用付出太多体力即可获得，很多时候甚至无须下床。但是，从生理角度来说，数百万年以来我们的基因组是在寻找食物的过程中不断面临挑战的状态下形成的。事实上，我们的基因组期待经常锻炼——它**要求**定期的有氧运动来维持生命。但是遗憾的是如今仅有极少人尊重基因组的这一要求。慢性疾病和高死亡率说明了这一点。

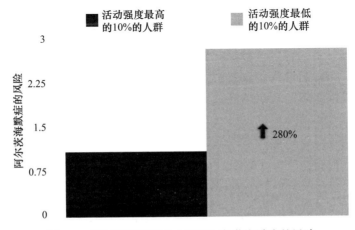

图 8-2　不同活动强度的人群患阿尔茨海默症的风险

锻炼可以使我们更聪明的想法不仅令在生物医药实验室里工作的传统研究人员十分感兴趣，而且让在历史中寻找人类产生的线索的人类学学家也很感兴趣。在 2004 年的《自然》(Nature) 杂志上有一篇文章，作者是哈佛大学的进化生物学家丹尼尔·E. 利伯曼（Daniel E. Lieberman）和犹他大学（University of Utah）的丹尼斯·M. 布兰布尔（Dennis M. Bramble），他们认为我们在历史上生存了这么久凭借的是我们的运动技能。[5] 我们的穴居人祖先能够跑得比捕食者快，猎得有价值的猎物作为生存下来的食物——作为交配所需的食物和能量。那些早期具备忍耐力和运动能力的祖先将他们的基因一代代传了下来。这是一个美妙的假说：我们都生来有运动的基因，这样我们才能生存下来繁殖后代。也就是说，自然选择使早期的人类进化成了极为灵活敏捷的生物——进化出了更长的腿、较为短粗的脚趾、复杂的内耳以帮助我们用双腿（相对于四条腿）站立和行走的时候更好地保持平衡和身体协调。

在很长时间里，科学无法解释为什么我们的大脑进化到如此之大——与其他动物相比，人类的大脑与身体的大小不成比例。过去进化论科学家喜欢谈论我们的肉食动物行为和社交互动的需要，这两点都需要复杂的思考方式（狩猎和杀死猎物，以及与其他人的社会关系）。但是现在新添了另一种科学解释：身体活动。根据最新的研究，我们非比寻常的大脑需要思考，也需要奔跑，而我们亏欠了自己的大脑，没有做到这两点。

在形成这一结论的时候，人类学家检查了许多动物大脑的体积和耐力，从豚鼠和大鼠到狼和羊。[6] 这些人类学家注意到天生耐力最强的物种的大脑与身体体积比例也最高。研究人员进行了更进一步的实验，研究了长跑的小鼠和大鼠。研究人员通过杂交培育出了在笼子内的跑轮上表现最出色的大鼠。然后事实浮现了出来：在新培育出的大鼠体内，促进身体组织生长和健康的脑源性神经营养因子水平和其他物质开始增加。正如你所知的那样，脑源性神经营养因子据知也能够促进大脑生长，这也就是为什么新的研究认为身体活动可以有助于我们进化成聪明、机敏的生物。亚利桑那大学（University of Arizona）的人类学家，并且是人类大脑进化领域的顶尖科学家戴维 A. 里奇伦（David A. Raichlen）接受了《纽约时报》的葛瑞真·雷诺兹（Gretchen Reynolds）的采访。他在采访中精彩地总结了这一理念："……对于实验室的小鼠而言，存活下来的更为健壮和活跃的小鼠们会把提高耐力的生理特征，包括高脑源性神经营养因子水平遗传给下一代。最终，这些擅长运动的早期的小鼠体内有了足够的脑源性神经营养因子，其中一些脑源性神经营养因子会从肌肉迁移到大脑中，从而促进

大脑组织生长。"[7,8]

具备了更强的思考能力、推理能力和计划能力，早期的人类能够磨炼生存所需的技巧，比如狩猎和捕杀猎物。他们从正向反馈循环中获益：身体活动不仅仅使他们更聪明，而且更敏锐的大脑使他们能够保持活动的状态并且更高效地活动。随着时间的推移，人类开始了复杂的思维，并且开始发明数学、显微镜和电脑之类的东西。

起码的一点是，如果身体活动帮助我们发展出了我们今天的大脑，那么可以说我们需要身体锻炼来维持大脑的状态（更不用提继续进化成更聪明、敏锐、灵活的物种了）。

敏捷和快速

锻炼身体对大脑健康的益处多多，锻炼能够促进大脑血液循环，从而滋养细胞使之维持和生成。不过，锻炼身体的益处背后的生物原理远远不止于此。确实增加脑部的血流量是一件好事。然而，那是以前的看法了。对于身体运动在保护和保持大脑功能上的最新科学结果令人惊叹。归根究底，其益处有 5 个方面：控制炎症、提高胰岛素敏感性、血糖控制更佳、扩大记忆中枢的体积以及我提到过的提高脑源性神经营养因子的水平。

在刚刚过去的几年中，科学家进行了一些令人极为信服的科学研究。[9]2011 年，贾斯廷 S. 罗兹（Justin S. Rhodes）博士和他的团队在伊利诺伊大学（University of Illinois）的贝克曼高等科学技术研究所（Beckman Institute for Advanced Science and Technology）在 4 组过着 4 种生活方式的小鼠的研究中获得了发现。[10]一组小鼠生活优裕，拥有小鼠喜爱的奢侈饮食（各种坚果、水果和奶酪，饮水也特别调制为小鼠喜爱的口味）和许多供小鼠探索的玩具，比如镜子、球和隧道。第二组小鼠也享有同样的食物和玩具，但是它们的住处有跑轮。第三组小鼠住的笼子类似连锁旅馆，没有任何多余之物，吃的是标准的粗粒鼠粮。与上一组类似，第四组小鼠没有高级玩具和设施，也没有奢侈的饮食，但是它们住的笼子里有跑轮。

研究开始时，科学家给小鼠做了认知测试，并且给小鼠注射了一种能够让研究人员跟踪它们大脑结构变化的物质。在接下来的几个月中，研究人员让小鼠分别在自己的笼子里自由自在地生活。然后再次测试了这些小鼠的认知功能，并检查了它们的大脑结构。

有一个变量凸显了出来，那就是小鼠住的笼子里是否有跑轮。它们的笼子里是否有玩具并不重要。跑步锻炼的那一组小鼠的大脑更健康而且它们的认知测试的结果超常。那些生活在没有跑轮、无法跑步锻炼，但是有其他趣味盎然的玩具的环境中的小鼠认知水平没有提高。研究人员特别研究了认知功能中复杂思维和解决问题的能力的提高。只有锻炼身体被证明是这一进步的关键因素。

我们知道锻炼身体刺激新的大脑细胞产生。科学家已经实际测定了这一作用，其方法是比较跑步锻炼数星期的大鼠和小鼠与不运动的大鼠和小鼠。跑步锻炼的小动物海马体中新生的神经元大约是不运动的小动物海马体中新生的神经元数量的一倍。其他研究调查了哪种运动效果最显著。2011 年，在一项研究中，120 名老年人被分成了两组——其中一组被指定按照散步计划锻炼身体，另一组参加伸展养生计划——结果是散步的小组胜出。[11] 一年之后，散步小组的海马体更大，而且血液中的脑源性神经营养因子的水平更高。而伸展的小组由于正常的脑部退化而出现了脑容量萎缩，而且在认知测试中的表现也不佳。这项研究的结果如图 8-3 所示。

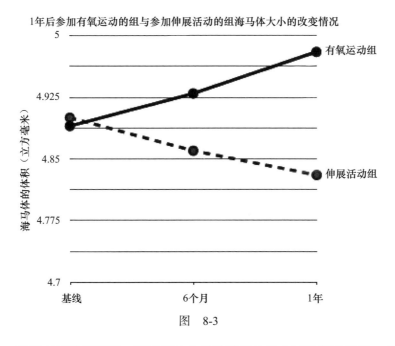

图　8-3

我们有足够的证据，可以信心十足地说无论什么活动都有益处，并非气喘力竭的锻炼才对大脑有效。

生长新的神经网络

锻炼身体不仅被证明能够引起大脑中新神经元生长，而且科学家已经发现其中真正的奇迹：在大脑中构建新的神经网络。生长新的脑细胞是一回事，将这些细胞构建成功能协调的神经网络是另一回事。仅有新的脑细胞不会使我们变得"更聪明"。我们要把这些新的脑细胞与已有的神经网络连接起来才行，否则这些新生的脑细胞会茫然无目的，最终凋亡。把新生的脑细胞与已有的神经网络连接起来的方法之一是学习新知识。在一项2007年的研究中发现，如果让小鼠学习在水迷宫中找到出口，那么小鼠脑部新生的神经元会融入大脑的神经网络之中。[12] 这是一项对认知能力的要求比对身体能力的要求更高的任务。研究人员还注意到新生的脑细胞局限于其能力范围之内，例如，新生的脑细胞无法对小鼠在水迷宫之外的认知测试中有所帮助。要想运用这些新生的脑细胞，小鼠需要进行身体锻炼，这样才能使这些新生的脑细胞变得生气勃勃并具有认知可塑性。

这其中包含了锻炼身体的隐含益处：锻炼身体使神经元灵活机敏并且胜任多项任务。我们不知道在分子层面上运动是如何促进智力改善的，但是我们明白脑源性神经营养因子的作用是加强细胞和轴突，巩固神经元之间的连接，并且引发神经发生。神经发生会提高大脑学习新知识的能力，这反过来加强新生脑细胞，并且进一步巩固神经网络。也请记住这一点，较高的脑源性神经营养因子的水平与食欲下降相关。对于无法控制食欲的人，这是开始锻炼身体的另一个推动力。

理解脑源性神经营养因子与锻炼身体之间的关系之后，研究人员一直在努力测定锻炼身体对已患上脑部功能失调和疾病及有此风险的人的作用。在最近发表于《美国医学协会期刊》的报告中，西澳大学（The University of Western Australia）的妮可拉·劳滕施拉格尔（Nicola Lautenschlager）发现，与控制组相比，参加定期身体锻炼24星期之后的老年人在测定的记忆力、语言能力、注意力和其他重要认知功能上提高了1800%。[13] 锻炼身体的小组每星期进行142分钟的身体活动，平均每天20分钟。研究人员将这些改善归因于更好的血液循环、新血管的生长、新的脑细胞的生长以及更佳的大脑"可塑性"。

在一项类似的研究中，哈佛的研究人员确定了在老年女性中身体锻炼与认知功能之间的明显相关性。他们的结论是：

　　"在这项对老年女性的大规模前瞻性研究中，长期有规律的身体活动与较高水平的认知功能和较低的认知功能下降密切相关。特别是，较多的身体活动对认知功能的明显益处与年轻3岁相当，而且认知障碍风险相应降低20%。"[14]

身体活动的多重益处会结合起来。锻炼有强大的抗炎作用。通过激活我之前描述过的 Nrf2 通路，锻炼身体能够启动抑制炎症的基因。这一点可以在实验室中测定出来。科学家已经记录了一次又一次，C- 反应蛋白——一种在实验室中常用来提示炎症的指标——在有定期运动习惯的人中较低。锻炼身体还能够提高胰岛素敏感性。锻炼有助于控制血糖平衡并降低蛋白质糖化。从锻炼身体对糖化血红蛋白的影响的各项研究中我们知道这是事实。在一项重要的研究中，研究人员让 30 名参与者保持原来的生活方式不变，让另外 35 名参与者参加一星期 3 天的锻炼计划。[15] 在 16 个星期后，锻炼身体的小组的糖化血红蛋白下降了 0.73，没有进行锻炼的小组的糖化血红蛋白反而上升了 0.28。比如，如果你的糖化血红蛋白是 6.0，由于锻炼身体而降低 0.73 等于糖化血红蛋白水平下降 12%，这与糖尿病药物的效果相当。

要产生影响并不难做到

好吧，锻炼身体对身体和大脑有好处。不过，有多大的好处呢？难以做到吗？家务劳动，还有园艺和倒垃圾之类的日常活动也算在内吗？

要回答这个问题，让我们来看一下拉什大学的记忆和衰老项目（Rush University's Memory and Aging Project）。当阿伦 S. 布赫曼（Aron S. Buchman）博士研究日常身体锻炼对阿尔茨海默症风险的影响时，他的预测结果表明，在较少活动的人与进行各种各样的活动（包括做饭、洗盘子、玩牌、推动轮椅和清洁之类的简单行为）的人之间存在巨大的差异。他想办法用一种叫作活动记录器的新装置跟踪了人们的活动水平情况。这种活动记录器像腕表一样戴在手腕上，侦测人们的活动并记录下人们的活动量。没有患上痴呆症的人们平均年龄是 82 岁。经过大约 3 年半的跟踪之后，最初的 716 名参与者中的 71 人发展出了阿尔茨海默症。[16]

这项研究的结果揭示出日常身体活动程度最低的 10% 的参与者患上阿尔茨海默症的风险是身体活动程度最高的 10% 的参与者的 2.3 倍。从身体活动强度方面评估，这一结果甚至更令人信服。将身体活动强度最低的 10% 的参与者与最高的 10% 的参与者相比，布赫曼博士和他的团队发现身体活动强度最低的参与者患上阿尔茨海默症的风险几乎翻了两倍。布赫曼博士在结论中有理有据地表明，这些不属于正式身体锻炼的活动简单易行，成本又低，而且无副作用，我们不能低估这些活动的强大作用。日常生活中的身体活动对任何年纪的人的大脑都有保护作用。

开始运动

显而易见，你无须将目光瞄准在攀登珠穆朗玛峰这样的活动上。你也无须为了比赛而锻炼耐力。然而，能使心脏加速跳动的定期身体活动是必需的。虽然少量研究发现只练习了一年负重运动的老年人中存在认知改善的情况，但是迄今为止大多数研究和所有的动物实验都涉及跑步或者其他有氧运动，比如游泳、骑自行车、徒步和快走（brisk walking），至少一星期 5 天每天 20 分钟。

我认识到了锻炼身体并不是大多数人首选要做的事情，但是我希望如果你没有锻炼身体的习惯，那么我在这一章中列举的例证会鼓励你重新考虑将运动列入首选之事。如果你以前不锻炼身体的话，那么我要求你用一星期的时间全身心地把精力集中在生活中这一重要部分上，并且开始定期锻炼。如果你已有运动的习惯，那么你可以利用这一星期的时间来增加健身的时间和强度，或者尝试新的项目。

第 9 章

有益于大脑的睡眠

利用瘦素支配你的激素王国

> 在你结束一天开始接下来的一天之前，在两天中间插入一堵坚实的睡眠之墙。

——拉尔夫·沃尔多·爱默生（Ralph Waldo Emerson）

塞缪尔是一名 48 岁的股票经纪人。在 11 月下旬的一天他来找我看病，他要求我让他达到"最佳的健康状态"。这不是第一次有人提出这种概括性又有些模糊的要求了，不过我知道他真正想要的是什么：他想要我找到他痛苦的根源，带他进入他从未感受过的活力充沛的健康状态。这是一个对任何一名医生来说都很高的要求，但是出于某种原因，他浮肿的脸立即让我找到了问题可能的根源。我从他的医疗记录和主诉入手。他有甲状腺功能低的病史，因此而服药治疗。他说他的生活压力很大，不过他对自己的总体健康评估是"良好"。我对于他的病史没有太多可说的，然而令人感兴趣的是他提到他的儿子在婴儿时期曾对固体食物"过敏"，并被诊断为麸质过敏。我们深入讨论了他的甲状腺问题，原来他患有一种叫作桥本甲状腺炎的自身免疫性疾病。这种疾病是由异常激活的免疫系统攻击甲状腺而引起的。

我让他做了麸质过敏检查，其结果无可辩驳。他确实对麸质严重过敏；检测的 24 种抗体之中只有一种在正常范围之内。他需要马上开始采用无麸质饮食方式。

鉴于他儿子的病史和他的过敏测试结果已经显示出他对麸质严重过敏，他对无麸质饮食方式的反应很明显而且直接。在他开始采用无麸质饮食方式 4 个月之后，我收到了他的来信。这封信的内容让我感到欣慰。在信中他承认在来我这里就诊之前他的生活有多么糟糕。显而易见，他告诉我他的健康状况"良好"并非实情，而且远非如此。他写道：

"在我被诊断为麸质过敏之前，我的健康状况每况愈下……虽然我才刚刚 40 多岁而且每天锻炼身体，但是我昏昏沉沉地勉强度过每一天……我的情绪越来越不稳定，很容易因为小事而大发雷霆……在我无法摆脱消极想法的时候绝望就会缠上我。我确信我要死了……如今我成了一个完全不同的新人。我又变回了无忧无虑的自己，精力充沛地度过每一天。我通常会一觉睡到天亮，而且关节也不再痛了。我现在思维清晰，工作时能够集中精神，不再分心。最棒的是我腰腹部的顽固脂肪在两星期中终于消失了。谢谢你帮我找回了我的生活。"

虽然塞缪尔在我初诊的时候没有提到他有睡眠问题，但是我当时预感他睡眠不佳已经有一段时间了。他看起来很疲倦而且具有长期睡眠不足的典型特征。在治疗之前，许多我的病人都有睡眠问题，他们已经忘了安睡一整晚是什么感觉。塞缪尔可能以为一觉睡到天亮是他开始采用无麸质饮食方式后所获得的解脱的附带好处。不过其实不止如此。塞缪尔开始每晚酣睡的时候就是他开始深度"重新校准"他的身体的时刻——激素、情绪、身体甚至精神。排除与麸质过敏有关的问题，甚至还有他的甲状腺失调问题，我能够断言舒适的正常睡眠在状态恢复中起了巨大的作用，而且帮他得到了他想要的结果：最佳的健康状态。

大多数人低估了睡眠的有益之处。睡眠是生活中为数不多的完全免费的财富，而且对健康绝对至关重要。此外你在本书稍后面的内容中会发现，睡眠是防止大脑衰退的一项基本手段。

安睡的科学

在过去的 10 年中，关于睡眠的科学的文章很多。而且出于一个良好的原因：我们从科学的角度理解睡眠的价值，这是前所未有的。实验室研究和临床研究都表明，睡眠的质量和睡眠的时长影响身体的所有系统，尤其是大脑。[1]其中已获证明的益处之一是：睡眠能够决定我们吃多少，我们的新陈代谢速度，我们的胖瘦程度，是否能够战胜传染病，我们的创造力和洞察力高低，我们应对压力的能力，我们处理信息和学习新知识的快慢，还有我们整理和储存记忆的能力。[2]对大部分人来说足够的睡眠意味着至少 7 个小时，而且能够影响我们的基因。2013 年年初，英格兰的科学家们发现一星期睡眠不足能够改变 711 个基因的功能，其中一些基因与压力、炎症、免疫以及新陈代谢有关。[3]对身体的这些重要功能产生消极影响的任何事情都会对大脑造成冲击。我们依赖那些基因产生持续的蛋白质供应，用来替代或者修复受损的身体组织。虽然我们可能没有注意到睡眠不佳在基因层面上的副作用，但是我们肯定都有过慢性睡眠不足的其他征兆：意识混乱、失忆、脑雾、免疫力低下、肥胖、心血管疾病、糖尿病以及抑郁。这些情况都唯独与大脑密切相关。

最近我们还认识到一个事实：睡眠的时长足以满足身体真正所需的人寥寥可数。大约 10% 的美国人慢性失眠，25% 的美国人报告说至少偶尔睡眠不足。[4]除了睡眠的时长之外，鉴于睡眠能够修复大脑，专家们现在还在关注睡眠的**质量**。是酣睡 6 小时好，还是睡够 8 小时但是睡眠不佳好呢？人们可能以为这样的问题很容易回答，我们都对此熟知，毕竟我们一生之中很大一部分时间是睡眠。科学家仍在努力解开睡眠的秘密，以及睡眠对男性和女性的影响有何不同。就在我写这一章的时候，一项新的研究发表了，主题是睡眠"对饥饿感的惊人影响"，很显然睡眠不足对男性和女性的激素的影响不同。[5]虽然其结果对男性和女性是一样的——产生过度饮食的倾向——男性和女性饥饿的潜在火花大相径庭。对于男性来说，睡眠不足会导致**胃饥饿素**（ghrelin）水平上升，这是一种刺激食欲的激素。另一方面，在女性中受睡眠不足影响的不是胃饥饿素的水平，而是**胰高血糖素样肽 -1**（GLP-1），一种抑制食欲的激素的水平。当然这种细微的差别可能看起来微不足道，因为无论是哪一种最后的结果都是饮食过量，然而这表明了我们对人体的整体生物化学机制对睡眠的反应知之甚少。

　　如果有一件事情我们确实知道，那就是随着年纪增长睡眠越来越难。这其中的原因各种各样，很多是由于疾病导致睡眠不佳。40% 的老年人由于睡眠呼吸暂停和失眠之类的慢性疾病而无法在晚上安睡。我们现在甚至有证据证明无法安睡与认知功能下降之间存在相关性。加州大学旧金山分校的精神病学家克里斯丁·耶非（Kristine Yaffe）研究的是患上认知障碍和痴呆症风险较高的人。她在自己的记忆障碍门诊里看到病人主诉的一条常见线索是：入睡困难和难以安睡。患者们报告说他们白天感到疲乏，只好打盹缓解。耶非主导进行了一系列研究，分析了 5 年之中 1300 多名 75 岁以上的老年人的情况，她注意到那些无法安睡的人，比如有睡眠呼吸紊乱或睡眠呼吸暂停问题的人后来患上痴呆症的可能性翻倍。那些自然生理节律被打断的人或者夜晚无法安睡的人也具有较高的风险。[6]

　　生理节律是我们的健康的核心。在出生 6 星期的时候，我们就都建立起了与日夜作息规律联系在一起的重复行为模式，终生不变。随着日出日落，这些节律大约每 24 小时重复一次。从作息循环到已经建立起来的生物节律模式——激素分泌的终与始，体温的波动，某些关系到我们健康的分子的盛衰起伏，我们的许多循环与 24 小时太阳日相一致。当我们的节律与 24 小时太阳日不同步的时候，我们会感到疲劳或者生病，例如，当我们跨越时区迫使身体迅速适应新循环的时候。

我发现大部分人不明白身体固有的节律基于其睡眠习惯并受大脑的控制。如果考虑到激素分泌的规律与这一循环绑定在一起，那么可以说身体自然的昼 / 夜循环几乎支配我们的一切。一个极好的例子是我们的体温。体温是我们体内的激素共同作用的结果，白天升高，下午略微降低一点点（之后平稳），傍晚时达到高峰，然后在晚间开始下降。早上达到谷底接着开始上升达到另一次高峰，因为皮质醇水平在上午达到最高，而后下降。倒班的人由于工作职责而睡眠时间不规律，患上严重的疾病的风险较高。夜班伤人，此话不虚。

以后当你再感到异常疲惫、喜怒无常、饥渴、迟钝、健忘，甚至戒备心强、咄咄逼人或者欲望强烈的时候，请你检查一下你最近的睡眠习惯以搜集线索。我们需要有规律的、可靠的觉醒模式和能恢复精力的睡眠来调节我们的激素。关于身体的激素可以写好几卷，但是为了本书所讨论的内容，这里特别强调的是睡眠和大脑健康之间的联系。我们将关注在人体中被极大低估的一种默默无闻的激素：瘦素（leptin）。因为它从根本上调节身体的炎症反应并且有助于决定我们是否对碳水化合物产生渴望，有关大脑健康的讨论中都少不了这一重要的激素。而且，睡眠对瘦素的影响非常大。如果你能够控制这个人体生理系统的主持人，那么你就能统领你的激素王国为你的大脑和身体服务。

脂肪越多，脑容量越小

1994 年的一项发现震惊了医学界。这项发现不仅永远改变了我们对人体及其复杂的激素系统的看法，而且改变了我们对睡眠以及睡眠对调控整个系统的真正价值的看法。正当我们以为自己已经发现了所有的激素及其功能的时候，我们发现了一种未知的新的激素。[7,8] 这种激素叫作瘦素。瘦素不是一种普通的激素。像胰岛素一样，瘦素是一种重要的激素，最终会影响所有其他的激素并且控制大脑中下丘脑的几乎全部功能。下丘脑是你**身体内部一个与恐龙同时代**的地方，这一古老的结构早于人类出现，位于大脑的中央，负责人体节律性的活动以及从饥饿到性的多种生理功能。然而或许这一发现来得这么晚是因为发现瘦素的地方让人意想不到：脂肪细胞。

之前我提到过我们过去认为脂肪细胞仅仅是储存大量不必要的热量，未雨绸缪。但是现在我们知道了，人体中的脂肪组织就像其他"性命攸关"的器官一样会参与我们的生理机制——通过瘦素这样的激素来调控我们是否会大腹便便、大脑萎缩。首先，一个简短的免责声明：瘦素在体内的作用像大多数激素一样，极为复杂。事实上，整个激素体系格外错综复杂。其中的相互关系不计其数，逐一阐述这些关系超出了本书的范围。我会简化处理，只涉及你需要知道的部分，以便你控制激素，惠及大脑。

从最基本的层面上看，瘦素是一种原始的生存工具。它以一种独特的方式与我们的新陈代谢调节、激素以及对饥饿的行为反应联系在一起。因此，瘦素对我们的情绪和行为有强大的影响。瘦素是总守门员。一旦你理解了这种激素，你就知道了如何调节其他激素，而且在你调节激素的时候，你会以不可思议的方式管理你的健康。

虽然瘦素是在脂肪细胞中发现的，然而这并不意味着瘦素"不好"。如果瘦素过量，确实会导致问题，特别是引起退行性疾病和缩短寿命。但是，健康水平的瘦素恰恰相反——防止大多数衰老性疾病并有助于延年益寿。你对这种关键激素的敏感性越高，就会越健康。这里的"敏感性"指的是身体中的受体对瘦素的辨识和利用。诺拉 T. 格德高达斯

（Nora T. Gedgaudes）是一名备受赞誉的营养师。她在自己的著作《原始的身体，原始的大脑》(*Primal Body, Primal Mind*) 一书中言简意赅地给瘦素下了定义：

> "瘦素本质上控制着哺乳动物的新陈代谢。大多数人认为那是甲状腺的工作，然而实际上瘦素控制着甲状腺，甲状腺调节新陈代谢率。瘦素监督所有的能量储存。瘦素决定是否要让我们感到饥饿并且存储更多的脂肪或者燃烧脂肪。瘦素安排我们的炎症反应，甚至控制神经系统中的交感神经与副交感神经的兴奋。如果你的激素系统任何部分出了岔子，包括肾上腺或性激素，那么除非你控制瘦素的水平否则无法真正解决问题。"[15]

格德高达斯将瘦素称为"掌控一切的新人"，我对此完全同意。当你放下刀叉，从餐桌前起身离开的时候，你得谢谢瘦素。当你的胃填满的时候，脂肪细胞释放出瘦素通知大脑停止进食。它是你的制动器。而且这解释了为什么瘦素水平低的人倾向于饮食过量。2004 年发表的一项意义重大的研究显示瘦素水平下降 20% 的人如何经历了饥饿感和胃口增长 24%，并且使他们偏爱高热量密度的高碳水化合物食品，尤其是甜食、咸味零食和淀粉类食物。[16] 什么引起了瘦素骤降？答案是睡眠不足。[17] 我们仅从睡眠研究中就学到了很多关于激素的知识。这些知识反过来让人们知道了睡眠在调节激素中的价值。

瘦素和胰岛素有许多共同之处，虽然这两者有彼此对立的倾向。两者都是促炎性分子。瘦素本身是一种炎性细胞因子，而且在身体的炎症过程中起重要的作用。它控制身体脂肪组织中其他炎性分子的产生。这有助于解释为什么超重和肥胖的人易于有炎症问题——包括那些从根本上增加脑部功能失调、心理健康问题以及神经退行性疾病的风险的炎症问题。瘦素和胰岛素都是人体命令链中的高层领导，因此一旦失衡会引起一系列下游问题，并且影响直接和间接受其控制的每一个身体系统。除此之外，瘦素和胰岛素还同样受到一个因素的消极影响，这一共同的因素是碳水化合物。越是精制和加工程度高的碳水化合物，对瘦素和胰岛素健康水平的影响就越大。之前我阐释过持续摄入碳水化合物会破坏人体的胰岛素和血糖平衡，最终会导致胰岛素抵抗。对于瘦素也是一样。当身体中有过多引起瘦素持续波动的物质时，你猜如何：瘦素受体开始关闭，身体变为瘦素抵抗。受体无法再接收到瘦素的信息。简单而言，受体放弃了控制权，身体变得易于生病而且失调的情况更严重。即使现在瘦素水平升高了，也不起作用——它无法向大脑发出吃饱的信号让你停止进食。而且，如果你无法控制你的食欲，那么你超重和肥胖的风险就更大，这会使你有脑部功能失调的风险。科学研究还表明甘油三酯水平升高也是饮食中碳水化合物过多的特征，会引起瘦素抵抗。[18]

世界上没有药物或者补剂能够平衡瘦素的水平。但是，改善睡眠和饮食能够做到这一点。

你有瘦素抵抗吗

这是一个我们都要对自己提出的问题。遗憾的是，数以百万计的美国人可算是地地道道的瘦素抵抗俱乐部成员。如果你吃高碳水化合物饮食，并且睡眠不好，那么这是必然的结果。在罗恩·罗斯达尔（Ron Rosedale）和卡罗尔·科尔曼（Carol Coleman）所著的《罗斯达尔饮食》（*The Rosedale Diet*）中简略地审视了体重控制中的瘦素，他们在书中列举了种种迹象，其中许多在胰岛素抵抗中也很常见：[19]

◎ 体重超重；

◎ 餐后感到疲倦；

◎ 出现"腰部赘肉";

◎ 高血压;

◎ 不断地渴望"安抚型的食物";

◎ 总是感到焦虑或者紧张;

◎ 总是感到饥饿或者在深夜感到饥饿;

◎ 有骨质疏松症;

◎ 无法减肥或者保持体重;

◎ 经常渴望糖或者咖啡因之类的兴奋剂;

◎ 空腹甘油三酯水平高,超过 100 毫克 / 分升——特别是当这一水平
　等于或者超过胆固醇水平的时候;

◎ 喜欢餐后吃零食;

◎ 难以入睡或者无法安眠;

◎ 无论怎么锻炼身体都无法改变体型。

如果你有理由认为你有瘦素抵抗,那么不要惊慌。第 10 章中的方案
会让你回到正轨。

另一面：胃饥饿素

在我们进入其他内容之前我应该提到的另一种与饥饿有关的激素是:
胃饥饿素。它与瘦素可谓阴阳相对。胃部在空空如也的时候会分泌出胃饥
饿激素,而且胃饥饿素可以增进你的食欲。它给大脑发出信息,告诉大脑
你需要进食。正如所料,瘦素和胃饥饿素的制衡一旦被打乱,对食物的渴
望、腹饱感、抗拒食欲的能力以及腰围就会受到战火牵连。在睡眠研究
中,男性对睡眠时间不足的反应是胃饥饿素的水平上升。这会激发更强烈
的食欲,而且倾向于渴望高碳水化合物、低营养的食物。这样的食物在摄

入后很容易就会转化为脂肪。当控制食欲的激素失常的时候，你的大脑会从根本上与胃失去联系。你在不饿的时候会误以为自己饥饿，进一步刺激对食物产生难以抗拒的渴望，从而形成无休无止的产生脂肪的恶性循环。然后，这一循环影响更大的反馈环——血糖平衡、炎症通路，当然了还有脑部功能失调和疾病的风险也都掺和了进来。简单而言，如果你无法控制饥饿感和食欲，那么会很难控制好血液中的化学机制、新陈代谢、腰围，而且从长远来看大脑会受到损害。

　　在我建议的饮食计划的第三个星期中，我会要求你把精力集中在规律的高质量睡眠上，这样你才能够获得对影响大脑命运的激素的掌控权。你不必求助于安眠药。对大脑健康极佳的睡眠会自然而至。

恭喜！你对高效大脑的习惯的掌握已经超越了如今大多数专业医生。如果你已经根据本书的内容着手在生活中小做调整，那么你的机会来了。在本书的这一部分中，按照我制订的 4 个星期的计划，你将在这期间改变饮食习惯，不再依赖碳水化合物，让身体回到最佳健康状态。你会感到充满活力，精力充沛，头脑敏锐。验血结果出来后，任何医生都会为你的血糖控制、炎症指标甚至胆固醇水平而感到高兴。这是我们共同的目标，而且比你想象的容易实现。

改变生活方式，即使是很小的改变，一开始也让人感到难以接受。你想知道如何才能避免积习难改的情况。你会感到食物不够和饥饿难耐吗？你会觉得无法长期坚持这种新的生活方式吗？鉴于时间和你的决心，这个计划可行吗？你能遵守这些准则使之成为自己的第二天性吗？

这一计划即是答案。这是一个简单直接的策略，具备适当的平衡结构和可适性以照顾个人偏好和可选择性。在完成 4 个星期的计划后，你会收获知识和启发，以后继续保持按照健康的方式生活。越是严格按照我制定的准则去做，你就越快看到结果。请记住，除了显而

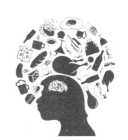

第三部分　与谷物大脑再见

易见的身体改善之外，这个计划还有很多其他的益处。你脑中出现的可能首先是最佳的大脑健康状态和更小的腰围，然而回馈不止这些。你会看到人生中各个方面都会发生改变。你会感到更自信，自尊心也会更强。你会觉得自己更年轻，对生活和未来的掌控力更强。你将能轻松度过压力重重的时刻，有保持活力和与人交往的动力，在家庭和工作中的成就感更高。简而言之，你会更快乐，更富有成效。你的成功会衍生出更多的成功。你的生活更加丰富多彩、充实美好，而且你在自己的努力之下精力更充沛后，你就不会想要再回到不健康的旧生活方式了。我知道你能够做到。为了自己和你所爱的人，你必须做到。如果你不听从这一意见，那么可能会有灾难性的后果，代价巨大。

第 10 章

一种新的生活方式

4 星期行动计划

我在家里只奉上我知道其背后故事的食物。

——迈克尔·波伦（Michael Pollan）

最重要的部分到了。有些人想到不能再吃到钟爱的碳水化合物可能会感到恐慌。我意识到对有些人来说，放弃面包、意大利面食、油酥糕点以及大部分甜食（尤其是甜食）是很困难的事情。改变是一件艰难的事情。改变长久以来的习惯更是难上加难。我经常立即被问，"那么我还能吃什么啊？"有些人担心不再吃糖和小麦后不适应，以及对碳水化合物的渴望无法获得满足。在他们的想象中，他们无法抗拒这种巨大的渴望。他们对饮食 180 度调整后身体的反应忧虑重重。而且他们担心意志力不足无法实现目标。好吧，首先我告诉各位所有这些情况都有可能。你只需在开始的时候承受住不适感，经历饮食中碳水化合物骤降带来的影响。我预测你在几天或者仅仅数周之内就会有更清晰的思维、更安稳的睡眠以及更充沛的精力。你头痛的情况会减少，能够更轻松地应对压力，而且感到更快乐。对于有慢性神经系统疾病（比如，注意缺陷多动障碍、焦虑症、抑郁症）的人来说，疾病的症状可能会减轻甚至消失。在一段时间之后，你会看到体重下降，体检化验结果显示出你身体的生物化学机制中的许多方面大有改善。如果你能够窥见大脑的内部，你还会看到大脑在最佳状态下运转。

在开始执行计划之前与医生沟通一下是个不错的主意，尤其是在你有健康问题的情况下，比如糖尿病。如果你打算按照一日禁食方法去做，那么这一点尤为重要。在接下来的一个月的过程中，你会达成以下4个目标：

1）使身体不再依赖碳水化合物为燃料，每天服用促进大脑健康的补剂；

2）如果之前没有锻炼身体的习惯，那么将健身纳入日常计划；

3）努力每晚都在固定时间睡觉，并安睡一整夜；

4）建立新的节律，并且保持健康的生活习惯。

我将整个计划分散在4个星期之中，每个星期集中突破其中一个目标。在开始执行计划之前的几天，你应该去找医生做检查，这样你就有了基线。你还可以用这几天的时间把厨房整理好，开始服用补剂，戒断碳水化合物，以及考虑是否要禁食一天作为计划的启动。

在第一个星期之中：专注于食物，开始按照我的食谱计划和推荐安排饮食。

在第二个星期之中：专注于锻炼，我会鼓励你开始固定的锻炼计划，并提供发现更多锻炼身体的机会的建议。

在第三个星期之中：专注于睡眠，你将把注意力转移到睡眠习惯上，并且按照几个简单的小提示确保每晚都有最佳睡眠。

在第四个星期之中：我会帮助你把此计划中的所有要素整合在一起，使你能够在生活中建立新的行为习惯，并且保持不变。不要怀疑你有成功的能力，我尽了最大努力使这个计划切合实际而且易于执行。

第一个星期的序曲：准备工作

确定你的基线

在开始这一饮食计划之前，如有可能，请做好以下各项检查。我附上了目标健康水平。

测试	理想水平
◎ 空腹血糖	低于 95 毫克 / 分升
◎ 空腹胰岛素水平	低于 8 微国际单位 / 毫升（理想值应该低于 3）
◎ 糖化血红蛋白	4.8% ~ 5.4%
◎ 果糖胺	188 ~ 223 微摩尔 / 升
◎ 同型半胱氨酸	8 微摩尔 / 升或更低
◎ 维生素 D	80 纳克 / 毫升
◎ C- 反应蛋白	0 ~ 3.0 毫克 / 升
◎ 用 Cyrex Array 3 做麸质过敏检查	

在 4 个星期的计划完成之后，应该再做一次这些检查。我希望各位明白的一点是，可能要几个月的时间才能看到这些指标的巨大改观，特别是糖化血红蛋白，通常这个数值每 3 ~ 4 个月才测一次。然而，如果你从第一天开始就遵从这一计划，那么你应该在一个月之内开始看到血糖和胰岛素水平的改变，这会激励你继续下去。

果糖胺检查也是一种对糖化蛋白的测定，反映平均血糖控制的情况，在 2 ~ 3 星期之中就会迅速发生变化。因此，虽然你可能不会看到糖化血红蛋白有巨大改变，不过你肯定会看到果糖胺的变化。

同型半胱氨酸是一种氨基酸样的化学物质，现在普遍认为它对大脑有毒害作用；如上所述，你希望看到的同型半胱氨酸水平应该是大约 8 微摩尔/升或者更低。同型半胱氨酸水平仅仅达到 14（许多我的病人第一次检查的结果比这个值还要高），就被《新英格兰医学期刊》（*New England Journal of Medicine*）描述为与阿尔茨海默症风险翻倍相关（"较高的"同型半胱氨酸水平指的是血液中高于 10 微摩尔/升）。同型半胱氨酸水平一直都是比较容易改善的一个指标。许多药物能够抑制 B 族维生素并且提高同型半胱氨酸，但是你可以通过补充一些 B 族维生素尤其是叶酸来主动纠正这一问题。通常，我要求同型半胱氨酸检查结果不佳的患者每天补充 50 毫克维生素 B6、800 微克叶酸以及 500 微克维生素 B12，3 个月后再检查一次。

　　如果你的维生素 D 水平低得可怜，那么不要惊慌。大多数美国人都缺乏这种关键营养。因为身体需要时间来适应额外补充的维生素 D，所以开始时你每天服用 5000 国际单位的维生素 D，两个月之后再检查一次。如果两个月之后你还是 50 纳克/毫升或者低于这一数值，那么你要每天再额外补充 5000 国际单位的维生素 D，两个月之后再做一次检查。体内的维生素 D 水平才算数，而不是服用的剂量。正常值是 30 ～ 100 纳克/毫升，但是 31 是擦边球，你得改善才行。你要达到的目标数值是大约 80 纳克/毫升。这是所谓的"正常"范围的中间值。请咨询你的保健医生，调整服用剂量以达到最佳的水平。在达到目标值后，每天服用 2000 国际单位维生素 D 通常就足以维持健康的水平，不过还要请你的医生给你具体的建议。

　　C- 反应蛋白（CRP）是体内炎症的标志，其理想水平是小于 1.0 毫克/升。C- 反应蛋白要数月的时间才会改善，然而按照我的计划去做，你可能在一个月之后就会看到积极的改变。

　　最后，我强烈推荐你做一下 Cyrex Array 3 检查。这项检查是 Cyrex 实验室的医生可以为你做的一个检查项目。这是最佳的麸质过敏检查。依照我的经验，一般的实验室做的是"乳糜泻"检查，这不足以发现所有的麸质过敏情况。

开始服用补剂

你将会开始服用补剂，并将其作为生活的一部分。保健食品店、大多数药店和超市还有网上都能找到下面列出的所有补剂的每日推荐剂量。益生菌应该空腹服用，其他补剂随餐或者不随餐服用皆可。姜黄和白藜芦醇之类的代谢迅速的水溶性补剂最好每天服用两次。维生素 D 和 DHA 为油性补剂，因此每天服用一次即可。有关每一种补剂的更多详细信息，请向前翻，参阅第 7 章。

如果由于个人健康问题而对服用剂量有疑问，请咨询医生，以做适当的调整。一般情况下，所有列出的剂量对儿童和成人都适用，但是请咨询儿科医生，根据你的孩子的体重给出具体的建议。例如，在我的诊所中，我给儿童开出的处方是 100 毫克 DHA 服用 18 个月，之后每日服用 200 毫克，对于患有注意缺陷多动障碍的儿童，剂量通常会提高一些——大约每日 400 毫克。

◎ DHA： 每日 1000 毫克（请注意：可以买含有 EPA 的复合 DHA；也可选择鱼油补剂或者从海藻中提取的 DHA 补剂）。

◎ 白藜芦醇： 100 毫克，每日两次

◎ 姜黄： 350 毫克，每日两次

◎ 益生菌： 每次服用一粒，空腹服用，最多每日 3 次，请挑选包含至少 100 亿活性菌和至少 10 种不同菌株（包括嗜酸乳杆菌和双歧杆菌）的益生菌胶囊。

◎ 椰子油： 每天一茶勺，直接服用或者加入烹调的食物中

◎ α- 硫辛酸：　　　每日 600 毫克

◎ 维生素 D_3：　　　每日 5000 国际单位

清理你的厨房

在按照新的饮食方式开始生活之前，你需要清点厨房里的东西，把以后不再吃的食物清理出来。请从清理以下各项开始：

◎ 所有含麸质的食物，包括全谷和全麦的面包、面条、意大利面食、糕点、烘焙的食物以及各种麦片。

◎ 各类加工过的碳水化合物、糖以及淀粉：玉米、山药、土豆、红薯、薯片、饼干、曲奇饼、糕点、松饼、比萨面团、蛋糕、甜甜圈、含糖的零食、糖果、能量棒、冰激凌 / 冷冻酸奶冰激凌 / 果汁牛奶冻、果酱 / 果冻 / 蜜饯、西红柿酱、涂抹型再制干酪、果汁、果干、运动饮料、软饮料 / 汽水、油炸食品、蜂蜜、龙舌兰、糖（白糖和红糖）、玉米糖浆以及枫树糖浆。

◎ 贴着"无脂肪"或者"低脂肪"的袋装食品（除非是符合我要求的真正的"无脂肪"或者"低脂肪"食品，比如水、芥末和意大利香醋）。

◎ 人造黄油、植物起酥油以及任何商业品牌的食用油（大豆油、玉米油、棉籽油、油菜籽油、花生油、红花籽油、葡萄籽油、葵花籽油、稻糠油还有小麦胚芽油）——即使算是有机食品也要清理。

◎ 非发酵的大豆（如豆腐和豆浆）和加工过的大豆制品（请查找成分列表中有"大豆分离蛋白"的食品；避免大豆奶酪、大豆汉堡包、大豆热狗、大豆鸡块、大豆冰激凌、大豆酸奶）。请注意：虽然一些自然酿造酱油中理应不含麸质，但是许多商业品牌的酱油中有微量麸质。如果你在烹饪中需要使用酱油，那么请选择用100%大豆酿造不含小麦成分的酱油。

请当心那些标明（或者在销售时宣称）"无麸质"的食品。有些这类食品没问题，因为它们本来就不含麸质。但是，许多标明了"无麸质"的食品是其中的麸质在加工中被其他成分替换了——比如玉米淀粉、玉米面、大米淀粉、马铃薯淀粉或者木薯淀粉，以上这些都对人不利，会使血糖大幅上升，且可能含有微量麸质。现在"无麸质"还没有法律上的意义，美国食品药品监督管理局已经提交了定义但是尚未形成定论。请特别留意无麸质酱汁、调味肉汁以及玉米面制品（例如，墨西哥卷饼、墨西哥薄饼、谷物麦片和玉米脆片）。

请补购以下食品

以下各种食品消耗量随意〔请采购当地产的有机食品，按照你所选的"原食"（whole-food）清单采购，速冻的也可以〕：

◎ **健康的油脂**：特级初榨橄榄油、芝麻油、椰子油、草饲牛油和有机或者牧场黄油、印度酥油、杏仁乳、鳄梨、椰子、橄榄、坚果和坚果酱、奶酪（除了蓝纹奶酪之外）以及部分种子〔亚麻籽、葵花籽、南瓜籽、芝麻、奇异籽（Chia Seeds）〕。

◎ **蛋白质**：全蛋，野生鱼类〔三文鱼、裸盖鱼（Black Cod）、鲯鳅鱼（Mahi Mahi）、石斑鱼（Grouper）、鲱鱼（Herring）、鳟鱼（Trout）、沙丁鱼〕、贝类以及软体动物（虾、蟹、龙虾、贻贝、蛤、牡蛎），草饲肉、禽类以及猪肉（牛肉、羊肉、肝脏、野牛肉、鸡肉、火鸡肉、鸭肉、鸵鸟肉、小牛肉），野味。

◎ **蔬菜**：绿叶蔬菜和莴苣、羽衣甘蓝、菠菜、西兰花、甜菜、卷心菜、洋葱、蘑菇、花椰菜、抱子甘蓝、（酸）泡菜、朝鲜蓟、苜蓿芽（Alfalfa Sprouts）、青刀豆、芹菜、油菜（Bok Choy）、小红萝卜、豆瓣菜（Watercress）、芜菁（Turnip）、芦笋、大蒜、韭菜、茴香、青葱、葱、姜、豆薯（Jicama）、欧芹、荸荠。

◎ **低糖水果**：鳄梨、灯笼椒、黄瓜、西红柿、西葫芦、笋瓜（Squash）、南瓜、茄子、柠檬、酸橙。

◎ **药草、调料和佐料**：只要你仔细查看了标签，那么你可以随意使用调料和佐料。吻别西红柿酱和酸辣酱吧，开始享用芥末酱、辣根酱（Horseradish）、橄榄酱（Tapenade）、墨西哥辣椒酱（Salsa），不过必须是其中不含麸质、小麦、大豆和糖的酱料。对药草和调料基本没有限制，但是请留意包装的产品，因为出产该产品的工厂可能也加工小麦和大豆。

以下食品可以适量使用（"适量"是指一天一次使用少量的这些成分，或者理想情况下每星期使用几次）：

◎ **不含麸质的谷物**：苋菜籽、荞麦、大米（糙米、白米、野生米）、小米、藜麦（Quinoa）、高粱、画眉草。（关于燕麦的注解：虽然燕麦本身不含麸质，但是因为加工燕麦的磨坊也加工小麦而经常会使燕麦中混有麸质，除非是保证不含麸质的燕麦，否则请避免使用燕麦。）不含麸质的谷物在为了人类食用而进行加工的过程中（例如，整粒燕麦的研磨还有大米包装前的加工），谷物的物理结构方式改变，这会增加炎症反应的风险。出于这一原因，我们要限制这些食品。

◎ 豆类（豆子、小扁豆和豌豆）。例外：你可以吃鹰嘴豆泥（由鹰嘴豆制成）。

◎ 胡萝卜和欧防风（Parsnips）。

◎ 甜的水果（整果）：浆果最佳，要格外当心含糖的水果，比如杏、芒果、甜瓜、木瓜、李子和菠萝。

◎ 牛奶和牛奶制作的奶油：在烹调、咖啡和茶中少量使用。

◎ 白软干酪（Cottage Cheese）、酸奶和酸牛乳酒（Kefir）：在烹调或者浇汁中少量使用。

◎ 甜味剂：天然甜菊（Stevia）和巧克力（请选择可可含量在70%或者以上的黑巧克力）。

◎ 酒：如果你想喝，那么一天一杯，首选红酒。

为鸡蛋正名

我不得不为鸡蛋说几句话，因为鸡蛋是当今这个时代中被误解最深的食物。首先我要提出的是非常重要却常被人们遗忘的两个事实：（1）试图找到饮食中的动物脂肪（例如，饱和脂肪）和饮食中的胆固醇与血清胆固醇的水平和冠状动脉心脏病的风险之间的科学关联失败了一次又一次。通过食物摄入的胆固醇会直接转化为血液中的胆固醇的想法毫无疑问是错误的。（2）当研究人员在将血清胆固醇水平与食用鸡蛋相比较的时候，他们注意到的一个反复出现的结果是很少或者不吃鸡蛋的人的胆固醇水平与吃大量鸡蛋的人的胆固醇水平并无二致。请记住与普遍认为的相反，饮食中的胆固醇其实可以降低身体产生的胆固醇，而且在胆固醇化验中80%以上的胆固醇其实是肝脏产生出来的。

引用英国研究人员在一篇意义非凡的文章中的话："鸡蛋对血液中的

胆固醇不利，因此对心脏也有害，这一普遍的错误认识仍在许多人之中存在，而且还在继续影响一些健康专业人员的建议。这一迷思还在盛行，尽管有力的证据显示出富含胆固醇的食物对血液中胆固醇的影响不大，而且从临床上看微不足道。"[1] 这一限制食用鸡蛋的强大的错误信息在 20 世纪 70 年代从美国扩散出去，停留如此之长，令人遗憾。有许多研究已经确认了鸡蛋的价值，鸡蛋可能是世界上最完美的食物，蛋黄是营养最丰富的部分。[2] 事实上，在 2013 年的一项研究中，康涅狄格大学（University of Connecticut）的研究人员发现采用低碳水化合物饮食吃全蛋的人——每天都吃——**改善了胰岛素敏感性和其他心血管方面的风险参数**。[3] 除了健康的胆固醇之外，全蛋包含我们生存所需的所有氨基酸，还有维生素和矿物质，另外还有保护眼睛的抗氧化物质——包含这一切的一个鸡蛋的热量却只有 70 卡路里。此外，鸡蛋中含有丰富的胆碱，这一点对增进健康的大脑功能以及怀孕都极为重要。我看到菜单上的蛋白煎蛋饼的时候会尴尬不安。要是曾经的"不可思议的可食用鸡蛋"活动背后的那帮人影响更深远一些就好了。

你会看到我在饮食中大力推荐食用鸡蛋。请不要害怕食用鸡蛋。鸡蛋是一天开始和奠定血糖平衡的最好的食物。而且，鸡蛋的烹饪方式千变万化。无论是炒、煎、炖、煮，还是与其他食物搭配，鸡蛋是最具有多样性的食材之一。星期天晚上把一盒鸡蛋煮熟，你就有了接下来一星期的早餐和零食。

可选禁食

在开始第一个星期之前禁食一整天是理想的做法。禁食是很好的铺垫，还可以为身体燃烧脂肪加速并为产生惊人的促进健康的效果加速，对身体和大脑都有好处。对大部分人来说，可以从星期天禁食（从星期六晚上最后一餐开始），然后从星期一早上开始我推荐的饮食计划。

我的禁食计划很简单：在24小时内不进食，喝大量的水。也请避免摄入咖啡因。如果是在服药期间，那么请务必继续服药（如果你服用糖尿病药物，请先咨询你的医生。）如果禁食对你而言十分难熬，那么就趁你清理厨房的时候戒断碳水化合物数日。你的身体对碳水化合物上瘾越深，戒断就越难。我推荐患者使用突然戒断法来戒掉麸质，尽你的最大努力，至少完全消除麸质的来源，并且减少其他碳水化合物的摄入。身体不依赖碳水化合物的人能够禁食的时间更长，有时可达数日。在你建立起这一新的饮食方式之后，你可尝试禁食72小时（如果你有任何健康问题，请先咨询医生）。我建议一年至少禁食4次，在换季的时候进行（例如，9月、12月、3月以及6月的最后一个星期）。

第一个星期：专注于食物

既然你的厨房已经整理好了，那么是时候按照这套新的准则来准备食物了。在下一章中，你会看到第一个星期的每日饮食计划。该计划是你自己规划其余3个星期饮食的范例。不像其他的饮食方式，这一饮食计划不会要求你计算食物的热量，不会限制摄入油脂，也不会对食物的分量锱铢必较。我相信你能够区分出一大盘和正常的一份有所不同。而且，我甚至不会让你计较摄入的饱和脂肪与不饱和脂肪之间的比例。

这种饮食方式的好处是，易于"自己调节"——你不会吃过量，你会享受在一餐之后吃饱的感觉，直到数小时后开始享用下一餐。当你的身体依赖于碳水化合物的时候，你的身体受葡萄糖－胰岛素的左右，犹如坐过山车一样忽上忽下，当你的血糖急剧下降的时候会激发强烈的饥饿感，然后是短暂的饱足感。然而，采用低碳水化合物、高脂肪饮食方式会产生与之截然相反的效果。这种饮食方式会自然而然地让你控制热量（甚至不用考虑这个问题），燃烧更多的脂肪，停止不受意识控制地进食（比如，额外摄入 500 卡路里或者许多人无意识地整天在吃以拯救血糖波动），并且毫不费力地增强大脑的功能。与情绪不稳、脑雾、懈怠以及整日疲倦的感觉再见吧。拥抱全新的你。

　　这一个月的与众不同之处是你现在的目标是将碳水化合物摄入量降到最低。在 **4 个星期中**保持碳水化合物摄入降到**每天 30 ～ 40 克**。在这之后，你可以将碳水化合物摄入量提高到每天 60 克。在降低碳水化合物 4 个星期之后可以提高碳水化合物的摄入并不意味着你能够重新开始吃意大利面食和面包这类食物。你可以做的是将更多列在"适量"类别中的食物加入食谱之中，比如全果、无麸质谷物和豆类。如果你按照本书中的食谱思路和菜谱去做，你很快就会明白低碳水化合物饮食应该是什么样子。

　　那么纤维素摄入量如何呢？许多人担心降低所有那些"富含纤维"的小麦制品和面包食用量会无法摄入重要的纤维素。这是错误的想法。当你用坚果和蔬菜代替那些小麦制成的碳水化合物食物时，你反而会摄入更多的纤维素。你还会从中获得之前可能摄取不足的必需维生素和营养成分。

　　在这期间把每天吃的食物记录下来可能对你有所帮助。记录下你喜欢的菜谱和你认为可能仍让你感到不适的食物（例如，每次吃芝麻之后都会感到胃部不适或者头痛）。有些人对我推荐的某些食物过敏。例如，50% 对麸质过敏的人也对乳制品过敏。令人惊奇的是，研究人员发现咖啡往往会与麸质交叉作用。如果在采用我推荐的饮食之后仍然感到哪里不太对，那么你可能应该再去做一次 Cyrex 实验室的 Array4 检查。这项检查可以确定对你而言哪些食物与麸质交叉作用，可以确定你对以下各项的反应：

◎ 乳制品 　　　　　　◎ 苋菜籽

◎ 巧克力 　　　　　　◎ 藜麦

◎ 芝麻 　　　　　　　◎ 酵母

◎ 大麻籽 　　　　　　◎ 木薯

◎ 荞麦 　　　　　　　◎ 画眉草

◎ 蛋类 　　　　　　　◎ 燕麦

◎ 大豆 　　　　　　　◎ 咖啡

◎ 高粱 　　　　　　　◎ 大米

◎ 小米 　　　　　　　◎ 乳清

◎ 斯佩耳特小麦

　　我建议你在开始的3个星期之中避免外出就餐，这样你可以专注于完成饮食计划。这可以为你以后外出就餐做准备，使你在外出点餐的时候知道如何做出上佳的选择。开始的3个星期也会消除你对碳水化合物的渴望，这样你以后看到满是碳水化合物食物的菜单时会更冷静。

　　在第一个星期之中，专注于掌握新的饮食习惯。你可以采用我的菜谱，包括7日饮食计划范例，或者自行安排饮食，只要遵从本书中准则即可。我把菜谱分类（例如，早餐、午餐、晚餐、汤、沙拉等）罗列出来，以便查看，你可以选择自己喜欢的菜谱进行组合。每一餐都应该包括健康的脂肪和蛋白质来源。蔬菜的摄入量几乎不受限制，除了玉米、土豆、胡萝卜和欧防风之外。如果你按照第一个星期的计划执行，那么将来你自己搭配一餐就会是轻而易举之事。

第二个星期：专注于锻炼

　　如果你目前没有每天至少运动20分钟，那么你的目标是进行有氧运动。用这一个星期来建立你喜欢的运动习惯，使你的心跳达到静止时心跳的 1.5 倍。请记住你要做的是建立一生锻炼的习惯，不要轻易就使自己精疲力竭了。然而也不要太轻松，对于挑战身体，能够以多种方式增进健康并且提高大脑寿命的运动请不要回避。

收获锻炼身体的成果，制定一个目标，每天让自己汗流浃背一次，锻炼你的肺和心脏。请记住锻炼身体除了对心血管和体重控制方面有益之外，研究还显示按时锻炼的人，参加比赛或者仅仅是每个星期散步几次能够保护大脑免于萎缩。同时，锻炼身体的人变得过于肥胖和患上糖尿病（脑部疾病的主要风险因素）的风险也因此而降到了最低。

如果你目前为止一直过的是久坐少动的生活，那么只需每天散步 20 分钟，然后在适应有规律地锻炼之后逐步延长散步的时间。你也可以通过提高速度和爬坡来提高锻炼的强度。或者，双手各拿一个 5 磅重的哑铃，一边散步一边做屈伸弯举锻炼肱二头肌。

对于已有健身习惯的人来说，请视情况增加锻炼时间，达到至少每天 30 分钟，每星期至少 5 次。这一星期你也可以尝试一些不同的健身方式，比如参加训练班或者让车库里的自行车重见天日。现在，传统的健身房锻炼之外的健身机会随处可得，所以没有为自己开脱的借口。你甚至能够观看网络视频在自己家舒适地健身。在我看来锻炼的形式并不重要。选一种，开始锻炼身体吧！

在理想的情况下，全面的健身应该包括心肺、力量训练，以及伸展活动。但是，如果你从零基础开始，那么从心肺训练做起，日后在训练中逐渐增加力量训练和伸展活动。可以采用常见的健身房设备、自由重量（杠铃、哑铃等）来进行力量训练，或者参加利用自身体重训练的训练班，比如瑜伽和普拉提。这些训练班通常也会涉及大量的伸展活动，不过你无须参加正式的训练班来保持柔韧性。你可以自己进行各种伸展练习，甚至一边看电视节目一边做。

一旦你做好了按时锻炼身体这一步，那么你就能够采用各种锻炼方式来安排自己每天的健身计划了。例如，星期一、星期三、星期五参加 1 小时的室内自行车训练班；星期二和星期四上瑜伽课。星期六与朋友们一起去徒步或者去游泳馆游泳，星期天休息调整。我建议拿出你的日历来，在上面写上健身活动计划。

如果某一天你的日程中无法安排时间连续完成整套锻炼，那么请考虑是否有办法在这一天中忙里偷闲安排更多的身体活动。所有的研究都表明 3 次 10 分钟的锻炼与一次 30 分钟的锻炼对健康的益处类似。如果某一天你的日程太满，那么可以将你例行的锻炼内容分成若干部分抽空进行。还有，可以考虑将锻炼身体与其他事情结合起来，例如，在外面步行的时候与同事一起进行会议商讨，或者晚上一边看电视节目一边在地板上做完一套伸展活动。如果可能的话，请限制你坐着的时间。在用手机通话的时候戴上耳机，如果可以的话请一边讲话一边走动，不乘电梯而是走楼梯，将车停得远一些多走一段路。一天之中你活动得越多，大脑获得的益处就越多。

第三个星期：专注于睡眠

除了按照新的饮食方式和锻炼习惯生活之外，用这一星期的时间专注于你的睡眠卫生。现在既然你已经按照我推荐的计划生活了两个星期，那么你的睡眠应该已经有所改善。如果你每晚睡眠的时间少于 6 个小时，那么可以将睡眠时间延长到至少 7 个小时。这是身体中健康正常的激素波动所需的最低睡眠时间。

为了确保你尽一切可能获得足够高质量、休息充分的睡眠，以下是一些有助于整晚安睡的小提示：

（1）**保持规律的睡眠习惯**：睡眠医学方面的专家喜欢称其为"睡眠卫

生"——保证我们每晚都能有恢复精力的睡眠的方法。每星期都在大约同样的时间睡觉和醒来，1年之中365天都是如此。保持你上床睡觉的规律始终不变，可能包括停止工作、娱乐等活动，开始刷牙、做温水浴、喝药草茶，做任何你需要放松下来并告诉你的身体睡觉时间到了的事情。我们让小孩这样做，却往往忘记了自己也应如此。这些事情在帮助我们准备安睡一整晚上有很好的效果。

（2）**识别并控制好不利于睡眠的成分**。这一可能的范围极为广泛，从处方药到咖啡因、酒精和尼古丁。咖啡因和尼古丁是兴奋剂。如果你吸烟，那么应该遵从这个计划戒烟，因为吸烟会使各种健康风险提高。请避免在下午两点之后摄入咖啡因。有些人对咖啡因格外敏感，最好在中午之后就不再摄入咖啡因或者用含咖啡因较少的饮料比如茶来代替咖啡。请咨询你的医生或者药剂师你经常服用的药物是否对睡眠有潜在影响。请注意许多非处方药也含有干扰睡眠的成分。例如，常见的头痛药可能含有咖啡因。酒精在摄入后会立刻产生镇静作用，但是当身体处理酒精的时候会干扰睡眠——一种用来分解酒精的酶有兴奋作用。酒精还会引起身体释放出肾上腺素，并且干扰血清素的产生，这是一种启动睡眠的重要脑部化学物质。

（3）**合理安排晚餐的时间**。没人喜欢睡觉的时候胃里有满满的食物或者饥肠辘辘地入睡。找到最合适你的时间段，从晚餐到睡觉时间要有大约3个小时的间隔。还有，请注意食物中那些睡前不容易消化的成分。在这方面每个人的情况各不相同。

（4）**饮食规律**。按照固定的时间进食。这会使你的食欲激素在控制之中。如果某一餐的时间拖得太晚，你会使激素受到冲击，从而影响神经系统，继而干扰睡眠。

（5）**尝试睡前零食**。夜间低血糖（夜间血糖水平低）会导致失眠。如果你的血糖降得太低，那么会引发身体释放激素刺激大脑，并且告诉你去进食。尝试在睡觉前吃一点儿零食以避免这一午夜灾难。选择富含氨基酸色氨酸的食物，这类食物有助于睡眠。富含色氨酸的食物包括：火鸡、白软干酪、鸡肉、蛋类和坚果（特别是杏仁）。不过，请注意食用量。一把坚果可能恰到好处。在睡前吃下有3个鸡蛋的煎蛋饼配火鸡绝非明智之举。请做出明智的选择。

（6）**警惕不易察觉的刺激源**。你已经知道普通的咖啡会让你无法入睡，但是如今含有咖啡因的产品处处皆是。如果你遵从我的饮食计划，那么你不太可能遇到这类食物。此外，某些食物化合物，比如，色素、香料和精制碳水化合物可成为刺激物，因此也请避免摄入这类食物。

（7）**安排好卧室陈设**。毫无疑问在卧室里放置刺激大脑和眼睛的电子设备是个坏主意。但是人们没有遵守这个最基本的准则。请试着让你的卧室一直是一个安静、平和的避难所，不要安放扰人心绪的设备（例如，电视机、电脑、电话，等等），也不要安装明亮的灯或者摆放杂物。投资购入一张舒服的床和一套绒面的床单。使用昏暗的灯光。培养睡觉的情绪（为此可以做爱，这可以作为睡眠的预备活动，不过那是另一回事）。

（8）**谨慎使用有助于睡眠的药物**。偶尔服用不会危及生命。但是长期服用可能会导致问题出现。目标是无须额外辅助而能够定时安睡。在此我指的不是眼罩或者耳塞，我赞成使用眼罩和耳塞，我指的是非处方或者处方助眠药。例如，包括含有镇静作用的抗组胺药的"PM"配方药物〔比如，苯海拉明（Diphenhydramine）和多西拉敏（Doxylamine）〕。虽然这些药物声称不会使人成瘾，但是仍会造成心理依赖。自然调节你的睡眠才是更佳的做法。

关于卫浴和美容产品的提示

除了关注睡眠之外，在第三个星期之中你应该彻底检查你卫生间里的用品。麸质藏身于许多商品之中，如果我们使用此类产品接触皮肤——我们最大的一个器官，那么就在无意之中会使麸质进入我们的身体。因此，请注意你平时使用的美容和化妆产品，包括洗发精、护发素以及其他美发产品。

第四个星期：整合为一

现在你应该已经进入上佳状态，比 3 个星期之前的感觉好很多。你能够区别麸质饮食与更为健康的饮食方式之间的不同之处。你的睡眠有所改善，而且你已经建立了定时锻炼的习惯。现在需要做什么呢？

如果你没有焕然一新的感觉，请不要惊慌。我们之中大多数人在生活中都至少有一个需要额外关注的弱点。或许你是很难在每晚 10 点钟上床睡觉的类型，或者也许你的致命弱点是找时间锻炼身体并避开休息间里的垃圾食品。用这一星期的时间找到新的生活规律的节奏。找出你在执行新计划中倍感煎熬的地方，然后思考一下如何改进。以下是可能有所帮助的几点提示：

◎ **提前规划好每个星期的安排**：周末用几分钟的时间，根据你的日程表和预约规划好下个星期的安排。预测哪些时候难以挤出去健身的时间，尝试将锻炼身体穿插安排在日程之中。划出你每晚睡眠的时段，并确保每晚按时睡觉，虔诚地对待此事。筹划一星期的主要食谱，特别是午餐和晚餐。通常，我们的早餐吃常规的食物，但是工作时在午餐上以及饥肠辘辘地回家准备晚餐时容易成为最后一分钟决定的牺牲品。预先估计好你什么时候可能会晚回家，没有精力做晚饭。预备好突发事件的应对计划。（在下一章中我提供了许多在外面就餐以及在你能好好吃一餐之前填肚子的好主意。）

◎ **准备购物清单**：无论你是每天去购物还是一星期去一次，你最好在手头备一张购物清单。这会让你在购物时更高效，避免冲动购物。在市场里想买什么做来吃才合适也颇费脑筋。在大多数情况下，可以选择产地最近的食物。避免购买加工过的包装食品。也不要在饥饿的时候购物，如果你在肚子唱空城计的时候去购物，那么你会被含糖和盐的各种食品吸引过去。请谨记除非你冷冻保存，否则新鲜食材的保存期不会超过 3 ～ 5 天。如果你为全家采购并且冷冻室里有空间装下大量的肉和冷冻的蔬菜，那么每个月去一趟可以大批量采购的市场会有所帮助。

◎ **确定"不可更改"的事项**：如果你对星期四下午去附近的农户市场采购期待很高，那么把这件事写在日历上，将其标为"不可更改"。如果你对新开张的瑜伽教室的课程十分憧憬，那么安排明确的时间让你的憧憬成真。确定不可更改的目标会帮助你免于在犯懒或者出现其他阻碍时找借口，这是很好的克服弱点的方式。当你确定一星期的安排时，理清各项事务的优先级别，然后不再更改！

◎ **利用新技术**：我们每天都使用新技术以使我们的生活更轻松。那么为什么不利用能够帮助我们坚持目标和关注自己的互联网资源和高科技的手机应用程序呢？例如，在过去的几年中，自我跟踪手机应用程序暴增。你可以用一个精致的设备记录你一天走了多少步，你昨晚的睡眠如何，还有你吃得有多快。其中部分是智能手机应用程序，安装后即可使用，还有一些需要另外的设备，比如加速度计，这一设备可以用来记录你一天的身体活动情况。当然，这些工具并不适合所有人，但是最终你会发现几种能够帮助你保持健康的生活方式的手机应用程序。

◎ **灵活变通，但是坚持不变**：当你短暂地没有按照计划执行时，不
　要打击自己。我们都只是普通人。你可能某一天过得很糟糕，意
　识到自己错过了一次健身，而且晚上和朋友去聚餐吃的几乎全是
　不该吃的东西。或许恰好是节日，稍微纵容自己是无法避免的。
　只要你意识到之后回到正轨就没问题。不要因为一次小差错就永
　远偏离正轨。为此，请记住在日常生活中发现一致性。一致性并
　不等于僵化固执，而是合理的饮食和锻炼，让饮食和锻炼为你服
　务，而不是使你感到走上了极端或者迫使自己做不喜欢的事情。
　找到自己独特的一致性，是成功的关键。你会发现哪些对你最有
　效，而哪些效果不佳，然后按照总体准则调整我给出的计划，并
　坚持不变。

◎ **找出激励因素**：有的时候，激励因素会对你大有裨益。任何事物
　都可以作为你的激励因素，从想要参加当地举行的万米长跑，到
　和成年的孩子们一起去乞力马扎罗山徒步都可以。下决心关注健
　康的人们通常是出于某些具体的原因，比如"我想要更有活力""我
　想要长寿""我想要减肥"以及"我不想像我母亲那样离开人世"。
　记住你的主要目标。这不仅会有助于你保持健康的生活方式，还
　有助于你在偶尔偏离轨道时回到正轨。进步有时比完美更好。

人们的每日安排各不相同，不过都会存在固定的模式。以下是一天的
范例：

◎ 醒来起床，遛狗：　　　　　　　早上 6:30

◎ 早餐：　　　　　　　　　　　　早上 7:00

◎ 零食：　　　　　　　　　　　　上午 10:00

◎ 自带的午餐：　　　　　　　　中午 12:30

◎ 午餐后散步 20 分钟：　　　　中午 1:00

◎ 零食：　　　　　　　　　　　下午 4:00

◎ 去健身房锻炼：　　　　　　　下午 5:45

◎ 晚餐：　　　　　　　　　　　晚上 7:00

◎ 遛狗：　　　　　　　　　　　晚上 7:30

◎ 熄灯：　　　　　　　　　　　晚上 10:30

外出就餐

在第四个星期的结尾，努力的目标是能够在任何地方就餐。我们大多数人一星期在外就餐数次，尤其是当我们上班的时候。这使我们无法计划和准备每一餐，因此请把学会如何看菜单点餐作为目标。看看你是否可以重返你所钟爱的餐馆，从菜单上找出符合本书准则的食物。如果你发现这样做难度太大，那么可能要去找符合你的需求的其他餐馆了。只要你了解你的选择，那么在餐馆点餐就不会太难。烤鱼配蒸菜很可能会是万无一失的选择（不要点土豆、炸薯条和面包，点一份用橄榄油和醋调味的配菜沙拉）。当心用多种配料精心烹制的菜肴。当你对菜单上的某一菜色心有疑虑的时候，问清楚再点。

总体而言，由于无法避免所有的不利成分，所以应该尽量减少在外就餐的次数。一星期之中的大多数日子，请坚持自己准备食物。随时在身上备一点零食，这样你就不会在加油站的便利店里饥肠辘辘地做出不应该的行为了。下一章中有许多零食和"自带食物"的好主意，其中许多食物便于携带而且不易变质。一旦你掌握了这一饮食方式，那么你可以尝试将你以前的菜谱稍作调整，使其符合本书的准则。在厨房里实验一下，这样能使含有麸质和促炎成分的经典菜肴变成同样可口又有益大脑的美食。可以试着用椰子面粉或者杏仁粉和亚麻籽粉之类的坚果粉替代一般的面粉或者小麦粉，用甜菊或者全果使食物更加甜美，以及坚持用传统的黄油和特级初榨橄榄油烹调菜肴，而不用加工过的植物油。

当你面对诱惑的时候（办公室的糖果或者朋友的生日蛋糕），请提醒自己你会为放纵付出代价。如果你无法拒绝，那么心甘情愿地接受后果。然而请谨记，以我的浅见看来，无谷健脑生活方式是最让人感到充实和满足的生活方式。享受它吧。

制衡之法

如同生活之中的许多事情一样，发现和建立新的习惯是一个需要平衡的行为。即使你一次就转变了饮食和健身行为并且改变了你购物、烹调和点餐的方式，但是旧习惯仍会在某些时刻冒出来。我不指望你从此不再吃一块硬皮比萨或者热腾腾的面饼，然而既然你现在具备了这方面的知识，那么我希望你留心身体的真实需要，每天尽你最大的努力，带着这一新发现的敏感性去生活。

许多人在饮食中使用著名的 80/20 原则——80% 的时间好好吃，剩下的 20% 随性而为。但是我们之中许多人发现自己恰恰相反！很容易就会使偶尔的随意吃喝成为日常习惯，比如，一星期中有几天吃一份冰激凌。你应该记住人们在没有较好地照顾自己的时候总有借口可寻。我们得参加聚会和婚礼。我们的工作让人感到压力巨大，精力不济，时间不够，而且心理轻松才会使人做出良好的饮食、锻炼和睡眠选择。这就是生活，接受某些给予和索取是自然而然的。然而，试试看你能否坚持 90/10 原则。90% 的时间按照本书的准则饮食，剩下的 10% 全凭自主，因为这在生活中是不可避免的。然后，在你感到自己偏离太远的时候重新开始。你可以禁食一天，然后同样在 4 个星期的时间内限制每天摄入的碳水化合物在

30～40克之内。这一医疗方案可作为通向更健康的生活方式的生命线，支持你成为理想的自己——还有你的大脑。

生活是无穷无尽的选择。这样还是那样？现在还是以后？红色的毛衣还是绿色的毛衣？三明治还是沙拉？本书的主旨是帮助你学会做出更佳的选择，从而使你能够充分地感受生活。我希望我在这里传达的想法足以使你至少开始在生活中做出改变。我在从医中看到了健康和头脑敏锐的价值，这种价值体现在每一天中。我也看到了疾病和慢性病所带来的影响，无论人们的成就高低以及多么受人爱戴都于事无补。对许多人来说，健康可能不是人生之中最重要的事情，但是没有了健康，其他的事情就都没有意义了。当你健康的时候，几乎一切皆有可能。

第 11 章

吃出健康的大脑

饮食计划和菜谱

这一部分中对饮食的奇思妙想和多种多样的食谱展现出了这种饮食方式的丰富选择。你会看到许多种类的蔬菜、鱼类、肉类、禽类、坚果、鸡蛋以及沙拉。不过，你可以用这里的菜式轻松地做出更为简便的菜肴（例如，选择一种鱼或者肉来烹调，再配上蔬菜和一种绿叶沙拉做午餐或者晚餐，然后用水煮蛋做早餐并用一把坚果当零食）。你会发现数种甜品的做法（是的，允许你吃甜点），还有各种各样的调味汁和蘸料的烹调方法。

请注意，这些食谱中没有营养含量信息。正如我之前提到的，本书的目的之一是将你从计算食物热量，以及蛋白质和脂肪的克数（特别是饱和脂肪）中解放出来。我想教给你吃**什么**，而不是如何吃（例如，这个吃多少，那个吃多少）。如果你遵照我的指导方针和治疗方案，那么脂肪、碳水化合物和蛋白质摄入自然会符合要求。你不会饮食过度，也不会吃不饱，而且能极好地滋养你的身体和大脑。

虽然你从饮食中剔除了麸质、小麦和大多数糖，但是你会对可选择的食物的丰富性而感到吃惊。你还会为自己对饥饿感、食物的渴望、食物的分量以及摄入热量的控制感到惊讶。你的味蕾也会感到喜悦，它们会得到重生，使你对食物有新的感受。

在过去的 10 年中，市场上食物的种类发生了巨大的改变。例如，如果你居住在城市中，那么你可能能够在方圆几里之内买到任何种类的食材。要买到你要的食物，你可能要去你经常光顾的杂货店，那里现在摆满了有机食品，或者你要去当地农民的集市采购所需的食物。和食品杂货商多聊聊，他们会告诉你哪些是新货，货源产地是哪里。你的目标是选择那些当季的食材，并且乐于尝试新的食材。例如，10 年之前很难买到野牛肉和裸盖鱼，不过现在这些美味的舶来肉类和鱼类在美国已经很常见了。请记住，尽量选择有机的或者野生的食材。如果你有任何疑问，请询问食品杂货商。

喝什么饮料：理想的情况是，喝纯净水。每天喝下的纯水的盎司数要是你体重的磅数的一半。如果你体重 150 磅，那么你每天至少要喝 75 盎司⊖的水，也就是大约 9 杯（每杯水 250 毫升）。你也可以选择茶或者咖啡（假如你喝咖啡没有问题的话），但是在一天中稍晚时要当心咖啡因。每当你喝下一杯含咖啡因的饮料都需要再多喝 12 ~ 16 盎司额外的水。杏仁乳也是有益健康的选择。晚餐时你可以喝一杯酒，最好是红酒。

水果：请选择全果，在一开始的 4 个星期之中，可将水果留作零食或者当作甜点。可以尝试将水果与不加糖的奶油一起食用，或者将水果与椰子汁和一小撮甜菊或者不加糖的可可粉混合后食用。

使用橄榄油的规则：不限制橄榄油的使用（有机的特级初榨橄榄油）。请注意在许多情况下，你可以在烹调中用椰子油代替橄榄油。例如，在煎鱼和炒蔬菜的时候用椰子油代替橄榄油，或者用椰子油炒鸡蛋当早餐。这样能帮助你在饮食中获取我在补剂部分中推荐的每天一茶勺椰子油的量。

自带食物：当你没有空闲或者没条件亲自下厨烹调的时候——这种情

⊖　1 磅为 0.453 592 4 千克，150 磅约等于 68 公斤。1 盎司为 29.571 毫升，75 盎司大约为 2218 毫升。——译者注

197

况通常是上班的午餐时间，请自己带食物。在冰箱里预备熟的鸡肉、三文鱼或者牛排随时取用会大有帮助。把蔬菜沙拉和切好的生蔬菜装好，在吃之前配上富含蛋白质的食物和你喜欢的调味汁即可。许多超市现在提供标明成分的盒装食物，这样你可以知道其中含有哪些成分。例如，有些"原食"食品店有"组合套餐"，你可以自选烤鸡肉或者三文鱼和两种配菜，比如辣味豆角和生羽衣甘蓝沙拉。

还有剩余的食物的问题。本章中的许多菜谱适合周末做（要想多做一些，可以把数量翻倍），多做一些就能满足一星期自带午餐的需要。只需把食物装入密封的容器中，不加热食用或者在微波炉里翻热后再食用即可。

我在旅行的时候会带上鳄梨和几罐红鲑。这时罐装食品是很好的优质营养来源，而且方便携带。你只要在购买时仔细挑选即可。例如，罐装的西红柿是很好的新鲜西红柿替代品。不过要注意添加成分，比如食盐和糖。在选择鱼罐头的时候，请选择可持续捕捞、杆钓或者拖杆钓的鱼。还有要避开任何可能含汞量高的鱼。

吃什么零食：鉴于我推荐的食物有很好的饱足感（更不用说还有良好的血糖平衡作用），你不太可能在两餐之间又饿又贪地找食物吃。然而，知道你仍能够随时吃零食是一件令人高兴的事情。以下是我推荐的一些零食：

◎ 一把生的坚果（不包括花生在内，因为花生是一种豆科植物，不是坚果）。

◎ 混合的坚果和橄榄什锦。

◎ 几小块黑巧克力（可可含量大于 70% 的）。

◎ 切碎的生蔬菜（例如，灯笼椒、西兰花、黄瓜、豆角、小红萝卜）蘸鹰嘴豆泥、墨西哥鳄梨酱、山羊奶酪、橄榄酱或者果仁酱。

◎ 奶酪和不含小麦的低碳水化合物饼干。

◎ 烤火鸡或者烤鸡冷切肉片蘸芥末酱。

◎ 半个淋上橄榄油、盐和胡椒的鳄梨。

◎ 两个煮熟的鸡蛋。

◎ 意式奶酪西红柿沙拉：一个切好的西红柿，放上切碎的马苏里拉奶酪，洒上橄榄油、罗勒、盐和胡椒。

◎ 剥皮的生虾撒上柠檬和莳萝。

◎ 一块或者一份低糖的全果（例如，葡萄柚、橙、苹果、浆果、甜瓜、梨、樱桃、葡萄、猕猴桃、李、桃、油桃）。

一星期菜式范例

以下是一星期无谷健脑饮食的范例。黑体加粗字体表示的是附菜谱的菜肴。请注意：煎炸食物的时候可以使用黄油、有机的特级初榨橄榄油或者椰子油。请避免使用加工过的油和烹饪喷雾油，除非这种喷雾油是由有机橄榄油制成的。

星期一

◎ 早餐：两个炒蛋和1盎司切达奶酪，炒蔬菜不限量（例如，洋葱、蘑菇、菠菜、西兰花）。

◎ 午餐：**芥末油醋汁鸡肉**，绿叶蔬菜配意大利香醋和橄榄油。

◎ 晚餐：3盎司草饲牛腰肉牛排、有机烤鸡或者野生鱼，黄油和大蒜清炒蔬菜（含绿色的蔬菜）。

◎ 甜品：半杯浆果加上一点没有加糖的新鲜奶油。

星期二

◎ 早餐：半个淋上橄榄油的鳄梨，两个荷包蛋配辣西红柿酱。

◎ 午餐：**柠檬鸡，药草田园沙拉。**

◎ 晚餐：**三文鱼配蘑菇**，烤蔬菜不限量。

◎ 甜品：**两颗松露巧克力。**

星期三

◎ 早餐：**格鲁耶尔奶酪意大利式煎蛋饼。**

◎ 午餐：**柠檬芝麻菜沙拉**，3 盎司烤鸡丁。

◎ 晚餐：**霞多丽白葡萄酒烤鱼**，半杯菰米，蒸蔬菜不限量。

◎ 甜品：一整颗苹果切开，撒上一点儿甜叶菊和肉桂。

星期四

◎ 早餐：3 ～ 4 片熏鲑鱼或者烟熏三文鱼，1 盎司山羊奶酪和一份**简易脆"谷"。**

◎ 午餐：一杯半**西葫芦酸奶西班牙冷汤菜配番红花腌制鸡胸肉。**

◎ 晚餐：**意大利香醋牛排，豆角配蒜味调味汁。**

◎ 甜品：**2 ～ 3 小块黑巧克力。**

星期五

◎ 早餐：椰子油煎蛋饼。

◎ 午餐：**烤核桃油什锦沙拉**，3 盎司烤三文鱼。

◎ 晚餐：黑胡椒咖喱鸡，豆角和西兰花不限量。

◎ 甜品：**巧克力椰香慕斯。**

星期六

◎ 早餐：**无燕麦"燕麦粥"。**

◎ 午餐：**生鲔鱼片配红皮洋葱、欧芹、粉色胡椒粒。**

◎ 晚餐：**明石牛里脊配抱子甘蓝。**

◎ 甜品：3/4 杯草莓蘸 3 小块黑巧克力融化成的巧克力酱。

星期天

◎ 早餐：**墨西哥式辣酱煎蛋。**

◎ 午餐：**尼古斯沙拉。**

◎ 晚餐：**烤沙丁鱼配西红柿、芝麻菜和佩科里诺奶酪。**

◎ 甜品：两小块黑巧克力蘸一大汤勺杏仁酱。

菜谱

　　遵从谷物大脑饮食原则比你想的要简单。虽然这种新的饮食方式会极大地限制碳水化合物摄入，特别是小麦和糖，但是厨房中可供选用的食物和配料不会不足。对于你钟爱的菜色，你得有点儿创意，不过一旦你学会如何毫不费力地做某种替代品，你就能同样地改良你自己的菜谱并且重拾你的经典烹饪书。这些菜谱会让你对如何在烹调时运用本书的准则有一个总体的感觉，并且帮助你学会无谷健脑饮食的艺术。

　　我知道大多数人工作日程紧张，烹饪的时间有限，因此我选择的是相对容易准备的菜式，最重要的是风味上佳而且营养丰富。然而，我鼓励你遵照 7 日饮食计划去做，这样你在第一个星期之中不必考虑吃什么的问题。你可以选用下文中你喜欢的菜谱设计自己的方案。这里所使用的大多数食材易于购买。请记住尽可能选择草饲、有机和野生的食物。在挑选橄榄油或者椰子油的时候，请在特级初榨类别中挑选。虽然所有食谱中选用的都是无麸质的现成原料，但是请一定查看标签以确定无误，尤其是在购买食品生产商加工过的食物时。你无法控制产品中的成分，但是你能够控制你的菜肴中有什么。

【早餐】

格鲁耶尔奶酪和山羊奶酪意大利式煎蛋饼

鸡蛋是在食谱中用途最广泛的用料之一。鸡蛋可以单独做成一道菜肴，也可以添加到其他菜肴中。请尽量购买散养的有机鸡蛋。意大利式煎蛋饼做起来快捷方便，而且很适合多人食用。你可以用各种的奶酪、绿叶菜和蔬菜做出许多风味不同的意大利式煎蛋饼。以下是我喜欢的一种。

4 人份	
1 大汤勺⊖橄榄油	9 个较大的鸡蛋，打散，搅拌均
1 个中等大小的洋葱，切好备用	匀
（大约 1 杯）	1 汤勺清水
1/2 茶勺盐	3 盎司山羊奶酪，擦碎备用
1/2 茶勺胡椒	1/3 杯擦碎的格鲁耶尔奶酪
1 磅菠菜叶子，洗净切好	

烤箱预热到 400 华氏度⊜。

在耐热的平底煎锅中加入 1 大汤勺油，用中高火加热。加入洋葱、盐和胡椒。炒 3 ~ 4 分钟，不时搅动直到洋葱变得半透明。加入菠菜和水继续炒匀，直到菠菜变软（大约 1 ~ 2 分钟）。倒入蛋液，撒上山羊奶酪和格鲁耶尔奶酪。继续加热 1 ~ 2 分钟，直到蛋饼的边缘成型。然后把平底煎锅移入烤箱，烤 10 ~ 12 分钟。

⊖ 食谱部分的计量说明：1 杯 =250 毫升，1/2 杯 =125 毫升，1/3 杯 =80 毫升，1/4 杯 =60 毫升，1 大汤勺 =15 毫升，1 茶勺 =5 毫升。——译者注

⊜ 400 ℉约等于 204.444 444 4 ℃（摄氏度）。——译者注

从烤箱中取出，装盘食用。

椰子油煎蛋饼

在我家中煎蛋饼也是爱吃的菜肴之一。可以试用各种蔬菜做自己喜欢的煎蛋饼，并且轮流使用橄榄油和椰子油。

---

1 人份

1 个洋葱，切好备用	2 个鸡蛋打散，搅拌均匀
1 个熟透的西红柿，切好备用	1 大汤勺椰子油
1/2 茶勺盐	1/4 鳄梨，切片备用
1/2 茶勺胡椒	2 大汤勺辣西红柿酱

在搅拌好的蛋液中加入洋葱、西红柿、盐和胡椒，在大碗中混合。在平底煎锅中加入椰子油，用中高火加热。锅热了之后加入蛋液混合物继续加热，直到蛋饼成型（大约 2 分钟）。用锅铲把煎蛋饼翻面，继续加热直到蛋液凝固（再过大约 1 分钟）。将蛋饼对折，如果蛋饼尚未变成棕黄色，那么继续加热。装盘，在蛋饼上放上切好的鳄梨和辣西红柿酱，趁热食用。

墨西哥式辣酱煎蛋

这道菜由经典墨西哥菜肴改良而来，用新鲜的各种绿叶菜取代了配蛋食用的墨西哥薄饼。

---

2 人份

1 大汤勺黄油或者橄榄油	4 大汤勺辣西红柿酱
4 个鸡蛋	2 大汤勺新鲜的欧芹叶，切好备用
4 杯撕碎的菊苣	盐和胡椒按照口味适量添加
2 盎司切达奶酪，擦碎备用	

在平底煎锅中加入黄油或者椰子油，用中高火加热。锅热了之后打入鸡

蛋继续加热 3 ~ 4 分钟，此时蛋黄仍能流动，如果想要鸡蛋完全凝固，那么继续加热。把煎蛋放在备好的菊苣上，在上面放上奶酪、辣西红柿酱、欧芹。用盐和胡椒调味后即可食用。

无燕麦"燕麦粥"

有时也被称为"无燕麦的燕麦粥"，以罗伦·柯戴恩（Loren Cordain）和内尔·斯蒂芬森（Nell Stephenson）所著的《原始饮食烹饪书》（*The Paleo Diet Cookbook*）中的菜谱改良而来。如果你喜欢口感丰富、浓稠热乎的早餐，那么试试用这个代替传统的燕麦粥吧。

2 人份

1/4 杯原味生核桃仁	1/4 杯不加糖的原味杏仁乳
1/4 杯原味生杏仁	1 根香蕉，捣碎备用
2 大汤勺碾碎的亚麻籽	1 大汤勺杏仁酱
1 茶勺多香果	2 茶勺南瓜籽（可选）
3 个鸡蛋	1 把新鲜的浆果（可选）

把核桃、杏仁、亚麻籽和多香果放入食品加工机中，打成粗粒，不要打成粉。取出备用。

鸡蛋加入杏仁乳一起搅打，直到变成浓厚的蛋奶沙司状的混合物。将捣碎的香蕉和杏仁酱混合，加入搅打好的蛋奶沙司状的混合物中，搅拌均匀。加入坚果粗粒混合。

放入深煮锅中，用小火加热，频繁搅拌，直到达到理想的粘稠度。撒上南瓜籽和浆果，可依个人口味再加入一些杏仁乳，盛出食用。

简便爽脆"麦片粥"

在找一种符合无谷健脑饮食准则的麦片粥吗？试试这一款，如果核桃不合你的口味，可以用你喜欢的生坚果代替核桃。

> **1 人份**
>
> 1/4 杯原味生核桃仁，压碎备用　　1 把新鲜的浆果
>
> （或者其他坚果）　　　　　　　　2/3 杯全脂牛奶或者杏仁乳
>
> 1/4 杯椰子碎片

把所有原料放入大碗中混合，然后享用吧。

【午餐或者晚餐】

柠檬鸡

鸡肉可用在各种菜肴中。这是一个可作为晚餐的鸡肉菜谱。剩余的部分可以装好作为第二天的午餐。

> **6 人份**
>
> 6 块去骨去皮的鸡胸肉　　　　　1 个紫皮洋葱，切好备用
>
> 1 大汤勺切碎的新鲜迷迭香叶子　1 个柠檬榨汁取皮备用
>
> 2 瓣大蒜，切好备用　　　　　　1/2 杯橄榄油

把鸡肉放在一个能腌制 6 块鸡胸肉的浅烤盘中备用。把迷迭香、大蒜、紫皮洋葱、柠檬汁和柠檬皮放入大碗中。加入橄榄油，慢慢搅打。把搅好的调味汁倒在鸡肉上，盖好，放入冰箱中两小时或者一整晚。

把烤箱预先加热到 350 华氏度。把鸡肉从调味汁中取出，放在烤盘中烤 25 分钟或者直到完全烤熟。装盘配上沙拉或者蒸蔬菜一起食用。

芥末油醋汁鸡肉

当你时间不充裕的时候，只要你有一只烤好的鸡，这道菜肴仅需几分钟就可完成。你可以一次做好双倍的调味汁，这样多出来的调味汁够给一星期的沙拉调味。

4 人份

1 只有机饲养的整鸡，烤熟备用　　　12 盎司（大约 3 袋）预先洗净的
自选沙拉绿叶蔬菜

芥末油醋汁的做法：

4 大汤勺橄榄油　　　　　　　　　1 大汤勺颗粒型芥末酱

1 大汤勺红酒醋　　　　　　　　　1 茶勺第戎芥末酱

2 大汤勺干白葡萄酒　　　　　　　盐和胡椒按照口味适量添加

把所有油醋汁配料一起放入大碗中搅拌。用盐和胡椒调味。

把鸡切成块，配撒上油醋汁的沙拉绿叶蔬菜一起食用。

霞多丽白葡萄酒烤鱼

没有什么比烤熟你喜欢吃的鱼再加入浓稠的风味酱汁更容易的菜肴了。虽然原本这种酱汁是配三文鱼食用的，但是其实可以搭配任何鱼。选择一种野生的鱼，问清楚鱼的产地，尽量从市场上挑选最新鲜的鱼。

4 人份

1/2 杯黄油　　　　　　　　　　　1 个柠檬榨汁

1 杯霞多丽白葡萄酒　　　　　　　2 茶勺切碎的新鲜莳萝叶

2～3 大汤勺第戎芥末酱　　　　　　4 块切好的三文鱼肉片或者自选

3 大汤勺刺山柑，挤出水分并冲　　的白肉鱼（带皮）
洗干净

将烤箱预先加热到 425 华氏度。在深煮锅中用中火融化黄油，一边搅拌一边加入霞多丽白葡萄酒、芥末酱、刺山柑和柠檬汁。大约加热 5 分钟，使酒精完全挥发。加入莳萝叶。把鱼放入烤盘中，带鱼皮的一面朝下放置。把酱汁倒在鱼身上，烤制 20 分钟或者烤到鱼肉成为片状。立刻装盘，配上豆角和蒜味调味汁一起食用。

意大利香醋牛排

牛排也是只需数分钟准备即可的简便菜肴。你需要的是一块优质的草饲牛排和一份调味腌料。

2 人份

2 大汤勺橄榄油	1/2 茶勺胡椒
3 大汤勺意大利香醋	2 块里脊牛排（1 英寸厚）
1/2 茶勺盐	8 盎司（大约 2 袋）沙拉绿叶蔬菜

把橄榄油、香醋、盐和胡椒放入大碗中。把腌料倒入可以密封的塑料袋中，放入牛排。腌制 30 分钟。准备好烤炉，牛排两面各烤 1 分钟或者烤到你喜欢的程度。一边烤，一边给牛排刷上腌料。或者，你可以把牛排放在涂了油的平底煎锅里用高火（两面各 30 秒）煎一下，然后放到烤箱里用上火烤制，两面各用上火烤 2 分钟（如果你喜欢熟透的牛排，那么多烤一会儿）。把牛排盛放在铺好的绿叶菜上，配上蔬菜食用。

多汁牛小排

下面的菜谱由史蒂夫·克里夫顿（Steve Clifton）的美味牛小排菜谱改良而来。身兼酿酒师和厨师，史蒂夫对发明配意大利美酒的菜肴十分热爱。

6 人份

4 个中等大小的黄洋葱	2 磅牛小排
3 根胡萝卜，削皮备用	6 大汤勺橄榄油
6 根芹菜	3 大汤勺西红柿酱
3 瓣大蒜，切好备用	1 瓶意大利红酒
1 杯杏仁面粉	1 个柠檬榨汁取皮备用
1 茶勺盐	4 大汤勺新鲜的百里香叶子
1 茶勺胡椒	1/2 杯切碎的新鲜欧芹叶

把黄洋葱、胡萝卜和芹菜简单地切碎，放好备用。大蒜剁碎备用。用一

个足够大的碗，在杏仁面粉中加入盐和胡椒调味，然后放入牛小排沾粉。在容量为 6 夸脱⊖的锅或者荷兰烤锅中加入橄榄油，用中高火加热。当牛小排变成褐色时取出备用。在锅中放入洋葱和大蒜，炒到变成半透明，大约需 5 分钟。加入胡萝卜和芹菜。炒到稍稍变软，大约需 5 分钟。牛小排再次入锅。一边加入西红柿酱一边搅拌，用西红柿酱裹住牛小排。加入酒、柠檬皮和柠檬汁。盖上锅盖加热到开锅，然后用小火煨两个半小时。掀开锅盖，加入百里香叶子，再用小火煨半个小时。装盘，撒上欧芹叶，配上菜花"库斯库斯"。

海盐餐馆的生鲔鱼片配红皮洋葱、欧芹、粉色胡椒粒

下面的 7 个菜谱是我的好友，海盐餐馆的厨师法布里齐奥·艾利（Fabrizio Aielli）发明的菜谱。佛罗里达州那不勒斯的海盐餐馆是我所钟爱的一家当地餐馆，其网站是 www.seasaltnaples.com。法布里齐奥慷慨地将他的若干菜谱拿出来分享，我推荐在有客人或者想做出令人难忘的一餐时试试看这些菜谱。

6 人份

0.5 磅生鲔鱼片

1/2 红皮洋葱，切好备用

1 捆欧芹叶，切碎备用

1 大汤勺碾碎的粉色胡椒粒

4 大汤勺橄榄油

盐按照口味适量添加

3 个柠檬，切半

鲔鱼切成 1/4 英寸厚的薄片；每盘应有 3 ~ 5 片。在鱼肉片上放上红皮洋葱、欧芹、胡椒粒、橄榄油，最后再撒上一小撮盐，把半个柠檬摆在边上即可。

明石牛里脊配抱子甘蓝

钟爱肉食的人会喜欢这道菜。如果你买不到明石牛肉〔明石（Akaushi）的意思是"红色的牛"〕，那么可以用有大理石纹理的优质牛里脊代替。明石牛肉因其含有健康的脂肪和令人垂涎欲滴的口感而著称。

⊖ 这里的 1 夸脱约等于 0.946 升。——译者注

6 人份

2 磅抱子甘蓝，洗净备用　　　　　　1 瓣大蒜，碾碎备用

6 大汤勺橄榄油　　　　　　　　　　盐和胡椒按照口味适量添加

6 块（每块大约 6 盎司）明石牛里脊　1 杯鸡汤

2 枝迷迭香的叶子，切好备用　　　　6 杯水

抱子甘蓝叶球的做法：

　　把 6 杯水、2 大汤勺橄榄油和 1 茶勺盐放入锅中煮开。加入抱子甘蓝的叶球，用中高火加热 9 分钟或者直到叶球变软。取出沥水备用。

　　另外在一个炒锅中加入 2 大汤勺橄榄油，沥过水的抱子甘蓝叶球对半切开，根据个人口味加入适量的盐和胡椒，用高火加热直到叶球略呈褐色。加入鸡汤，煮沸后收汁。

牛里脊的做法：

　　把盐和胡椒加入牛里脊调味。在平底煎锅中加入剩下的橄榄油，用中高火加热，把其中一面煎到棕黄色（大约 2 分钟）。牛里脊翻面，加入碾碎的大蒜和迷迭香。调低到中火，继续加热几分钟并翻面直到你喜欢的程度（根据牛里脊的厚度，大约需 3 ~ 6 分钟）。

把肉汁浇在抱子甘蓝上，作为牛里脊的配菜一起食用。

海盐餐厅的烤沙丁鱼配西红柿、芝麻菜和佩科里诺奶酪

　　沙丁鱼营养丰富，是增加蛋白质、欧米伽 -3 脂肪酸、维生素 B12 和其他营养摄入的绝佳来源。虽然有些人喜欢把这种富含油脂的小海鱼从罐头里倒出来直接吃，但是这里介绍的做法风味更佳，装盘美观而且十分简便。

6 人份

18 条新鲜的地中海沙丁鱼，清洗干净　4 个熟透的西红柿，切好备用

盐和胡椒按照口味适量添加　　　　　3 个柠檬榨汁

3 大汤勺橄榄油　　　　　　　　　　1 捆新鲜欧芹叶，切碎备用

6 捆芝麻菜　　　　　　　　　　　　5 盎司佩科里诺奶酪，刨片备用

用中高火加热烤炉（如果你的烤炉有温度调节器，设定为 350 华氏度）。把一茶勺橄榄油刷在沙丁鱼上，并用盐和胡椒调味。两面各烤制 4 分钟。（或者把沙丁鱼放在平底煎锅，用中高火煎一下。）

把芝麻菜、西红柿、余下的橄榄油、柠檬汁、盐和胡椒放入一个大碗中混合，搅拌均匀。分为 6 份，在每一份上放上沙丁鱼、切碎的欧芹和刨好的佩科里诺奶酪。

海盐餐厅的红鲷鱼配芹菜、黑橄榄、黄瓜、鳄梨和黄色小西红柿

当你附近市场中的红鲷鱼新鲜到货时，买一些红鲷鱼试试看这个做法吧。这道菜肴只需不到 20 分钟即可完成。

6 人份	
2 大汤勺橄榄油	2 个鳄梨，切好备用
6 块带皮的美国红鲷鱼去骨肉片	1 品脱 黄色小西红柿，对半切开备用
2 根芹菜，切好备用	1 大汤勺红酒醋
1 杯黑橄榄，去核备用	2 个柠檬榨汁
1 根黄瓜，切好备用	盐和胡椒按照口味适量添加

平底锅中加入 1 大汤勺橄榄油，用中高火加热。把盐和胡椒撒在红鲷鱼肉片上，两面各煎 6 分钟。把芹菜、橄榄、黄瓜、鳄梨、西红柿、红酒醋、柠檬汁和余下的橄榄油放入一个大碗中混合，搅拌均匀。把沙拉分为 6 份装在 6 个盘子中，然后在上面摆上煎过的红鲷鱼，带皮的一面朝上。

海盐餐厅的西葫芦酸奶西班牙冷汤菜配番红花腌制鸡胸肉

只需一点番红花即可。番红花是一种取自番红花花朵的调味料，具有强

⊖　这里 1 品脱指 0.473 升，美国人有 1 磅约为 1 品脱的说法，也就是 0.473 升水约为 1 磅重。——译者注

烈的味道，可为菜肴增加风味。这道菜肴不仅用到了番红花，还用到了西葫芦和香菜，把风味提升到新的水平。

---

6 人份

1 杯白酒	1 个青柠榨汁
2 个柠檬	2 大汤勺切好的香菜叶和茎
1 小撮番红花	1 根黄瓜
3 块去骨去皮的鸡胸肉	半个甜洋葱，切碎备用
6 根西葫芦	1 个西红柿，切碎备用
1 夸脱素菜高汤	6 茶勺原味希腊酸奶
1/2 杯橄榄油	盐和胡椒按照口味适量添加

把酒、榨出的青柠汁和番红花放入大碗中。加入鸡胸肉和腌料放置一晚。

用中高火加热烤炉（如果你的烤炉有温度调节器，可设定为 350 华氏度）。鸡胸肉两面各烤 6 分钟或者烤透，然后切成 1/4 英寸厚的肉片。（或者，两面各用烤箱的上火烤制同样的时间。）把鸡肉放入冰箱冷藏。

把西葫芦、素菜高汤、橄榄油、柠檬汁、青柠汁和一半香菜放入搅拌机中，使之成为混合均匀的糊状调味汁。盐和胡椒按照口味适量添加。把调味汁倒入足够大的碗中，加入黄瓜、甜洋葱和西红柿一起搅拌混合。冷藏 1 ~ 2 个小时。上桌之前将调味汁分为 6 份，在每 1 份上加上 1 茶勺酸奶。在每 1 份中加入切好的鸡胸肉。用盐和胡椒调味，把余下的香菜摆在盘中作为装饰。

海盐餐厅的稀"意大利浓菜汤"

一般来说，人们想到意大利浓菜汤的时候，脑中出现的是蔬菜汤。这里的改良版中去掉了面粉或者大米，加入了更多的蔬菜以及更多的风味。

4～6人份

3 大汤勺橄榄油

3 根芹菜，切好备用

1 个洋葱，切好备用

2 杯切好的西兰花

2 杯切好的菜花

1 杯切好的芦笋

3 个中等大小的西葫芦，切好备用

1 茶勺干百里香

1 磅块根芹去皮，切成半英寸左
右的小块备用

3 杯羽衣甘蓝，去茎备用

3 杯瑞士甜菜，去茎备用

2 片月桂叶

1/2 茶勺干鼠尾草

1 茶勺半盐

1/4 茶勺刚碾碎的黑胡椒

2 夸脱自家制的鸡汤

5 杯菠菜，去茎备用

6 茶勺原味希腊酸奶

大汤锅中加入橄榄油，用中高火加热。加入芹菜、洋葱、西兰花、菜花、芦笋、西葫芦和百里香。略炒一下蔬菜直到洋葱变成半透明。加入块茎芹、羽衣甘蓝、瑞士甜菜、月桂叶、干鼠尾草、盐和黑胡椒，再加热大约 4 分钟。加入鸡汤。加热到开锅，然后调低到中火。保持微微沸腾的状态 25～30 分钟，或者煮到蔬菜变软。菜汤放置 10 分钟。加入菠菜并搅拌。搅拌的时候，找出月桂叶，挑出来。把菜汤放入搅拌机中搅拌成细腻均匀的糊状。

在每一份边上放上少许酸奶做装饰。

海盐餐厅的西红柿和紫色卷心菜汤

无论是隆冬之时还是正值盛夏，这一道清爽、简单的汤所需的材料大多数人手边都有。这道菜可以代替配菜沙拉搭配任何主菜。

6人份

1/2 杯橄榄油

1 个甜洋葱，切好备用

2 根芹菜，切好备用

2 大汤勺碾碎的大蒜

2 罐（28 盎司）圣马尔扎诺西红柿压碎

1 个紫色卷心菜，切好备用

10 片罗勒叶

1.5 夸脱鸡汤

1.5 夸脱素菜高汤

盐和胡椒按照口味适量添加

在足够大的汤锅中加入一半橄榄油和甜洋葱、芹菜和大蒜，用中高火加热，直到变为半透明（大约 5 分钟）。加入压碎的西红柿、紫色卷心菜、一半罗勒叶、鸡汤和素菜高汤，煮沸。调低到中火，保持微微沸腾的状态，继续加热 25 ～ 30 分钟。加入余下的橄榄油，用盐和胡椒调味，把汤放置 10 分钟。把汤放入搅拌机中搅拌成糊装，然后装盘食用。

简便三文鱼配蘑菇

没有什么比煎好新鲜的鱼肉片，然后加入用蘑菇、草药、调料、橄榄油和芝麻油更容易的一道菜了。这道菜肴只需几分钟即可准备好。

4 人份

4 大汤勺橄榄油	4 块去皮的三文鱼肉片
3 瓣大蒜，压碎备用	1 大汤勺芝麻油
3 个紫皮洋葱，切碎备用	2 杯切好的新鲜蘑菇
1 茶勺姜，干姜或者鲜姜都可以	1/2 杯香菜，切好备用

平底锅中加入 2 大汤勺橄榄油，用中火加热，然后加入大蒜、紫皮洋葱和姜。炒到发出咝咝声（大约 1 分钟），然后加入三文鱼肉片煎熟（两面各煎大约 3 分钟）。取出煎好的鱼肉片备用。用厨房纸巾仔细把煎锅的锅底擦干净。在平底锅中加入余下的橄榄油和芝麻油，用中火加热。加入蘑菇，不断翻炒 3 分钟。将蘑菇撒在煎好的三文鱼肉片上，把香菜摆在盘中作为装饰。配上蒸烤的蔬菜一起食用。

希腊柠檬羊肉

草饲羊肉排促销的时候，买一些。羊排可以做成美味的上佳主菜，而且十分简便。你所需要的是好的腌料，如下所示。

4 人份

12 块羊排

1 个柠檬，切成四瓣

腌料的配料：

2 瓣大蒜，切块备用   1 大汤勺柠檬榨汁

2 大汤勺橄榄油   盐和胡椒按照口味适量添加

2 枝新鲜的百里香的叶子

把所有腌料的配料一起放入大碗中搅拌。

把羊排放入腌料中，盖好，放入冰箱中腌 1 小时。准备好烤炉，羊排两面各烤 1 ~ 2 分钟。（或者，你可以把羊排放入 400 华氏度的烤箱里烤 10 分钟或者烤到你喜欢的程度。）把羊排装盘，配上切好的柠檬瓣以便取汁用，再在旁边配上蔬菜和菜花"库斯库斯"。

简便压扁烤鸡

我喜欢在冰箱里存几只体型不大的整鸡，有朋友来吃晚餐的时候或者想留一些当作第二天的午餐时可以采用这种做法。如果你用冷冻的整鸡，那么可以把鸡放到冰箱的冷藏室一晚，或者把鸡放在厨房的水槽里几小时即可解冻。

6 人份

1 只 3 ~ 4 磅的有机整鸡   7 枝新鲜的百里香

1 个柠檬，切成若干瓣   4 大汤勺橄榄油

5 瓣大蒜，去皮备用   盐和胡椒按照口味适量添加

把烤箱预热到 400 华氏度。用厨房剪刀或者厨刀沿着鸡的脊骨把鸡分为两扇。用力把鸡胸骨压平，把鸡压扁。把鸡放入烤盘中，带皮的一面朝上放置。把柠檬瓣、大蒜瓣、百里香、2 大汤勺橄榄油放入一个大碗中。

把余下的橄榄油刷在鸡上，并用盐和胡椒调味。把柠檬瓣、百里香和大蒜撒在鸡上，烤45 ～ 55分钟直到烤透。配上沙拉绿叶蔬菜和烤时令蔬菜一起食用。

请注意：你可以用龙蒿或者牛至代替百里香。

莳萝叶和柠檬配鱼

一点点莳萝叶、柠檬和第戎芥末酱会带出任何一种鲜鱼的美妙风味。这一菜谱适用于任何一种白肉鱼。

4人份
1捆新鲜的莳萝叶，切碎备用　　　盐和胡椒按照口味适量添加
2茶勺第戎芥末酱　　　　　　　　4块紧实的白肉鱼的鱼肉片，比
1个柠檬榨汁　　　　　　　　　　如大比目鱼或者裸盖鱼（总共大
2大汤勺橄榄油　　　　　　　　　约1磅重），带皮

把烤箱预热到400华氏度。把除了鱼之外的材料放入食品加工机搅拌至细腻顺滑。

把鱼肉片放入浅烤盘中，带鱼皮的一面朝下放置，然后浇上莳萝调味酱。放入烤箱烤熟，大约15分钟。

配上菜花"库斯库斯"和清炒菠菜一起食用。

请注意：可以用百里香代替莳萝叶。或者，可以尝试莳萝抹酱和佩科里诺松子青酱。

西兰花汤配腰果酱

当你需要在午餐或者晚餐中给主菜配上一道热汤时，这道菜十分合适。你可以提前准备好这道汤，在冰箱中保存，需要用时取出加热即可。在下午忙得不可开交而晚餐会较迟的时候，你也可以用这道汤先填一下肚子。

215

4～6人份

3大汤勺橄榄油　　　　　　　　6杯西兰花小花，切好备用

1个较大的洋葱，切好备用　　　盐和胡椒按照口味适量添加

3个紫皮洋葱，切好备用　　　　4大汤勺新鲜的百里香叶子

1瓣大蒜，切好备用　　　　　　1杯椰子汁

1夸脱自家制的鸡汤　　　　　　1把南瓜籽作装饰之用

腰果酱的配料：
3/4杯原味生腰果
3/4杯水
盐按照口味适量添加

在大汤锅中加入橄榄油，用中高火加热。在锅中加入洋葱、紫皮洋葱和大蒜，炒到变成半透明，大约4分钟。加入鸡汤、西兰花、盐和胡椒，加热到沸腾，然后把火调低，文火煨大约10分钟，直到西兰花变软。

将汤锅端下炉灶，把汤倒入搅拌机，放入新鲜的百里香。搅打至细腻顺滑。把汤倒回汤锅中，一边搅拌一边加入椰子汁。用中火稍微加热一下。

把腰果酱的材料放入搅拌机中搅拌。把腰果酱洒在汤上，如果你喜欢，还可以加上一点南瓜籽。

【沙拉】

药草田园沙拉配巴萨米克油醋汁

这道沙拉已经成为了我的主食。如果你在其中加入更多的蛋白质（例如，把烹调过的鸡肉、鱼肉或者肉排切丝后加入），那么这道沙拉还可以搭配主菜或者单独作为午餐或者晚餐时的一道主菜。因为我一星期都吃这道菜，所以我喜欢多储备一些调味汁。我经常按照菜谱做双倍的调味汁，储存在密封的容器中放在冰箱里。

6人份

4 杯综合绿叶菜

1 根新鲜的意大利欧芹

1/2 杯切碎的四季葱

1/2 杯综合新鲜药草（芥菜苗、香菜、龙蒿、鼠尾草、薄荷），切好备用

1/2 杯切碎的生核桃

巴萨米克油醋汁的配料（分量大约为 1 杯）：

1/4 杯意大利香醋

2 ～ 3 瓣大蒜，切好备用

半个紫皮洋葱，切好备用

1 大汤勺第戎芥末酱

1 大汤勺迷迭香（新鲜的或者干制的都可以）

1 个柠檬榨汁

1 茶勺盐

1 茶勺胡椒

1/2 杯橄榄油

把沙拉原料放入沙拉碗中混合。把除了油之外的所有油醋汁配料一起放入碗中搅打，然后一点点逐渐加入油，使之乳化。在沙拉中加入 1/2 杯意大利香醋即可装盘食用。

尼斯沙拉

这个菜谱以法国尼斯的传统尼斯沙拉为基础，但是去掉了其中的土豆，此外你可以使用任何一种鱼。虽然切菜和预先烹调鸡蛋和鱼需要一些时间，但是一切准备就绪后就简便易行了。

6人份

4 个熟透的西红柿，切丁备用

1 个灯笼椒，去籽，切好备用

3 根大葱，切碎备用

3 杯芝麻菜或者综合绿叶菜

3 个煮熟的鸡蛋，切片备用

6 盎司熟的鱼肉（例如，鲯鳅鱼、三文鱼、裸盖鱼）

12 块鳀鱼鱼肉片，沥干水

1/2 杯黑橄榄或者卡拉马塔橄榄

3/4 杯择好的豆角，焯后过冷水

10 片罗勒叶，切好备用

1 根小黄瓜，去皮切块备用

芥末油醋汁的配料：

1 茶勺第戎芥末酱　　　　　　　6 茶勺橄榄油

2 茶勺红酒醋　　　　　　　　　盐和胡椒按照口味适量添加

把沙拉原料放入沙拉碗中混合。把油醋汁的配料一起放入小碗中搅打。把调味汁淋在沙拉上拌匀，即可食用。

烤核桃油沙拉

你可以在任何一种沙拉中加入这种调味汁，使之变成烤核桃油沙拉，充满馥郁的核桃香。虽然我建议在这道特别的沙拉中用山羊奶酪，不过你也可以尝试用其他易碎的奶酪，比如菲达羊奶奶酪或者帕尔玛干酪。

2 人份

1 袋半至 2 袋预先洗净的沙拉绿　　　4 大汤勺山羊奶酪，捏碎备用

叶蔬菜（例如，什锦生菜、综合　　　1/2 杯原味生核桃仁，切碎备用

绿叶菜或者嫩菠菜）　　　　　　　3 大汤勺蓝莓干或者蔓越莓干

调味汁的配料：

2 大汤勺核桃油　　　　　　　　1/2 茶勺芥末酱

1 大汤勺意大利香醋或者红酒醋　　盐和胡椒按照口味适量添加

把做沙拉用的绿叶蔬菜放入沙拉碗中，在顶上加上山羊奶酪、核桃和浆果干。把调味汁的配料放入一个大碗中搅打，使之完全混合。把调味汁淋在沙拉上拌匀，即可食用。

柠檬芝麻菜配帕尔玛奶酪

这道沙拉所用的配料极少，但是有扑鼻的浓烈味道，这是由于其中有辛

香的芝麻菜、浓郁的奶酪味和橄榄油的味道。这算是对受意大利菜启发的菜肴致敬。我非常喜欢这道菜。

2人份

4杯嫩芝麻菜	1个柠檬榨汁
1/3杯原味生葵花籽	6大汤勺橄榄油
8～10片帕尔玛奶酪刨片	盐和胡椒按照口味适量添加

把芝麻菜、葵花籽、奶酪和柠檬汁放入一个沙拉碗中。洒上橄榄油拌匀，按照口味适量添加盐和胡椒即可食用。

海盐餐厅的羽衣甘蓝配菲达羊奶奶酪、烤灯笼椒、
黑橄榄、洋蓟和酪乳调味汁

我因为去海盐餐厅吃午餐的时候常点这道菜而为人所熟知。它可以恰到好处地搭配任何主菜。

6人份

2捆羽衣甘蓝去茎，叶子撕成大片备用	12个嫩洋蓟，切成两半备用
	1杯酪乳
10盎司菲达羊奶奶酪，压碎备用	1/2杯橄榄油
3个烤熟的灯笼椒，切瓣备用	1大汤勺红酒醋
1杯黑橄榄去核，切成两半备用	盐和胡椒按照口味适量添加

把羽衣甘蓝、菲达羊奶奶酪、灯笼椒、橄榄和洋蓟放入一个沙拉碗中搅拌混合。把酪乳、橄榄油和红酒醋放入另一个大碗中搅打混合。把调味汁倒在沙拉上拌匀，按照口味适量添加盐和胡椒即可食用。

【配菜】

烤时蔬

这个菜谱一年四季都适用。选用时令蔬菜即可，另外请一定选用最好的橄榄油和最新鲜的药草和新研磨的胡椒。最后洒上一点陈年的意大利香醋会给这道菜肴额外增添风味。

> **4～6人份**
> 2磅时令蔬菜（例如，芦笋、抱子甘蓝、灯笼椒、西葫芦、茄子、洋葱）
> 1/3 杯橄榄油
> 盐和胡椒按照口味适量添加
> 可选：1/3 杯新鲜的药草（例如，迷迭香、牛至、欧芹、百里香），切碎，
> 一点点陈年的意大利香醋（可选）

烤箱预热到 425 华氏度。

把大块的蔬菜切成小块。在烤盘中铺好锡纸，撒上蔬菜。在蔬菜上洒上足够的橄榄油，然后洗干净手，用手翻动蔬菜，使切好的蔬菜都沾上油。可按照口味撒上盐、胡椒和药草调味。每 10 分钟翻动一次蔬菜，总共烤35 ～ 40 分钟，或者烤到蔬菜熟透并且颜色变深。在食用前可撒上一点点陈年的意大利香醋。

豆角配蒜味调味汁

几乎所有的青菜都适用这种烹调方式，配上大蒜和药草。

> **4～6人份**
> 2磅豆角，择好备用
> 1/2 杯切碎的原味生杏仁
> 1 大汤勺新鲜的百里香
>
> > 调味汁的配料：
> > 2 大汤勺橄榄油　　　　　　　2 瓣大蒜，碾碎备用
> > 1 大汤勺新鲜的柠檬汁　　　　1/2 茶勺柠檬皮
> > 1 茶勺第戎芥末酱　　　　　　盐和胡椒按照口味适量添加

把所有调味汁的配料一起放入一个大碗中搅打好备用。

把豆角放入煮沸的一大锅盐水中焯4分钟或者直到豆角变得脆嫩，然后沥干。

在一个足够大的碗中放入豆角、杏仁、百里香和调味汁，拌匀食用。

菜花"库斯库斯"

这道菜用可口的菜花代替了淀粉质蔬菜（比如土豆泥、大米和传统的库斯库斯）。

2人份

1个菜花	1/4 杯烤过的松仁
2大汤勺橄榄油	1/2 杯切碎的新鲜欧芹
2瓣大蒜，切碎备用	

把菜花放入食品加工机中搅成谷粒大小，或者用刨丝器把菜花擦碎（请用粗孔），剩下根茎部分。

在平底煎锅中加入橄榄油，用中火加热。把所有配料加入平底煎锅中炒熟，频繁搅拌，直到菜花开始变为棕黄色。

请注意：如果想额外增加风味，那么可以在炒菜花的时候加入去核切碎的橄榄或者1/4杯碎帕尔玛干酪。

清炒蒜味菠菜

几乎所有的绿叶蔬菜配上大蒜用橄榄油清炒都味道可口。这里采用的是用菠菜的常规做法，也可以尝试使用其他绿叶蔬菜。

2人份

4大汤勺橄榄油	1个柠檬
2袋预先洗净的嫩菠菜	1~2茶勺碎红辣椒
6瓣大蒜，切碎备用	盐和胡椒按照口味适量添加

橄榄油倒入大炒锅中，用高火加热到快要冒烟。加入菠菜，不断翻炒大约 1 ~ 2 分钟。菠菜会开始稍微变软。加入大蒜继续快速再翻炒大约 1 分钟，然后从火上移开。

柠檬挤出汁来洒在菜上，然后加入碎红辣椒、盐和胡椒。拌匀，装盘食用。

【蘸料】

墨西哥鳄梨蘸料

你会发现许多不同版本的墨西哥鳄梨酱符合本书的饮食准则，请尽管尝试。下面的菜谱由 TheFoodNetwork.com 中奥尔顿·布朗（Alton Brown）的菜谱改良而来。我很喜欢他对香辛料提升口感的妙用。这部分中的全部蘸料都可以在做好后装在密封容器中在冰箱里保存一个星期。可以用蘸料配上预先切好的生蔬菜（比如，灯笼椒、芹菜杆和小红萝卜），或者如果你觉得合适，那么也可以在菜肴中加一点儿蘸料以提升风味。

4 人份

2 个熟透的大哈斯鳄梨（Haas Avocado），去核备用	1/2 小红皮洋葱，切丁备用
1 个青柠榨汁	半个墨西哥辣椒，去籽，切碎备用
1 茶勺盐	2 个半熟的西红柿，切丁备用
1/4 茶勺磨碎的孜然（Cumin）	1 大汤勺切好的新鲜香菜
1/4 茶勺红辣椒	1 瓣大蒜，碾碎备用

把鳄梨果肉和青柠汁放入大碗中碾碎混合。加入盐、孜然和红辣椒。拌入洋葱、墨西哥辣椒、西红柿、香菜和大蒜。在室温中静置 1 小时然后食用。

鳄梨－中东芝麻酱（Tahini）蘸料

这是一种介于墨西哥鳄梨酱和鹰嘴豆泥之间的蘸料。可以尝试用这种蘸料配预先切好的生蔬菜或者预先烹调好的鸡丁一起食用。

分量大约为 1/2 杯	
1 袋 4 盎司预先洗净的芝麻菜	1 个柠檬榨汁
1 大汤勺橄榄油	1/2 茶勺磨碎的孜然
1 大个熟透的哈斯鳄梨，去核备用	2 大汤勺切碎的新鲜欧芹或者香菜
1/3 杯中东芝麻酱	

大汤锅中加入橄榄油，加入芝麻菜用中高火加热直至变软。把芝麻菜和其他配料放入食品加工机搅拌至细腻顺滑。加入 1/4 杯水或者更多，直至混合物浓度适中。可以立刻食用，也可以用密封容器装起来放在冰箱中，可储存两天。

腰果酸奶油蘸料

腰果有浓郁的味道。除了作为生蔬菜的蘸料之外，这道菜还可以作为许多汤和鸡肉菜肴的佐料。

分量大约为 1 杯	
1/2 杯原味生腰果	1/4 茶勺磨碎的肉豆蔻
2 茶勺淡色味噌	1 杯水
1/4 杯新鲜的柠檬汁	盐按照口味适量添加

把腰果、味噌、柠檬汁、肉豆蔻和半杯水加入搅拌机搅拌至细腻顺滑。在搅拌中缓缓加入剩余的水，直至混合物的浓度类似鲜奶油。如果你喜欢稀一点，那么多加一点水即可。按照口味用盐调味。如果用密封容器装起来放在冰箱中，可储存 4 天。

鹰嘴豆泥蘸料

　　鹰嘴豆泥是最百搭的蘸料之一，可使用的方式多种多样。鹰嘴豆泥蘸料配蔬菜当作零食吃十分美味，而且加入肉菜中后会使味道更醇厚。

4 人份

1 罐 16 盎司的鹰嘴豆

4 大汤勺新鲜的柠檬汁

1.5 汤勺中东芝麻酱

2 瓣大蒜

1/2 茶勺盐

2 大汤勺橄榄油，食用时可再额外适量加入

1/2 杯切碎的新鲜欧芹，用作点缀装饰

　　沥干鹰嘴豆，留下 1/4 杯罐中的汁备用。把鹰嘴豆、柠檬汁、中东芝麻酱、大蒜、2 大汤勺橄榄油和盐放入食品加工机中，搅拌均匀。倒入鹰嘴豆罐头中的汁，用低速搅拌至细腻顺滑。用勺子把鹰嘴豆舀到碗中，淋上橄榄油。用欧芹点缀装饰一下，即可食用。

【佐料】

　　这部分是 3 种佐料的做法。如果你提前准备好这些佐料，那么可以用密封容器装起来放在冰箱中，可储存 1 星期。

莳萝抹酱

　　当你想不出烹饪鱼的好主意时，可以试试在你要烤的鱼上涂上这种抹酱。

分量大约为 1/2 杯

1 杯半包装好的新鲜莳萝叶（大约 3 捆）

1/2 杯包装好的新鲜欧芹叶（大约 1 捆）

2 瓣大蒜

3 大汤勺橄榄油

2 茶勺第戎芥末酱

1 大汤勺柠檬汁

盐和胡椒按照口味适量添加

把所有的配料放入食品加工机搅拌至细腻顺滑。可以将这种抹酱涂在鱼上，然后烤熟。

佩科里诺松子青酱

这是可以在烹调鱼时使用的另一种美味的抹酱。

> **分量大约为 1/2 杯**
>
> 1/3 杯原味生杏仁、核桃仁或者松仁　　1/3 杯擦碎的佩科里诺奶酪
>
> 2 瓣大蒜　　　　　　　　　　　　　　盐和胡椒按照口味适量添加
>
> 2 杯包装好的新鲜罗勒叶　　　　　　　1/3 杯橄榄油

把除了橄榄油之外的所有配料放入食品加工机中，再缓缓地把橄榄油从进料管倒入，做好的酱应该是浓稠的，像奶油一样便于涂抹。

索夫利特酱

索夫利特酱是一种经过调味的西红柿酱，在拉丁菜肴中经常用到。它的用途多种多样，在烤鸡、炖菜、炒蛋和烤鱼中都可以使用。

> **分量大约为 3 ~ 4 杯**
>
> 2 大汤勺橄榄油　　　　　　　　　　　1 罐 28 ~ 29 盎司的碾碎的西红柿
>
> 1 个中等大小的西红柿，切碎备用　　　1 捆新鲜的香菜，取叶，切碎备用
>
> 1 个绿色的灯笼椒，去籽，切碎　　　　1 茶勺红辣椒粉
>
> 备用　　　　　　　　　　　　　　　　盐和胡椒按照口味适量添加
>
> 2 瓣大蒜，碾碎备用

在一个足够大的厚底煎锅中加入橄榄油，用中火加热。放入洋葱炒一下加入绿色的灯笼椒，翻炒 5 分钟。加入大蒜，再炒 1 分钟。加入碎西红柿、香菜和红辣椒粉，炒匀。继续炒大约 10 ~ 15 分钟。盐和胡椒按照口味适量添加。

【甜品】

松露巧克力

在下一次由你主勺的晚餐聚会上，这会是一道奇妙的可口甜品。选用的巧克力的质量越好，做出来的甜品的口味就越棒。你可以随心所欲地尝试做出各种口味的松露巧克力甜品。

> **分量大约为 30 ~ 40 颗**
>
> 1/2 杯打发的鲜奶油
>
> 1 茶勺杏仁、橙子、香草或者榛子香精
>
> 8 盎司黑巧克力（可可含量为至少 70%），切成小块备用
>
> 椰子粉或者切碎的坚果

把鲜奶油放入一个小深煮锅中用文火加热。一边搅动一边加入香精，把巧克力放在另外一个大碗中，然后将加入了香精的混合物浇在巧克力上。静置几分钟，等待几分钟后再搅拌至顺滑。晾凉后放入冰箱中两个小时。

可用茶勺舀出，在手中快速滚成 1 英寸大小的球。在烘烤板上铺上烘焙纸，把滚好的球放在上面。在冰箱中放置一夜。

滚上一层椰子粉或者切碎的坚果，用密封容器把做好的松露巧克力装好放在冰箱中，可储存 1 星期。

巧克力椰香慕斯

在找一道可以快速完成的甜品吗？在冰箱里常备一罐椰浆，这样当你想要为了满足口腹之欲享用一份甜品时它就可以派上用场了。

> **2 人份**
>
> 1 罐全脂椰浆
>
> 3 大汤勺椰子粉
>
> 可选：椰丝、杏仁酱、肉桂
>
> 1 ~ 2 茶勺甜菊（按照个人口味调整用量）

把没开封的椰浆放入冰箱中几个小时或者一整晚。

用勺子把凝固的椰浆舀到打蛋盆中，用打蛋器或者电动搅拌器快速搅拌直至变软（应该不会液化溶解）。加入椰子粉和甜菊继续搅拌直至变得轻盈、蓬松。在顶端撒上椰丝，加上适量的杏仁酱或者肉桂即可食用。

结语　使人迷惑的真相

18世纪时一位在维也纳学习的德国医生出于对所谓的"动物磁力"的兴趣而成立了一家诊所。他后来将这一兴趣发展成了一种催眠疗法体系。这种疗法以他的名字弗兰茨·安东·梅斯默尔（Franz Anton Mesmer）命名，叫作梅斯默尔催眠术（mesmerism）。梅斯默尔医生声称他能够用磁力治愈神经系统疾病。依照他的看法，维持身体健康的是一种"微妙的"液体的恰当平衡。这种微妙的液体也掌管热、光、引力，并且在宇宙万物之间流动。梅斯默尔医生通过身体的磁极来创建动物磁力。他认为这样有助于引导那种微妙的液体。按照他的理论，磁极必须校准才能有效，并保持液体处于正确、流畅、和谐的流动之中。如果液体不平衡，那么人就会患上"神经系统疾病"，从而需要通过梅斯默尔催眠术来校准磁极，平衡液体。

梅斯默尔医生不久就声名远播，然而恶名紧随其后。他备受关注，许多人，受过教育的和没受过教育的人，都对他充满好奇。医学和科学界惧怕梅斯默尔，政府担心越来越多的他的拥护者搞秘密和颠覆活动。1777年，他被维也纳驱逐了。他去了巴黎，一切从头再来，重振旗鼓。

18世纪80年代，他有了新的众多学生，并与他们一起在巴黎建立了诊疗室。这些信徒用梅斯默尔催眠术给人催眠，声称能找到磁极并控制那种液体。不难想象出这样一幅景象：疯狂的科学家挥动着手臂，聚集力量，然后在触摸患者时把这股力量导入不幸的"精神疾病"患者身上，仿佛徒劳地尝试从患者身上吸走恶魔一般。他的疗法在当时颇为盛行，成了有些神秘、有些时尚的事情。接受梅斯默尔的治疗并且被他催眠成了时尚潮流。实施梅斯默尔催眠术的人使用精密的仪器，配上催眠用的试管、若干瓶催眠水，以及输送微妙液体的铁棒。梅斯默尔催眠术在隐秘的地方进行。因此，神秘和恶名也随之而来。

梅斯默尔医生在巴黎也好景不长。对他的调查开始了。有安东尼·拉瓦锡（Antoine-Laurent Lavoisier）和本杰明·富兰克林（Benjamin Franklin）名列其中的皇家政府委员会调查了他的独立诊所。1785 年，梅斯默尔离开了巴黎，动身前往伦敦，而后去了奥地利、意大利、瑞士，最终回到了他在德国的出生地附近的村庄，于 1815 年逝世。无论他去哪里，他都竭尽全力为其所深信不疑的治疗方法赢得广泛的赞赏。

现在普遍接受的说法是梅斯默尔其实治疗的是心身疾病（psychosomatic illness），而且他从人们的轻信中获益很大。回想起来，他的理论和治疗方法听起来颇为荒谬，然而其实梅斯默尔的故事与如今的许多故事异曲同工。人们成为了营销得天花乱坠的各种产品、疗程和健康宣传的猎物，这一点毫不荒谬。每天我们都会听到一些与健康相关的新闻。我们的耳边充斥着有关健康的信息——有价值的信息，没有价值的信息，还有令人迷惑的矛盾信息。我们真的被这些信息催眠了。即使是聪明、高学历、谨慎和怀疑的消费者也被催眠了。是真相还是杜撰之词，难以区分；"专家"的所言和认可的信息是对健康有益，还是对健康无益，也无从分辨。

如果你细想一下 20 世纪这些所谓的专家施舍的一些建议，那么你很快就会明白许多事情并非总是和看起来的一样。见证到某一事实、宣称或者做法的有效性发生彻底变化，是司空见惯之事。20 世纪末，放血疗法仍很普遍。我们以前认为鸡蛋危害健康，而人造黄油有神奇的作用，然而现在我们知道了，鸡蛋是世界上营养密度最高的食物之一，而人造黄油中则含有致命的反式脂肪酸。20 世纪中期，医生曾出现在香烟广告上，后来他们又说对婴儿来说婴儿配方奶粉比母乳要好得多。今天很难想象，不久以前我们还认为饮食对健康毫无影响。现在我们知道了并非如此。

想象 50 年之后时，我好奇哪一种现在广为接受的谣传会被逐出社会。我也想知道我在改变人们对碳水化合物、脂肪和胆固醇的错误看法上所作的工作是否会产生影响。确实，如今我们的观点背后的力量十分强大。随便走进一家超市，你会遇到数十种你应该吃这个或者那个的理由，其中许多结论含有错误的事实和承诺。在标着"健康"标签的全谷食品上尤其如此。食品生产商用某种方式使之与较低的癌症、心脏病、糖尿病发病率和肥胖风险绑在了一起。然而，你知道真相。

我生活在一个激动人心的时代里，几十年前缩短寿命的疾病如今不再是难题，我们终于有了能够帮助我们诊断、治疗并治愈许多这些疾病的技术。然而，我们的这个时代也有许许多多的人死于慢性疾病，其死亡人数是死于传染性疾病 (包括艾滋病毒 / 艾滋病、结核病和疟疾)、妇产和围产问题以及营养缺乏的人数总和的一倍。[1] 众所周知，美国的卫生保健系统处在悬崖的边缘。卫生保健成本高得离谱。我们近 20% 的国内生产总值用在了卫生保健和普通家庭继续养育繁衍所需的健康保险金上，每年的花费超过 1.5 万美元。而且，虽然我们如今在世界卫生保健支出中位列第一，但是根据世界卫生组织的资料，我们在总体卫生系统的情况中排在 37 位，[2] 在发达国家中预期寿命一项上位列第 22 名。

什么会拯救我们的卫生保健系统和我们的后人呢？我们无法等庞大复杂的卫生保健系统自我修复，正如我们无法期待改变能随我们的需要而很快到来。我们也无法依赖药物来活命和维持健康。在许多情况下，正如我在本书中阐述的一样，药物可能起南辕北辙的作用，使我们事与愿违。我们必须从个人做起，从改变生活习惯开始，这些日常的习惯会积少成多，对现在和未来的健康影响不容忽视。

虽然有些人认为跳动的心脏是生命的中心（毕竟，在生命刚刚开始的几个星期时我们是通过心跳来确定生命迹象的），但其实核心还是大脑。

没有大脑，心脏不会跳动，而且是大脑让我们从各个层面上体验世界——感受欢愉和痛苦，去爱和学习，去做决定，去以各种方式参与生活，使人生具有价值！

在我们遇到影响大脑功能的健康问题之前，我们通常把正常的心智功能当作理所当然之事。我们假定心智会一直伴随我们左右。但是，如果不是这样呢？而且，要是我们通过主动运用本书中滋养大脑的方式去做就能够保证脑力和智力良好呢？我们都珍惜自由言论的权利、隐私权、选举权等诸如此类的权利。这些是我们的生活方式的基础。但是，长寿的权利、免受认知功能下降和精神系统疾病之苦的权利呢？今天，你也能够获得这些权利。我希望你能够做到。

致　　谢

写过书的人都知道，完成一本书需要一群有创意、有才华又不知疲倦的人。而且，正当你以为大功告成的时候，另一群同样卓越的人出现了，从旁协助监督大小事务，直到读者看到出版的读物。

如果可以，我会在此写下每一位帮助我思考和在我的人生之路和职业生涯中支持过我的人。不过，那样会列出几百个人名，长达数页，所以我还是简单地表达我深深的谢意为好。我要感谢所有致力于理解人类大脑和身体神秘机理的科学工作者和同仁们。我也永远感谢我的患者们，他们每天都在给我上课，带给我从其他地方无法获得的领悟。这本书是我的，同样也是你们的。

感谢我的朋友和经纪人邦妮·索洛，是你对这一重要信息的认识催化了其后的一切。但是，我首先要感谢的是这个项目所带给我们的友情。谢谢你谦和的领导方式和对细节的关注。我知道你的所作所为已经超出了职责范围——呵护、指导并协助这本书呈现在大众面前。

感谢克里斯汀·洛伯格（Kristin Loberg）：虽然这本书的内容来自我的研究和职业经历，但是一字一句都经过了你的艺术家般的润色，最终使我们的信息得以传达给读者。

感谢 Little Brown 出版社孜孜不倦的团队从第一次会议之后就监督这本书的进展。我要特别感谢我的编辑特雷西·波哈尔，她在确保本书的信息简洁明了并且实事求是上有无可匹敌的天分，才华横溢的编辑天赋让这本书经过若干次修改后更为出彩。我还要感谢迈克尔·皮奇、里根·亚瑟、特丽萨·贾科佩斯、妮可·杜威、希瑟·费恩以及米丽亚姆·帕克。与这样一群敬业的专业人士一起共事实在荣幸。

感谢 Digital Natives——负责我的网站的精明能干的技术团队，建立起了与本书相伴而生的网站。

感谢我的诊所——珀尔马特健康中心团队的全体成员，谢谢你们的奉献。

感谢我的妻子莱泽，谢谢你为准备菜谱所付出的时间和心血。没有什么能够表达出我对生命中有你相伴的感激之情。我还要感谢注册营养师迪·哈里斯，谢谢你在营养方面的深刻见解为本书增色。

最后，我想要感谢我的孩子奥斯丁和瑞莎对我一路走来的无尽鼓励和支持。

注　　释

The following is a list of books and scientific papers that you might find helpful in learning more about some of the ideas and concepts expressed in this book. These materials can also open doors for further research and inquiry. For access to more studies and an ongoing updated list of references, please visit www.DrPerlmutter.com.

前言

1. MetLife Foundation, "What America Thinks: MetLife Foundation Alzheimer's Survey," study conducted by Harris Interactive, February 2011, https://www.metlife.com/assets/cao/foundation/alzheimers-2011.pdf (accessed February 13, 2013).
2. Annie L. Culver, et al., "Statin Use and Risk of Diabetes Mellitus in Postmenopausal Women in the Women's Health Initiative," *Archives of Internal Medicine* 172, no. 2 (2012): 144–52.
3. Åsa Blomström, et al., "Maternal Antibodies to Dietary Antigens and Risk for Nonaffective Psychosis in Offspring," *American Journal of Psychiatry* 169 (2012): 625–32.

第 1 章

1. Eric Steen, et al., "Impaired Insulin and Insulin-like Growth Factor Expression and Signaling Mechanisms in Alzheimer's Disease—Is This Type 3 Diabetes?" *Journal of Alzheimer's Disease* 7, no. 1 (2005): 63–80.
2. R. O. Roberts, et al., "Relative Intake of Macronutrients Impacts Risk of Mild Cognitive Impairment or Dementia," *Journal of Alzheimer's Disease* 32, no. 2 (2012): 329–39.
3. http://www.doctoroz.com/videos/alzheimers-diabetes-brain.
4. Mark Bittman, "Is Alzheimer's Type 3 Diabetes?" *New York Times*, September 25, 2012, http://opinionator.blogs.nytimes.com/2012/09/25/bittman-is-alzheimers-type-3-diabetes/ (accessed October 15, 2012). Bittman's piece provides a great explanation of type 3 diabetes.
5. http://www.diabetes.webmd.com (accessed May 13, 2013).
6. http://aiafoundation.org/patients-families/facts-figures/.
7. http://www.rhodeislandhospital.org/wtn/Page.asp?PageID=WTN000249
8. Bittman, "Is Alzheimer's Type 3 Diabetes?" (see chap. 1, n. 4).
9. http://www.cdc.gov/mmwr/preview/mmwrhtml/mm6145a4.htm (accessed May 13, 2013).
10. http://www.framinghamheartstudy.org.
11. Penelope K. Elias, et al., "Serum Cholesterol and Cognitive Performance in the Framingham Heart Study," *Psychosomatic Medicine* 67, no. 1 (2005): 24–30.
12. Nicolas Cherbuin, et al., "Higher Normal Fasting Plasma Glucose Is Associated with Hippocampal Atrophy: The PATH Study," *Neurology* 79, no. 10 (January/February 2012): 1019–26. doi: 10.1212/WNL.0b013e31826846de.
13. http://www.sciencedaily.com/releases/2012/09/120904095856.htm (accessed May 13, 2013).
14. Walter F. Stewart, et al., "Risk of Alzheimer's Disease and Duration of NSAID Use," *Neurology* 48, no. 3 (March 1997): 626–32.
15. Angelika D. Wahner, et al., "Nonsteroidal Anti-inflammatory Drugs May Protect Against Parkinson's Disease," *Neurology* 69, no. 19 (November 6, 2007): 1836–42.
16. Jose Miguel Rubio-Perez, et al., "A Review: Inflammatory Process in Alzheimer's Disease, Role of Cytokines," *Scientific World Journal* (April 1 2012). doi: 10.1100/2012/756357.
17. William Davis, *Wheat Belly* (New York: Rodale Books, 2011).

第 2 章

1. Keith O'Brien, "Should We All Go Gluten-free?" *New York Times*, November 25, 2011, http://www.nytimes.com/2011/11/27/magazine/Should-We-All-Go-Gluten-Free.html?pagewanted=all&_r=0 (accessed September 10, 2012).
2. Chris Chase, "Is Novak Djokovic's New, Gluten-free Diet Behind His Win Streak?" *Yahoo! Sports*, May 17, 2011, http://sports.yahoo.com/tennis/blog/busted_racquet/post/Is-Novak-Djokovic-8217-s-new-gluten-free-diet-?urn=ten-wp706 (accessed September 10, 2012).
3. For a beautiful review of basic definitions about gluten and its effects on the body, please visit the library of resources at http://www.healthspringholistic.com.
4. http://healthspringholistic.com.
5. David Perlmutter, MD, "Gluten Sensitivity and the Impact on the Brain," http://www.huffingtonpost.com/dr-david-perlmutter-md/gluten-impacts-the-brain_b_785901.html, November 21, 2010.

6. David Perlmutter, MD, and Alberto Villoldo, PhD, *Power Up Your Brain: The Neuroscience of Enlightenment* (New York: Hay House, 2011).

7. Dr. Alessio Fasano of Boston's Center for Celiac Research and Treatments, which is part of Massachusetts General Hospital, has written extensively on gluten sensitivity and the many ways it can manifest in people—sometimes mimicking other disorders. You can visit his website and access his publications at http://www.celiaccenter.org/.

8. Marios Hadjivassiliou, et al., "Does Cryptic Gluten Sensitivity Play a Part in Neurological Illness?" *Lancet* 347, no. 8998 (February 10, 1996): 369–71.

9. Marios Hadjivassiliou, et al., "Gluten Sensitivity as a Neurological Illness, *Journal of Neurology, Neurosurgery, and Psychiatry* 72, no. 5 (May 2002): 560–63.

10. Bernadette Kalman and Thomas H. Brannagan III, "Neurological Manifestations of Gluten Sensitivity," in *Neuroimmunology in Clinical Practice* (Wiley-Blackwell, 2007). This book provides an excellent review of the history of celiac disease.

11. Marios Hadjivassiliou, et al., "Gluten Sensitivity: From Gut to Brain," *Lancet Neurology* 9, no. 3 (March 2010): 318–30. This article provides another wonderful overview of celiac through the ages.

12. T. William, et al., "Cognitive Impairment and Celiac Disease," *Archives of Neurology* 63, no. 10 (October 2006): 1440–46. See also: Mayo Clinic, "Mayo Clinic Discovers Potential Link Between Celiac Disease and Cognitive Decline," *ScienceDaily*, October 12, 2006, http://www.sciencedaily.com/releases/2006/10/061010022602.htm (accessed March 11, 2013).

13. Hadjivassiliou, et al., "Gluten Sensitivity: From Gut to Brain (see chap. 2, n. 11).

14. The following website is a gateway to Dr. Vojdani's work and publications: http://www.yourmedicaldetective.com/public/148.cfm.

15. Rodney P. Ford, "The Gluten Syndrome: A Neurological Disease," *Medical Hypotheses* 73, no. 3 (September 2009): 438–40.

16. Gianna Ferretti, et al., "Celiac Disease, Inflammation and Oxidative Damage: A Nutrigenetic Approach," *Nutrients* 4, no. 4 (April 2012): 243–257.

17. Ibid.

18. http://www.healthspringholistic.com.

19. Christine Zioudrou, et al., "Opioid Peptides Derived from Food Proteins (the Exorphins)," *Journal of Biological Chemistry* 254, no. 7 (April 10, 1979): 2446–49.

20. Davis, *Wheat Belly* (see chap. 1, n. 17).

21. http://www.healthspringholistic.com.

第3章

1. Craig Weller, http://www.barefootfts.com.

2. Roberts, et al., "Relative Intake of Macronutrients Impacts Risk of Mild Cognitive Impairment or Dementia" (see chap. 1, n. 2).

3. M. Mulder, et al., "Reduced Levels of Cholesterol, Phospholipids, and Fatty Acids in Cerebrospinal Fluid of Alzheimer Disease Patients Are Not Related to Apolipoprotein E4," *Alzheimer Disease and Associated Disorders* 12, no. 3 (September 1998): 198–203.

4. P. Barberger-Gateau, et al., "Dietary Patterns and Risk of Dementia: The Three-city Cohort Study," *Neurology* 69, no. 20 (November 13, 2007): 1921–30.

5. P. M. Kris-Etherton, et al., "Polyunsaturated Fatty Acids in the Food Chain in the United States," *American Journal of Clinical Nutrition* 71, no. 1 (January 2000): S179–S188. See also: http://chriskresser.com/how-too-much-omega-6-and-not-enough-omega-3-is-making-us-sick.

6. Rebecca West, et al., "Better Memory Functioning Associated with Higher Total and Low-density Lipoprotein Cholesterol Levels in Very Elderly Subjects Without the Apolipoprotein e4 Allele," *American Journal of Geriatric Psychiatry* 16, no. 9 (September 2008): 781–85.

7. L. M. de Lau, et al., "Serum Cholesterol Levels and the Risk of Parkinson's Disease," *American Journal of Epidemiology* 164, no. 10 (August 11, 2006): 998–1002.

8. X. Huang, et al., "Low LDL Cholesterol and Increased Risk of Parkinson's Disease: Prospective Results from Honolulu-Asia Aging Study," *Movement Disorders* 23, no. 7 (May 15, 2008): 1013–18.

9. H. M. Krumholz, et al., "Lack of Association Between Cholesterol and Coronary Heart Disease Mortality and Morbidity and All-cause Mortality in Persons Older Than 70 Years," *JAMA* 272, no. 17 (November 2, 1994): 1335–40.

10. H. Petousis-Harris, "Saturated Fat Has Been Unfairly Demonised: Yes," *Primary Health Care* 3, no. 4 (December 1, 2011): 317–19.

11. http://www.survivediabetes.com/lowfat.html.

12. A. W. Weverling-Rijnsburger, et al., "Total Cholesterol and Risk of Mortality in the Oldest Old," *Lancet* 350, no. 9085 (October 18, 1997): 1119–23.

13. L. Dupuis, et al., "Dyslipidemia Is a Protective Factor in Amyotrophic Lateral Sclerosis," *Neurology* 70, no. 13 (March 25, 2008): 1004–09.

14. P. W. Siri-Tarino, et al., "Meta-analysis of Prospective Cohort Studies Evaluating the Association of Saturated Fat with Cardiovascular Disease," *American Journal of Clinical Nutrition* 91, no. 3 (March 2010): 535–46.

15. Michael I. Gurr, et al., *Lipid Biochemistry: An Introduction*, Fifth Edition (New York: Wiley-Blackwell, 2010).

16. A. Astrup, et al., "The Role of Reducing Intakes of Saturated Fat in the Prevention of Cardiovascular Disease: Where Does the Evidence Stand in 2010?" *American Journal of Clinical Nutrition* 93, no. 4 (April 2011): 684–88.

17. For an engrossing, sweeping view of our dietary habits over the past century, see Dr. Donald W. Miller Jr.'s entry on Lew Rockwell's site at http://www.lewrockwell.com/miller/miller33.1.html (accessed May 13, 2013).

18. http://www.choosemyplate.gov/.

19. http://www.lewrockwell.com/miller/miller33.1.html.

20. International Atherosclerosis Project, "General Findings of the International Atherosclerosis Project," *Laboratory Investigation* 18, no. 5 (May 1968): 498–502.

21. http://www.cdc.gov/diabetes/pubs/pdf/DiabetesReportCard.pdf.

22. R. Stocker and J. F. Keaney Jr., "Role of Oxidative Modifications in Atherosclerosis," *Physiology Review* 84, no. 4 (October 2004): 1381–1478.

23. Y. Kiyohara, "The Cohort Study of Dementia: The Hisayama Study," *Rinsho Shinkeigaku* 51, no. 11 (November 2011): 906–09. Note that the article is in Japanese. Also see Ann Harding's coverage of this study for CNN Health at http://www.cnn.com/2011/09/19/health/diabetes-doubles-alzheimers.

24. D. Jacobs, et al., "Report of the Conference on Low Blood Cholesterol: Mortality Associations," *Circulation* 86, no. 3 (September 1992): 1046–60.

25. Duane Graveline, *Lipitor, Thief of Memory: Statin Drugs and the Misguided War on Cholesterol* (Duane Graveline, MD, 2006).

26. Culver, et al., "Statin Use and Risk of Diabetes Mellitus in Postmenopausal Women in the Women's Health Initiative" (see introduction, n. 2).

27. http://people.csail.mit.edu/seneff/alzheimers_statins.html.

28. Iowa State University, "Cholesterol-reducing Drugs May Lessen Brain Function, Says Researcher," *ScienceDaily* (February 26, 2009), http://www.sciencedaily.com/releases/2009/02/090223221430.htm (accessed March 13, 2012).

29. Center for Advancing Health, "Statins Do Not Help Prevent Alzheimer's Disease, Review Finds," *ScienceDaily* (April 16, 2009), http://www.sciencedaily.com/releases/2009/04/090415171324.htm (accessed March 13, 2013). See also: B. McGuinness, et al., "Statins for the Prevention of Dementia," *Cochrane Database of Systematic Reviews* 2 (2009).

30. Ibid.

31. Stephanie Seneff, "APOE-4: The Clue to Why Low Fat Diet and Statins May Cause Alzheimer's" (December 15, 2009), http://people.csail.mit.edu/seneff/alzheimers_statins.html.

32. Ibid.

33. Ibid.

34. The National Library of Medicine (http://www.nlm.nih.gov/) contains peer-reviewed, published research on more than 300 known adverse effects associated with the use of statins. For a summary of some of the larger studies, check out the following: http://www.greenmedinfo.com/toxic-ingredient/statin-drugs (accessed May 13, 2013).

35. G. Charach, et al., "Baseline Low-density Lipoprotein Cholesterol Levels and Outcome in Patients with Heart Failure," *American Journal of Cardiology* 105, no. 1 (January 1, 2010): 100–04.

36. K. Rizvi, et al., "Do Lipid-lowering Drugs Cause Erectile Dysfunction? A Systematic Review," *Journal of Family Practice* 19, no. 1 (February 2002): 95–98.

37. G. Corona, et al., "The Effect of Statin Therapy on Testosterone Levels in Subjects Consulting for Erectile Dysfunction," pt. 1, *Journal of Sexual Medicine* 7, no. 4 (April 2010): 1547–56.

38. C. J. Malkin, et al., "Low Serum Testosterone and Increased Mortality in Men with Coronary Heart Disease," *Heart* 96, no. 22 (November 2010): 1821–25.

第 4 章

1. R. H. Lustig, et al., "Public Health: The Toxic Truth About Sugar," *Nature* 482, no. 7383 (February 1, 2012): 27–29.

2. Gary Taubes, *Good Calories, Bad Calories: Challenging the Conventional Wisdom on Diet, Weight Control, and Disease* (New York: Knopf, 2007).

3. Gary Taubes, "Is Sugar Toxic?" *New York Times*, April 13, 2011. Available online at http://www.nytimes.com/2011/04/17/magazine/mag-17Sugar-t.html?pagewanted=all&_r=0.

4. R. H. Lustig, "Sugar: The Bitter Truth," video, http://youtu.be/dBnniua6-oM (2009). This is a captivating overview of sugar metabolism.

5. Gary Taubes, *Why We Get Fat: And What to Do About It* (New York: Knopf, 2010).

6. Ibid., 134.

7. K. Yaffe, et al., "Diabetes, Glucose Control, and 9-year Cognitive Decline Among Older Adults Without Dementia," *Archives of Neurology* 69, no. 9 (September 2012): 1170–75.

8. R. O. Roberts, et al., "Association of Duration and Severity of Diabetes Mellitus with Mild Cognitive Impairment," *Archives of Neurology* 65, no. 8 (August 2008): 1066–73.

9. Amy Dockser Marcus, "Mad-cow Disease May Hold Clues to Other Neurological Disorders," *Wall Street Journal*, December 3, 2012. Available online at http://online.wsj.com/article/SB10001424127887324020804578151291509136144.html.

10. J. Stöhr, et al., "Purified and Synthetic Alzheimer's Amyloid Beta (Aβ) Prions," *Proceedings of the National Academy of Sciences* 109, no. 27 (July 3, 2012): 11025–30.

11. L. C. Maillard, "Action of Amino Acids on Sugars: Formation of Melanoidins in a Methodical Way," *Comptes Rendus Chimie* 154 (1912): 66–68.

12. P. Gkogkolou and M. Böhm, "Advanced Glycation End Products: Key Players in Skin Aging?" *Dermato-Endocrinology* 4, no. 3 (July 1, 2012): 259–70.

13. Q. Zhang, et al., "A Perspective on the Maillard Reaction and the Analysis of Protein Glycation by Mass Spectrometry: Probing the Pathogenesis of Chronic Disease," *Journal of Proteome Research* 8, no. 2 (February 2009): 754–69.

14. Sonia Gandhi and Audrey Abramov, "Mechanism of Oxidative Stress in Neurodegeneration," *Oxidative Medicine and Cellular Longevity* (2012).

15. C. Enzinger, et al., "Risk Factors for Progression of Brain Atrophy in Aging: Six-year Follow-up of Normal Subjects," *Neurology* 64, no. 10 (May 24, 2005): 1704–11.

16. M. Hamer, et al., "Haemoglobin A1c, Fasting Glucose and Future Risk of Elevated Depressive Symptoms over 2 Years of Follow-up in the English Longitudinal Study of Ageing," *Psychological Medicine* 41, no. 9 (September 2011): 1889–96.

17. C. Geroldi, et al., "Insulin Resistance in Cognitive Impairment: The InCHIANTI Study," *Archives of Neurology* 62, no. 7 (2005): 1067–72.

18. M. Adamczak and A. Wiecek, "The Adipose Tissue as an Endocrine Organ," *Seminars in Nephrology* 33, no. 1 (January 2013): 2–13.

19. E. L. de Hollander, et al., "The Association Between Waist Circumference and Risk of Mortality Considering Body Mass Index

in 65-to 74-year-olds: A Meta-analysis of 29 Cohorts Involving More Than 58,000 Elderly Persons," *International Journal of Epidemiology* 41, no. 3 (June 2012): 805–17.

20. F. Item and D. Konrad, "Visceral Fat and Metabolic Inflammation: The Portal Theory Revisited," pt. 2, *Obesity Reviews* 13 (December 2012): S30–S39.

21. C. Geroldi, et al., "Insulin Resistance in Cognitive Impairment" (see chap. 4, n. 17).

22. C. A. Raji, et al., "Brain Structure and Obesity," *Human Brain Mapping* 31, no. 3 (March 2010): 353–64.

23. R. A. Whitmer, et al., "Central Obesity and Increased Risk of Dementia More Than Three Decades Later," *Neurology* 71, no. 14 (September 30, 2008): 1057–64.

24. http://www.internalmedicinenews.com/single-view/weight-loss-through-dieting-increases-insulin-sensitivity/dd3b525509b3dad9b123535c7eb745b5.html.

25. C. B. Ebbeling, et al., "Effects of Dietary Composition on Energy Expenditure During Weight-loss Maintenance," *JAMA* 307, no. 24 (June 27, 2012): 2627–34.

26. R. Estruch, et al., "Primary Prevention of Cardiovascular Disease with a Mediterranean Diet," *New England Journal of Medicine* (February 25, 2013), http://www.nejm.org/doi/full/10.1056/NEJMoa1200303#t=article.

第 5 章

1. Nicholas Wade, "Heart Muscle Renewed over Lifetime, Study Finds," *New York Times*, April 2, 2009. Available online at http://www.nytimes.com/2009/04/03/science/03heart.html.

2. Santiago Ramón y Cajal, *Cajal's Degeneration and Regeneration of the Nervous System* (History of Neuroscience) (New York: Oxford University Press, 1991).

3. Charles C. Gross, "Neurogenesis in the Adult Brain: Death of a Dogma," *Nature Reviews Neuroscience* 1, no. 1 (October 2000): 67–73. See this op-ed piece for a summation of how we've come to understand neurogenesis in mammals.

4. P. S. Eriksson, et al., "Neurogenesis in the Adult Human Hippocampus," *Nature Medicine* 4, no. 11 (November 1998): 1313–17.

5. David Perlmutter, MD, and Alberto Villoldo, PhD, *Power Up Your Brain: The Neuroscience of Enlightenment* (New York: Hay House, 2011).

6. Norman Doidge, *The Brain That Changes Itself: Stories of Personal Triumph from the Frontiers of Brain Science* (New York: Viking, 2007).

7. J. Lee, et al., "Decreased Levels of BDNF Protein in Alzheimer Temporal Cortex Are Independent of BDNF Polymorphisms," *Experimental Neurology* 194, no. 1 (July 2005): 91–96.

8. Perlmutter, *Power Up Your Brain* (see chap. 2, n. 6).

9. A. V. Witte, et al., "Caloric Restriction Improves Memory in Elderly Humans," *Proceedings of the National Academy of Sciences* 106, no. 4 (January 27, 2009): 1255–60.

10. M. P. Mattson, et al., "Prophylactic Activation of Neuroprotective Stress Response Pathways by Dietary and Behavioral Manipulations," *NeuroRx* 1, no. 1 (January 2004): 111–16.

11. H. C. Hendrie, et al., "Incidence of Dementia and Alzheimer Disease in 2 Communities: Yoruba Residing in Ibadan, Nigeria, and African Americans Residing in Indianapolis, Indiana," *JAMA* 285, no. 6 (February 14, 2001): 739–47.

12. http://calorielab.com/news/2005/11/24/americans-eat-523-more-daily-calories-than-in-1970/.

13. http://www.forbes.com/sites/bethhoffman/2012/07/30/the-olympics-of-overeating-which-country-eats-the-most/.

14. Sources vary on the average sugar consumption. Interestingly, the U.S. Department of Agriculture, which maintains statistics on our sweet tooth, changed the numbers in 2012 after it employed new methodology that shaved 20 pounds off its estimate and brought the number down to 76.7 pounds. (See: http://www.nytimes.com/2012/10/27/business/us-cuts-estimate-of-sugar-intake-of-typical-american.html?pagewanted=all.) But estimating sugar consumption is difficult, and many argue that the numbers above 100 pounds annually are more realistic.

15. A. V. Araya, et al., "Evaluation of the Effect of Caloric Restriction on Serum BDNF in Overweight and Obese Subjects: Preliminary Evidences," *Endocrine* 33, no. 3 (June 2008): 300–04.

16. R. Molteni, et al., "A High-fat, Refined Sugar Diet Reduces Hippocampal Brain-derived Neurotrophic Factor, Neuronal Plasticity, and Learning," *Neuroscience* 112, no. 4 (2002): 803–14.

17. S. Srivastava and M. C. Haigis, "Role of Sirtuins and Calorie Restriction in Neuroprotection: Implications in Alzheimer's and Parkinson's Diseases," *Current Pharmaceutical Design* 17, no. 31 (2011): 3418–33.

18. Y. Nakajo, et al., "Genetic Increase in Brain-derived Neurotrophic Factor Levels Enhances Learning and Memory," *Brain Research* 1241 (November 19, 2008): 103–09.

19. C. E. Stafstrom and J. M. Rho, "The Ketogenic Diet as a Treatment Paradigm for Diverse Neurological Disorders," *Frontiers in Pharmacology* 3 (2012): 59.

20. For a history of the ketogenic diet, see http://www.news-medical.net/health/History-of-the-Ketogenic-Diet.aspx.

21. M. Gasior, et al., "Neuroprotective and Disease-modifying Effects of the Ketogenic Diet," *Behavioral Pharmacology* 17, nos. 5–6 (September 2006): 431–39. See also: Z. Zhao, et al., "A Ketogenic Diet as a Potential Novel Therapeutic Intervention in Amyotrophic Lateral Sclerosis, *BMC Neuroscience* 7 (April 3, 2006): 29.

22. T. B. Vanitallie, et al., "Treatment of Parkinson Disease with Diet-induced Hyperketonemia: A Feasibility Study," *Neurology* 64, no. 4 (February 22, 2005): 728–30.

23. M. A. Reger, et al., "Effects of Beta-hydroxybutyrate on Cognition in Memory-impaired Adults," *Neurobiology of Aging* 25, no. 3 (March 2004): 311–14.

24. Mary Newport, "What If There Was a Cure for Alzheimer's Disease and No One Knew?" www.coconutketones.com/whatifcure.pdf (July 22, 2008).

25. I. Van der Auwera, et al., "A Ketogenic Diet Reduces Amyloid Beta 40 and 42 in a Mouse Model of Alzheimer's Disease," *Nutrition & Metabolism* 2 (October 17, 2005): 28.

26. D. R. Ziegler, et al., "Ketogenic Diet Increases Glutathione Peroxidase Activity in Rat Hippocampus," *Neurochemical Research* 28, no. 12 (December 2003): 1793–97.

27. K. W. Barañano and A. L. Hartman, "The Ketogenic Diet: Uses in Epilepsy and Other Neurologic Illnesses," *Current Treatment Options in Neurology* 10, no. 6 (November 2008): 410–19.

28. Taubes, *Why We Get Fat: And What to Do About It*, p. 178 (see chap. 4, n. 5).

29. G. L. Xiong and P. M. Doraiswamy, "Does Meditation Enhance Cognition and Brain Plasticity?" *Annals of the New York Academy of Sciences* 1172 (August 2009): 63–69. See also: E. Dakwar and F. R. Levin, "The Emerging Role of Meditation in Addressing Psychiatric Illness, with a Focus on Substance Use Disorders," *Harvard Review of Psychiatry* 17, no. 4 (2009): 254–67.

30. K. Yurko-Mauro, et al., "Beneficial Effects of Docosahexaenoic Acid on Cognition in Age-related Cognitive Decline," *Alzheimer's and Dementia* 6, no. 6 (November 2010): 456–64.

31. M. C. Morris, et al., "Consumption of Fish and n-3 Fatty Acids and Risk of Incident Alzheimer Disease," *Archives of Neurology* 60, no. 7 (July 2003): 940–46.

32. E. J. Schaefer, et al., "Plasma Phosphatidylcholine Docosahexaenoic Acid Content and Risk of Dementia and Alzheimer Disease: The Framingham Heart Study," *Archives of Neurology* 63, no. 11 (November 2006): 1545–50.

33. Mattson, et al., "Prophylactic Activation of Neuroprotective Stress Response Pathways by Dietary and Behavioral Manipulations" (see chap. 5, n. 10). See also: M. P. Mattson, et al., "Modification of Brain Aging and Neurodegenerative Disorders by Genes, Diet, and Behavior," *Physiological Reviews* 82, no. 3 (July 2002): 637–72.

34. Some of the material here was adapted from *Power Up Your Brain: The Neuroscience of Enlightenment* (New York: Hay House, 2011) and from an article by Dr. David Perlmutter titled "Free Radicals: How They Speed the Aging Process," posted by the *Huffington Post* (http://www.huffingtonpost.com) on January 25, 2011.

35. D. Harman, "Aging: A Theory Based on Free Radical and Radiation Chemistry," *Journal of Gerontology* 11, no. 3 (July 1956): 298–300.

36. D. Harman, "Free Radical Theory of Aging: Dietary Implications," *American Journal of Clinical Nutrition* 25, no. 8 (August 1972): 839–43.

37. W. R. Markesbery and M. A. Lovell, "Damage to Lipids, Proteins, DNA, and RNA in Mild Cognitive Impairment," *Archives of Neurology* 64, no. 7 (July 2007): 954–56.

38. L. Gao, et al., "Novel n-3 Fatty Acid Oxidation Products Activate Nrf2 by Destabilizing the Association Between Keap1 and Cullin3," *Journal of Biological Chemistry* 282, no. 4 (January 26, 2007): 2529–37.

39. U. Boettler, et al., "Coffee Constituents as Modulators of Nrf2 Nuclear Translocation and ARE (EpRE)-dependent Gene Expression," *Journal of Nutritional Biochemistry* 22, no. 5 (May 2011): 426–40.

40. http://www.nia.nih.gov.

第 6 章

1. http://www.cdc.gov/ncbddd/adhd/data.html.

2. http://www.cdc.gov/nchs/slaits/nsch.htm.

3. Alan Schwarz and Sarah Cohen, "A.D.H.D. Seen in 11% of U.S. Children as Diagnoses Rise," *New York Times*, March 31, 2013. Accessible at http://www.nytimes.com/2013/04/01/health/more-diagnoses-of-hyperactivity-causing-concern.html?_r=0 (accessed April 1, 2013).

4. Ibid.

5. Express Scripts, "America's State of Mind (originally published by Medco Health Solutions, Inc.), http://www.toxicpsychiatry.com/storage/Psych%20Drug%20Us%20Epidemic%20Medco%20rpt%20Nov%202011.pdf (accessed March 20, 2013).

6. N. Zelnik, et al., "Range of Neurologic Disorders in Patients with Celiac Disease," *Pediatrics* 113, no. 6 (June 2004): 1672–76. See also: M. Percy and E. Propst, "Celiac Disease: Its Many Faces and Relevance to Developmental Disabilities," *Journal on Developmental Disabilities* 14, no. 2 (2008).

7. L. Corvaglia, et al., "Depression in Adult Untreated Celiac Subjects: Diagnosis by the Pediatrician," *American Journal of Gastroenterology* 94, no. 3 (March 1999): 839–43.

8. James M. Greenblatt, MD, "Is Gluten Making You Depressed? The Link between Celiac Disease and Depression," *The Breakthrough Depression Solution* (blog), *Psychology Today*, May 24, 2011, http://www.psychologytoday.com/blog/the-breakthrough-depression-solution/201105/is-gluten-making-you-depressed.

9. American Academy of Pediatrics, "Gastrointestinal Problems Common in Children with Autism," *ScienceDaily*, http://www.sciencedaily.com/releases/2010/05/100502080234.htm (accessed March 20, 2013). See also: L. W. Wang, et al., "The Prevalence of Gastrointestinal Problems in Children Across the United States with Autism Spectrum Disorders from Families with Multiple Affected Members," *Journal of Developmental and Behavioral Pediatrics* 32, no. 5 (June 2011): 351–60.

10. T. L. Lowe, et al., "Stimulant Medications Precipitate Tourette's Syndrome," *JAMA* 247, no. 12 (March 26, 1982): 1729–31.

11. M. A. Verkasalo, et al., "Undiagnosed Silent Coeliac Disease: A Risk for Underachievement?" *Scandinavian Journal of Gastroenterology* 40, no. 12 (December 2005): 1407–12.

12. S. Amiri, et al., "Pregnancy-related Maternal Risk Factors of Attention-deficit Hyperactivity Disorder: A Case-control Study," *ISRN Pediatrics* (2012) doi: 10.5402/2012/458064.

13. A. K. Akobeng, et al., "Effect of Breast Feeding on Risk of Coeliac Disease: A Systematic Review and Meta-analysis of Observational Studies," *Archives of Disease in Childhood* 91, no. 1 (January 2006): 39–43.

14. S. J. Blumberg, et al., "Changes in Prevalence of Parent-reported Autism Spectrum Disorder in School-aged U.S. Children: 2007 to 2011–2012," *National Health Statistics Report* No. 65 (March 20, 2013). Available at http://www.cdc.gov/nchs/data/nhsr/nhsr065.pdf.

15. S. J. Genuis, et al., "Celiac Disease Presenting as Autism," *Journal of Child Neurology* 25, no. 1 (January 2013): 114–19.

16. P. Whiteley, et al., "A Gluten-free Diet as an Intervention for Autism and Associated Spectrum Disorders: Preliminary Findings," *Autism* 3, no. 1 (March 1999): 45–65.

17. K. L. Reichelt and A. M. Knivsberg, "Can the Pathophysiology of Autism Be Explained by the Nature of the Discovered Urine

Peptides?" *Nutritional Neuroscience* 6, no. 1 (February 2003): 19–28. See also: A. E. Kalaydjian, et al., "The Gluten Connection: The Association Between Schizophrenia and Celiac Disease," *Acta Psychiatrica Scandinavia* 113, no. 2 (February 2006): 82–90.

18. C. M. Pennesi and L. C. Klein, "Effectiveness of the Gluten-free, Casein-free Diet for Children Diagnosed with Autism Spectrum Disorder: Based on Parental Report," *Nutritional Neuroscience* 15, no. 2 (March 2012): 85–91. See also: *ScienceDaily*, http://www.sciencedaily.com/releases/2012/02/120229105128.htm (accessed March 26, 2013).

19. C. J. L. Murray and A. D. Lopez, "The Global Burden of Disease: A Comprehensive Assessment of Mortality and Disability from Diseases, Injuries and Risk Factors in 1990 and Projected to 2020," World Health Organization, Geneva, Switzerland (1996). See also: http://www.cdc.gov/mentalhealth/basics.htm.

20. J. W. Smoller, et al., "Antidepressant Use and Risk of Incident Cardiovascular Morbidity and Mortality Among Postmenopausal Women in the Women's Health Initiative Study," *Archives of Internal Medicine* 169, no. 22 (December 14, 2009): 2128–39.

21. J. C. Fournier, et al., "Antidepressant Drug Effects and Depression Severity: A Patient-level Meta-analysis," *JAMA* 303, no. 1 (January 6, 2010): 47–53.

22. J. Y. Shin, et al., "Are Cholesterol and Depression Inversely Related? A Meta-analysis of the Association Between Two Cardiac Risk Factors," *Annals of Behavioral Medicine* 36, no. 1 (August 2008): 33–43.

23. http://www.naturalnews.com/032125_statins_memory_loss.html.

24. James Greenblatt, MD, "Low Cholesterol and Its Psychological Effects: Low Cholesterol Is Linked to Depression, Suicide, and Violence," *The Breakthrough Depression Solution* (blog), *Psychology Today*, June 10, 2011, http://www.psychologytoday.com/blog/the-breakthrough-depression-solution/201106/low-cholesterol-and-its-psychological-effects.

25. R. E. Morgan, et al., "Plasma Cholesterol and Depressive Symptoms in Older Men," *Lancet* 341, no. 8837 (January 9, 1993): 75–79.

26. M. Horsten, et al., "Depressive Symptoms, Social Support, and Lipid Profile in Healthy Middle-aged Women," *Psychosomatic Medicine* 59, no. 5 (September–October 1997): 521–28.

27. P. H. Steegmans, et al., "Higher Prevalence of Depressive Symptoms in Middle-aged Men with Low Serum Cholesterol Levels," *Psychosomatic Medicine* 62, no. 2 (March–April 2000): 205–11.

28. M. M. Perez-Rodriguez, et al., "Low Serum Cholesterol May Be Associated with Suicide Attempt History," *Journal of Clinical Psychiatry* 69, no. 12 (December 2008): 1920–27.

29. J. A. Boscarino, et al., "Low Serum Cholesterol and External-cause Mortality: Potential Implications for Research and Surveillance," *Journal of Psychiatric Research* 43, no. 9 (June 2009): 848–54.

30. Sarah T. Melton, "Are Cholesterol Levels Linked to Bipolar Disorder?" Medscape Today News, Ask the Pharmacists, May 16, 2011, http://www.medscape.com/viewarticle/741999 (accessed May 13, 2013).

31. C. Hallert and J. Aström, "Psychic Disturbances in Adult Coeliac Disease," *Scandinavian Journal of Gastroenterology* 17, no. 1 (January 1982): 21–24.

32. C. Ciacci, et al., "Depressive Symptoms in Adult Coeliac Disease," *Scandinavian Journal of Gastroenterology* 33, no. 3 (March 1998): 247–50.

33. James M. Greenblatt, MD, "Is Gluten Making You Depressed? The Link Between Celiac Disease and Depression," The Breakthrough Depression Solution (blog), *Psychology Today*, http://www.psychologytoday.com/blog/the-breakthrough-depression-solution/201105/is-gluten-making-you-depressed (May 24, 2011).

34. J. F. Ludvigsson, et al., "Coeliac Disease and Risk of Mood Disorders—A General Population-based Cohort Study," *Journal of Affective Disorders* 99, nos. 1–3 (April 2007): 117–26.

35. J. F. Ludvigsson, et al., "Increased Suicide Risk in Coeliac Disease—A Swedish Nationwide Cohort Study," *Digest of Liver Disorders* 43, no. 8 (August 2011): 616–22.

36. M. G. Carta, et al., "Recurrent Brief Depression in Celiac Disease," *Journal of Psychosomatic Research* 55, no. 6 (December 2003): 573–74.

37. C. Briani, et al., "Neurological Complications of Celiac Disease and Autoimmune Mechanisms: A Prospective Study," *Journal of Neuroimmunology* 195, nos. 1–2 (March 2008): 171–75.

38. Greenblatt, "Is Gluten Making You Depressed?" (see chap. 6, n. 8).

39. http://www.scientificamerican.com/article.cfm?id=gut-second-brain.

40. M. Siwek, et al., "Zinc Supplementation Augments Efficacy of Imipramine in Treatment Resistant Patients: A Double Blind, Placebo-controlled Study," *Journal of Affective Disorders* 118, nos. 1–3 (November 2009): 187–95.

41. Greenblatt, "Is Gluten Making You Depressed?" (see chap. 6, n. 8).

42. Karlsson, et al., "Maternal Antibodies to Dietary Antigens and Risk for Nonaffective Psychosis in Offspring," *American Journal of Psychiatry* 169, no. 6 (June 2012): 625–32.

43. Grace Rattue, "Schizophrenia Risk in Kids Associated with Mothers' Gluten Antibodies," *Medical News Today*, 2012. Accessible at http://www.medicalnewstoday.com/articles/245484.php (accessed March 30, 2013).

44. B. D. Kraft and E. C. Westman, "Schizophrenia, Gluten, and Low-carbohydrate, Ketogenic Diets: A Case Report and Review of the Literature," *Nutrition & Metabolism* (London) 6 (February 26, 2009): 10.

45. http://www.webmd.com/migraines-headaches/default.htm (accessed May 13, 2013).

46. A. K. Dimitrova, et al., "Prevalence of Migraine in Patients with Celiac Disease and Inflammatory Bowel Disease," *Headache* 53, no. 2 (February 2013): 344–55.

47. M. Hadjivassiliou and R. Grünewald, "The Neurology of Gluten Sensitivity: Science vs. Conviction," *Practical Neurology* 4 (2004): 124–26.

48. http://www.celiaccenter.org/.

49. S. M. Wolf, et al., "Pediatric Migraine Management," *Pain Medicine News* (September/October 2003): 1–6.

50. E. Lionetti, et al. "Headache in Pediatric Patients with Celiac Disease and Its Prevalence as a Diagnostic Clue," *Journal of Pediatric Gastroenterology and Nutrition* 49, no. 2 (August 2009): 202–07.

51. D. Ferraro and G. Di Trapani, "Topiramate in the Prevention of Pediatric Migraine: Literature Review," *Journal of Headache Pain* 9, no. 3 (June 2008): 147–50.

52. E. Bakola, et al., "Anticonvulsant Drugs for Pediatric Migraine Prevention: An Evidence-based Review," *European Journal of Pain* 13, no. 9 (October 2009): 893–901.

53. B. L. Peterlin, et al., "Obesity and Migraine: The Effect of Age, Gender, and Adipose Tissue Distribution," *Headache* 50, no. 1 (January 2010): 52–62.

54. M. E. Bigal, et al., "Obesity, Migraine, and Chronic Migraine: Possible Mechanisms of Interaction," *Neurology* 68, no. 27 (May 22, 2007): 1851–61.

55. M. E. Bigal and R. B. Lipton, "Obesity Is a Risk Factor for Transformed Migraine but Not Chronic Tension-type Headache," *Neurology* 67, no. 2 (July 25, 2006): 252–57.

56. L. Robberstad, et al., "An Unfavorable Lifestyle and Recurrent Headaches Among Adolescents: The HUNT Study," *Neurology* 75, no. 8 (August 24, 2010): 712–17.

第7章

1. Perlmutter, *Power Up Your Brain* (see chap. 5, n. 5). Also see an article posted at http://healyourlife.com on April 25, 2011 by Drs. Perlmutter and Villoldo entitled "Size Does Matter!"

2. G. F. Cahill and R. L. Veech Jr., "Ketoacids? Good Medicine?" *Transactions of the American Clinical and Climatological Association* 114 (2003): 149–61.

3. M. P. Mattson and R. Wan, "Beneficial Effects of Intermittent Fasting and Caloric Restriction on the Cardiovascular and Cerebrovascular Systems," *Journal of Nutritional Biochemistry* 16, no. 3 (March 2005): 129–37.

4. G. Zuccoli, et al., "Metabolic Management of Glioblastoma Multiforme Using Standard Therapy Together with a Restricted Ketogenic Diet: Case Report," *Nutrition & Metabolism* (London) 7 (April 22, 2010): 33.

5. J. A. Baur and D. A. Sinclair, "Therapeutic Potential of Resveratrol: The In Vivo Evidence," *Nature Reviews Drug Discovery* 5, no. 6 (June 2006): 493–506.

6. D. O. Kennedy, et al., "Effects of Resveratrol on Cerebral Blood Flow Variables and Cognitive Performance in Humans: A Double-blind, Placebo-controlled, Crossover Investigation," *American Journal of Clinical Nutrition* 91, no. 6 (June 2010): 1590–97.

7. T. P. Ng, et al., "Curry Consumption and Cognitive Function in the Elderly," *American Journal of Epidemiology* 164, no. 9 (November 1, 2006): 898–906.

8. K. Tillisch, et al., "Consumption of Fermented Milk Product with Probiotic Modulates Brain Activity," *Gastroenterology* pii: S0016-5085(13)00292-8. doi: 10.1053/j.gastro.2013.02.043 (March 1, 2013).

9. J. A. Bravo, et al., "Ingestion of *Lactobacillus* Strain Regulates Emotional Behavior and Central GABA Receptor Expression in a Mouse Via the Vagus Nerve," *Proceedings of the National Academy of Sciences* 108, no. 138 (September 20, 2011): 16050–55.

10. A. C. Bested, et al., "Intestinal Microbiota, Probiotics and Mental Health: From Metchnikoff to Modern Advances: Part I—Autointoxication Revisited," *Gut Pathogens* 5, no. 1 (March 18, 2013): 5. See also Parts II and III of the same report.

11. J. F. Cryan and S. M. O'Mahony, "The Microbiome-Gut-Brain Axis: From Bowel to Behavior," *Neurogastroenterology and Motility* 23, no. 3 (March 2011): 187–92.

12. Michael Gershon, MD, *The Second Brain: The Scientific Basis of Gut Instinct and a Groundbreaking New Understanding of Nervous Disorders of the Stomach and Intestines* (New York: Harper, 1998).

13. For more about the brain-gut connection, check out the work of Dr. Emeran Mayer, MD, director of the University of California Los Angeles's Center for Neurobiology of Stress. In particular, *The Globe and Mail* featured him in an article by Chantal Ouimet ("The Gut Has a Mind of Its Own") published on December 31, 2002. It can be accessed at http://www.ibs.med.ucla.edu/Articles/PatientArticle001.htm.

14. L. Packer, et al., "Neuroprotection by the Metabolic Antioxidant Alpha-lipoic Acid," *Free Radical Biology & Medicine* 22, nos. 1–2 (1997): 359–78.

15. For everything you want to know about vitamin D, including in-depth discussion of studies, refer to Dr. Michael Holick's seminal book *The Vitamin D Solution: A 3-Step Strategy to Cure Our Most Common Health Problems* (New York: Hudson Street Press, 2010).

16. http://blogs.scientificamerican.com/observations/2010/07/13/vitamin-d-deficiency-linked-to-parkinsons-disease-cognitive-decline/.

17. C. Annweiler, et al., "Higher Vitamin D Dietary Intake Is Associated with Lower Risk of Alzheimer's Disease: A 7-year Follow-up," *Journals of Gerontology* Series A: *Biological Sciences and Medical Sciences* 67, no. 11 (November 2012): 1205–11.

18. D. J. Llewellyn, et al., "Vitamin D and Risk of Cognitive Decline in Elderly Persons," *Archives of Internal Medicine* 170, no. 13 (July 12, 2012): 1135–41.

19. S. Simpson Jr., et al., "Higher 25-hydroxyvitamin D Is Associated with Lower Relapse Risk in Multiple Sclerosis," *Annals of Neurology* 68, no. 2 (August 2010): 193–203. See also: C. Pierrot-Deseilligny, et al., "Relationship Between 25-OH-D Serum Level and Relapse Rate in Multiple Sclerosis Patients Before and After Vitamin D Supplementation," *Therapeutic Advances in Neurological Disorders* 5, no. 4 (July 2012): 187–98.

20. R. E. Anglin, et al., "Vitamin D Deficiency and Depression in Adults: Systematic Review and Meta-analysis," *British Journal of Psychiatry* 202 (February 2013): 100–07.

第8章

1. C. W. Cotman, et al., "Exercise Builds Brain Health: Key Roles of Growth Factor Cascades and Inflammation," *Trends in Neuroscience* 30, no. 9 (September 2007): 464–72. See also: University of Edinburgh, "Exercise the Body to Keep the Brain Healthy, Study Suggests," *ScienceDaily*, October 22, 2012, http://www.sciencedaily.com/releases/2012/10/121022162647.htm (accessed March 21, 2013).

2. L. F. Defina, et al., "The Association Between Midlife Cardiorespiratory Fitness Levels and Later-life Dementia: A Cohort Study," *Annals of Internal Medicine* 158, no. 3 (February 5, 2013): 162–68.

3. Gretchen Reynolds, "How Exercise Could Lead to a Better Brain," *New York Times Magazine*, April 18, 2012. Accessible at: http://www.nytimes.com/2012/04/22/magazine/how-exercise-could-lead-to-a-better-brain.html?pagewanted=all&_r=0.

4. A. S. Buchman, et al., "Total Daily Physical Activity and the Risk of AD and Cognitive Decline in Older Adults," *Neurology* 78, no. 17 (April 24, 2012): 1323–29.

5. D. M. Bramble and D. E. Lieberman, "Endurance Running and the Evolution of *Homo*," *Nature* 432, no. 7015 (November 18, 2004): 345–52.

6. D. A. Raichlen and A. D. Gordon, "Relationship Between Exercise Capacity and Brain Size in Mammals," *PLOS One* 6, no. 6 (2011).

7. Gretchen Reynolds, "Exercise and the Ever-Smarter Human Brain," *New York Times*, December 26, 2012. Available at: http://well.blogs.nytimes.com/2012/12/26/exercise-and-the-ever-smarter-human-brain/.

8. D. A. Raichlen and J. D. Polk, "Linking Brains and Brawn: Exercise and the Evolution of Human Neurobiology," *Proceedings of the Royal Society B: Biological Sciences* 280, no. 1750 (January 7, 2013): 2012–50.

9. Reynolds, "How Exercise Could Lead to a Better Brain" (see chap. 8, n. 3).

10. P. J. Clark, et al., "Genetic Influences on Exercise-induced Adult Hippocampal Neurogenesis Across 12 Divergent Mouse Strains," *Genes, Brain and Behavior* 10, no. 3 (April 2011): 345–53. See also: R. A. Kohman, et al., "Voluntary Wheel Running Reverses Age-induced Changes in Hippocampal Gene Expression," *PLOS One* 6, no. 8 (2011): e22654.

11. K. I. Erickson, et al., "Exercise Training Increases Size of Hippocampus and Improves Memory," *Proceedings of the National Academy of Sciences* 108, no. 7 (February 15, 2011): 3017–22.

12. N. Kee, et al., "Preferential Incorporation of Adult-generated Granule Cells into Spatial Memory Networks in the Dentate Gyrus," *Nature Neuroscience* 10, no. 3 (March 2007): 355–62. See also: C. W. Wu, et al., "Treadmill Exercise Counteracts the Suppressive Effects of Peripheral Lipopolysaccharide on Hippocampal Neurogenesis and Learning and Memory. *Journal of Neurochemistry* 103, no. 6 (December 2007): 2471–81.

13. N. T. Lautenschlager, et al., "Effect of Physical Activity on Cognitive Function in Older Adults at Risk for Alzheimer Disease: A Randomized Trial," *JAMA* 300, no. 9 (September 3, 2008): 1027–37.

14. J. Weuve, et al., "Physical Activity, Including Walking, and Cognitive Function in Older Women," *JAMA* 292, no. 12 (September 22, 2004): 1454–61.

15. A. Yavari, et al., "The Effect of Aerobic Exercise on Glycosylated Hemoglobin Values in Type 2 Diabetes Patients," *Journal of Sports Medicine and Physical Fitness* 50, no. 4 (December 2010): 501–05.

16. Buchman, et al., "Total Daily Physical Activity and the Risk of AD and Cognitive Decline in Older Adults" (see chap. 8, n. 4). See also: Rush University Medical Center, "Daily Physical Activity May Reduce Alzheimer's Disease Risk at Any Age," *ScienceDaily*, April 18, 2012, http://www.sciencedaily.com/releases/2012/04/120418203530.htm (accessed March 21, 2013).

第9章

1. For a general overview of the relationship between sleep and health, go to: http://www.ninds.nih.gov/disorders/brain_basics/understanding_sleep.htm. Also refer to the works of Dr. Michael Breus, a noted authority on sleep medicine: http://www.thesleepdoctor.com/.

2. Benedict Carey, "Aging in Brain Found to Hurt Sleep Needed for Memory," *New York Times*, January 27, 2013. Accessible at http://www.nytimes.com/2013/01/28/health/brain-aging-linked-to-sleep-related-memory-decline.html (accessed May 13, 2013). See also: B. A. Mander, et al., "Prefrontal Atrophy, Disrupted NREM Slow Waves and Impaired Hippocampal-dependent Memory in Aging," *Nature Neuroscience* 16, no. 3 (March 2013): 357–64.

3. C. S. Möller-Levet, et al., "Effects of Insufficient Sleep on Circadian Rhythmicity and Expression Amplitude of the Human Blood Transcriptome. *Proceedings of the National Academy of Sciences* 110, no. 12 (March 19, 2013):E1132–41.

4. For volumes of data about sleep and statistics about how much we get, refer to the National Sleep Foundation at http://www.nationalsleepfoundation.org.

5. Ann Luktis, "Sleep's Surprising Effects on Hunger," *Wall Street Journal*, Health, December 17, 2012. Accessible at: http://online.wsj.com/article/SB10001424127887324296604578175681814776920.html.

6. T. Blackwell, et al., "Associations Between Sleep Architecture and Sleep-disordered Breathing and Cognition in Older Community-dwelling Men: The Osteoporotic Fractures in Men Sleep Study," *Journal of the American Geriatric Society* 59, no. 12 (December 2011): 2217–25. See also: K. Yaffe, et al., "Sleep-disordered Breathing, Hypoxia, and Risk of Mild Cognitive Impairment and Dementia in Older Women," *JAMA* 306, no. 6 (August 10, 2011): 613–19. See also: A. P. Spira, et al., "Sleep-disordered Breathing and Cognition in Older Women," *Journal of the American Geriatric Society* 56, no. 1 (January 2008): 45–50.

7. Y. Zhang, et al., "Positional Cloning of the Mouse Obese Gene and Its Human Homologue," *Nature* 372, no. 6505 (December 1, 1994): 425–32.

8. E. D. Green, et al., "The Human Obese (OB) Gene: RNA Expression Pattern and Mapping on the Physical, Cytogenetic, and Genetic Maps of Chromosome 7," *Genome Research* 5, no. 1 (August 1995): 5–12.

9. Nora T. Gedgaudas, *Primal Body, Primal Mind: Beyond the Paleo Diet for Total Health and a Longer Life* (Rochester, Vermont: Healing Arts Press, 2011).

10. K. Spiegel, et al., "Brief Communication: Sleep Curtailment in Healthy Young Men Is Associated with Decreased Leptin Levels, Elevated Ghrelin Levels, and Increased Hunger and Appetite," *Annals of Internal Medicine* 141, no. 11 (December 7, 2004): 846–50.

11. S. Taheri, et al., "Short Sleep Duration Is Associated with Reduced Leptin, Elevated Ghrelin, and Increased Body Mass Index," *PLOS Medicine* 1, no. 3 (December 2004) : e62.

12. W. A. Banks, et al., "Triglycerides Induce Leptin Resistance at the Blood-Brain Barrier," *Diabetes* 53, no. 5 (May 2004): 1253–60.

13. Ron Rosedale and Carol Colman, *The Rosedale Diet* (New York: William Morrow, 2004).

第 10 章

1. J. Gray and B. Griffin, "Eggs and Dietary Cholesterol—Dispelling the Myth," *Nutrition Bulletin* 34, no. 1 (March 2009): 66–70.

2. For more information and access to studies about eggs, go to http://www.incredibleegg.org and read Janet Raloff's article "Reevaluating Eggs' Cholesterol Risks" for *Science News* (web edition, May 2, 2006) at http://www.sciencenews.org/view/generic/id/7301/description/Reevaluating_Eggs_Cholesterol_Risks.

3. C. N. Blesso, et al., "Whole Egg Consumption Improves Lipoprotein Profiles and Insulin Sensitivity to a Greater Extent Than Yolk-free Egg Substitute in Individuals with Metabolic Syndrome," *Metabolism* 62, no. 3 (March 2013): 400–10.

结语

1. The World Health Organization, http://www.who.int/chp/chronic_disease_report/media/Factsheet1.pdf.

2. Ibid.

译 后 记

健康长寿是许多人追求的人生目标。大多数人在年轻的时候，视健康活力为理所当然之事。然而，随着日子一天一天过去，在某个时间，因为某件事，有人突然意识到自己的身体状况亮起红灯，不得不立即行动起来加以改善，于是或求医，或健身，或养生，或调整作息，以求恢复活力、重获健康。高龄老人仍然头脑清楚、耳聪目明、腿脚灵便、乐观好学似乎是稀有的事情。然而，这样的状态其实并不像许多人想象的那么遥不可及。本书的作者戴维·珀尔马特医生作为大脑神经和营养健康方面的权威，提出了他在研究实践中总结的生活方式建议：避免摄入麸质和过多的碳水化合物，适量服用补剂，摄入足够的优质脂肪和胆固醇；锻炼身体；饮食作息规律。对麸质过敏的读者可以在本书中找到饮食治疗方案，糖尿病患者和退行性神经系统疾病患者也会在阅读本书中发现可借鉴之处。书中引用了大量的医学资料，将理论知识与实际问题结合，明确列出了无麸质饮食的重点，并在总结部分给出了示例以便读者实践。

本书的翻译工作主要由温旻完成。鉴于水平所限，恐有疏漏有误之处，还请各位读者见谅并指正。

由衷地感谢在翻译工作中给予我帮助和指导的师长和朋友——王正、王同位、刘秀彩、王淑兰、吴保华、王锦兰，以及热心启发我的同仁——吴杰、王静。感谢出版社的各位编辑，谢谢你们对我的帮助和信任，以及细致周全的工作。翻译工作让我的人生更加充实、快乐。

希望各位读者能在阅读本书中受益，获得启发，实现美好的健康人生。

温 旻

2015 年 3 月　上海

出 版 说 明

本书内含生物和医学知识，作者以权威的医学背景为本书内容负责。出版此书，不代表出版商同意本书中所有的言论及观点，并且，鉴于本书内容涉及诸多食品、保健品、药品及养生方式，与每个人的健康息息相关，在此建议读者：在使用本书中建议的保健和治疗的方法、食物或药物之前，请务必将本书中的信息与其他渠道进行核对，并且咨询医生，仔细甄别后再决定是否采纳。